急诊冠状动脉介入治疗策略、技术及围术期处理

主　审　葛均波　霍　勇
主　编　向定成

科学出版社
北京

内 容 简 介

　　本书参考国内外最新研究成果和指南，结合我国临床实际情况，阐述了急诊冠状动脉介入治疗方面的相关问题，包括区域协同救治体系构建、急诊 PCI 技术操作规范和操作流程、术中的困难和并发症的处理措施等。

　　本书理论联系实际，实用性强，适合于各级医疗机构心血管科医师参考阅读。

图书在版编目(CIP)数据

急诊冠状动脉介入治疗策略、技术及围术期处理/向定成主编.—北京:科学出版社,2016.10

ISBN 978-7-03-050238-4

Ⅰ.急… Ⅱ.向… Ⅲ.冠状血管－动脉疾病－介入性治疗 Ⅳ.R543.305

中国版本图书馆 CIP 数据核字(2016)第 243094 号

责任编辑:于 哲 董 林 / 责任校对:邹慧卿
责任印制:吴兆东 / 封面设计:龙 岩

斜 学 出 版 社 出版
北京东黄城根北街 16 号
邮政编码:100717
http://www.sciencep.com

天津市新科印刷有限公司印刷
科学出版社发行　各地新华书店经销

＊

2016 年 10 月第 一 版　　开本:850×1168　1/32
2025 年 2 月第九次印刷　　印张:11 1/8　插页:8
字数:276 400

定价:78.00 元
(如有印装质量问题,我社负责调换)

编审人员名单

主　审　葛均波　霍　勇

主　编　向定成

副主编　荆全民　王乐丰　王　焱　肖　华

编　者（以姓氏汉语拼音为序）

丛洪良（天津市胸科医院　天津市心血管病研究所）

陈良龙（福建省冠心病研究所）

高　渊（西安交通大学第一附属医院）

郭　宁（西安交通大学第一附属医院）

郭万刚（第四军医大学唐都医院）

黄　东（复旦大学附属中山医院　上海市心血管病研究所）

荆全民（沈阳军区总医院）

罗建方（广东省人民医院）

聂绍平（首都医科大学附属北京安贞医院）

彭　娜（广州军区广州总医院）

钱菊英（复旦大学附属中山医院　上海市心血管病研究所）

阮云军（广州军区广州总医院）

苏　晞（武汉亚洲心脏病医院）

田　兵（沈阳医学院附属中心医院）

王　斌（厦门心血管病医院）

王乐丰（首都医科大学附属北京朝阳医院）

王　焱（厦门心血管病医院）

温红梅（厦门心血管病医院）

乌宇亮（西安交通大学第一附属医院）

向定成（广州军区广州总医院）

肖　华(广州军区广州总医院)

颜红兵(国家心血管病中心　中国医学科学院阜外医院)

杨　明(营口市中心医院)

袁祖贻(西安交通大学第一附属医院)

张大鹏(首都医科大学附属北京朝阳医院)

张金霞(广州军区广州总医院)

张励庭(广东省中山市人民医院/中山大学附属中山医院)

张卫萍(西安交通大学第一附属医院)

张　勇(西安交通大学第一附属医院)

赵汉军(国家心血管病中心　中国医学科学院阜外医院)

赵新元(广州军区广州总医院)

序 一

近 10 年来,我国急性心肌梗死(AMI)的救治水平没有取得显著进步,其中可以追溯的原因很多,归结起来主要是大众缺乏急救常识、急救体系不适应 AMI 救治的需要、各级医院缺乏内部及相互之间的快速反应机制,导致我国 AMI 患者的早期再灌注治疗率很低,死亡率和心力衰竭发生率长期居高不下。

近年来,向定成教授率领其团队致力于中国胸痛中心的建设,率先提出并成功建立了我国第一个基于区域协同救治体系的胸痛中心,并成为中华医学会心血管病学分会指定的全国示范基地,推动了全国胸痛中心的快速发展。后在中华医学会心血管病学分会领导下,主持制订了《中国胸痛中心认证标准》和《中国基层胸痛中心认证标准》,并承担了全国胸痛中心的认证组织工作,为我国胸痛中心和区域协同救治体系的建设和发展做出了卓越的贡献。

在致力于体系建设之余,为进一步规范我国急诊冠状动脉介入治疗技术与策略,向定成教授组织我国在该领域里富有经验和学术影响力的专家们共同编写了《急诊冠状动脉介入治疗策略、技术及围术期处理》一书。承向定成教授之邀审阅此书,通篇可见循证、指南与实战经验并重,实为难得的精品之作,对从事急诊介入诊疗的一线医师具有重要的指导价值。

葛均波

中国科学院院士

中华医学会心血管病学分会主任委员

复旦大学中山医院心脏中心主任

2016 年 7 月 24 日

序 二

急性冠状动脉综合征（ACS）是最严重、死亡率最高的冠心病类型，现代治疗手段能非常有效地降低其死亡率，其中经皮冠状动脉介入治疗（PCI）是最主要的手段之一。急诊 PCI 疗效迅速，对高危ACS、尤其是 ST 段抬高急性心肌梗死可以显著降低死亡率。然而，我国目前的高危 ACS 患者接受急诊 PCI 治疗的比例很低，而且各地区急诊 PCI 技术水平参差不齐，导致了患者的预后不良。

向定成教授近年来致力于我国胸痛中心的建设和推广工作，创造性地开展了急性心肌梗死区域协同救治体系的探索，在中华医学会心血管病学分会领导下，负责组织我国胸痛中心认证工作，为我国胸痛中心建设和推广做出了卓越贡献。为进一步规范ACS 再灌注策略和急诊 PCI 技术操作，向定成教授组织国内知名急诊 PCI 专家，以国内外最新研究成果和最新指南为基础，以临床实际工作中遇到的关键问题和困难为主题，编写了《急诊冠状动脉介入治疗策略、技术及围术期处理》一书，从区域协同救治体系构建到 ACS 再灌注策略制订、急诊 PCI 技术操作规范、术中困难和并发症的应对措施及围术期管理等问题进行了详细的阐述，是一本难得的精品之作。

纵观此书，理论与实践相结合，实际操作性强，相信将对我国急诊 PCI 技术的普及和提高发挥积极的推动作用，故作序。

霍 勇

中华医学会心血管病学分会前任主任委员

北京大学第一医院心脏中心主任

2016 年 7 月 24 日

写在前面

作为中国胸痛中心的主要发起人和胸痛中心认证工作的主要组织者,我参加了从 2013 年至今的每一批现场核查工作。现场核查的重点是检查申请认证的胸痛中心进行培训的效果、数据的真实性、各类诊疗流程是否规范、流程图和管理制度是否落实。在一次现场核查中,我们抽查了申请单位一份急性心肌梗死病例。该病例是一位男性 32 岁患者,因突发急性胸痛 20 分钟到达一家基层医院就诊,心电图提示急性 ST 段抬高型下壁、右室心肌梗死,通过快速救治通道在 40 分钟左右被转诊到核查的这家医院急诊科,经过心内科会诊后收入冠心病监护病房(CCU),6 小时后发生心源性休克,经药物治疗、主动脉内球囊反搏及呼吸机辅助支持治疗血流动力学无明显好转。第 5 天实施经皮冠状动脉介入治疗(PCI),冠状动脉造影显示优势的右冠状动脉近段完全闭塞,经过常规球囊预扩张后可见全程大量血栓,反复抽吸血栓后恢复至 2 级血流但仍可见大量血栓,术者在近、中段置入 2 枚支架试图改善血流,支架置入后无复流,术后第 3 天死于心力衰竭。当询问该病例为什么没有按照区域协同救治体系建设要求,转诊时实施绕行急诊、绕行 CCU 直达导管室进行直接 PCI 时,回答是因为该患者在基层医院首诊时发生过两次室颤,当时认为病情不稳定,需要进入 CCU 待病情稳定后再实施 PCI。很显然,这一策略错误是导致后续预后不良的主要原因。同时,术者对大量血栓性病变的处理也是很值得商榷的。此病例给我留下了非常深刻的印象,至今回忆起来心情还是沉重的,一方面该患者太年轻,另一方面患者能够在发病后 1 小时就到达了具有急诊 PCI 条件而且是心血管专业在当地具有一定影响力的医院,如果能够建立"时间就是心肌、时间就是生命"的概念，按照指南要求以及该院胸痛中心制订的诊治流程图由转诊救护车将患者直接送进导管室实施直接 PCI，也许结局是完全不同的。

该病例引发了我的深刻反思，急性冠状动脉综合征临床路径研究结果显示，我国急性心肌梗死患者越是高危人群接受急诊 PCI 治疗的比例越低，而低危患者接受急诊 PCI 的比例更高，说明 PCI 技术并未被广泛应用到获益最大的患者人群，这是较普遍的现象而不是个案。从反思中我意识到，胸痛中心建设的最终目标是"在最短的时间内将急性胸痛患者送至具有救治能力的医院接受最佳治疗"。我们目前制订的认证标准重在强化区域协同救治体系建设，希望能在最短的时间内将急性胸痛患者送到具有救治能力的医院，但最终患者是否接受了最佳的治疗呢？这就涉及到 PCI 医院的救治能力问题，目前的认证标准中对 PCI 能力的考核是以资质为依据的，只要获得了相应的资质证书就会被认可，但资质并不一定代表能力。因此，在胸痛中心建设中必须在强调体系建设的同时，注重提高救治能力。其中急诊 PCI 的决策、技术操作规范以及高危患者围手术期管理均是至关重要的，应该被纳入胸痛中心的培训和考核之中。

这便是我们成就此书的初衷！

广州军区广州总医院

目　录

第1章

急性心肌梗死区域协同救治体系建设与急诊 PCI 团队要求

广州军区广州总医院　向定成

一、区域协同救治体系的基本概念及目标

(一)区域协同救治体系的基本概念

进入 21 世纪以来,我国急性心肌梗死的发病率呈现较快增长趋势,但死亡率无降低趋势,且显著高于西方发达国家的平均水平,其原因主要是在发病早期接受再灌注治疗的比例过低所致,2012 年之前,全国新发 ST 段抬高急性心肌梗死(ST-segment elevation myocardial infarction,STEMI)患者中仅有 5％接受了直接经皮冠状动脉介入治疗(percutaneous coronary intervention,PCI)治疗。导致早期再灌注低下的原因很多,涉及患者的急救意识差发病后延迟就医、院前急救体系设置和运行机制不适应急性心肌梗死救治的需求、不具备急诊 PCI 能力的基层医院与 PCI 医院之间缺乏有效沟通协作机制、PCI 医院内部急救流程不畅通等多个环节。为解决上述问题,必须对我国当前的急救体系和院内流程进行改造和优化,并在不同级别医院之间建立快速响应机制和转运机制,构建适应急性心肌梗死救治需求的区域协同救治体系,这便是我国建立区域协同救治型胸痛中心的初衷。

(二)区域协同救治体系的目标及其与院内绿色通道的区别

区域协同救治体系建设与既往倡导的急性心肌梗死院内绿

色通道建设存在显著区别,后者是通过对 PCI 医院内部各个学科的整合建立急性心肌梗死的快速救治机制,而前者是在此基础上将包括院前急救系统、非 PCI 医院和 PCI 医院等区域医疗资源进行整合,为在本地区发病的所有急性心肌梗死患者建立快速救治的机制。相比于院内绿色通道坐等患者到来的"坐堂医师"模式,区域协同救治体系更多的是强调从首次医疗接触(first medical contact,FMC,包括救护车到达现场、患者自行到达非 PCI 医院或者 PCI 医院就诊)开始就要进入快速救治通道,提高整个医疗体系的救治速度和能力,并要求进行大众教育以缩短从发病到 FMC 的时间。通过涵盖以上各个工作环节的系统建设,最终缩短急性心肌梗死患者从发病到开通梗死相关血管的总缺血时间。此外,急性心肌梗死的院内绿色通道仅仅是在患者被确诊为 STEMI 后才开始启动快速救治,导致许多患者在明确诊断之前往往被严重延误;而胸痛中心的概念则是要求所有急性胸痛、胸闷的患者均要进入快速通道,通过标准而快速的诊治流程和运行机制使急性胸痛患者尽快明确诊断,并根据临床类型采取及时有效的治疗,即建立"在最短的时间内将急性胸痛患者送至具有救治能力的医院接受最佳治疗"的机制。因此,胸痛中心强调的是从发病开始,而院内绿色通道是从患者进入 PCI 医院并明确诊断为 STEMI 开始。很显然其工作范围和效率完全不同,对患者预后的影响也是完全不同的。区域协同救治体系最终需要建立的 STEMI 诊疗流程图见图 1-1。

二、区域协同救治体系建设的主要内容

区域协同救治体系建设的关键环节涵盖了院内绿色通道、院前急救与院内绿色通道的无缝衔接、与基层医院的协同救治、培训与教育及持续改进机制,详细内容请参见《中国胸痛中心认证标准》及《中国基层胸痛中心认证标准》,以下仅简单介绍主要内容。

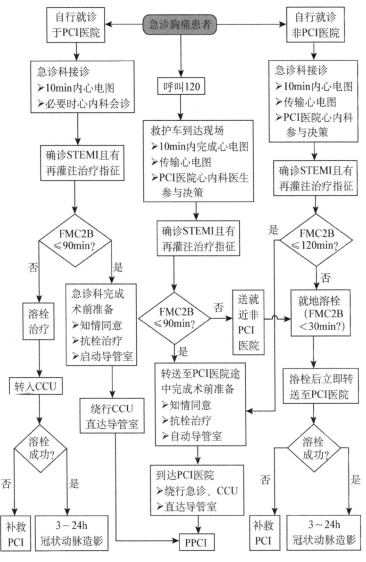

图 1-1　基于区域协同救治体系的 STEMI 再灌注流程

（一）院内绿色通道建设

院内绿色通道是胸痛中心及区域协同救治体系建设的基础，因为区域协同救治体系的最终目的是要尽快把急性胸痛患者送至 PCI 医院，如果 PCI 医院内的流程不畅通，则前端的快速救治就没有任何意义。可以说，没有标准的院内绿色通道，就不可能有规范化的区域协同救治基础。因此，胸痛中心的建设必须首先建立标准的院内绿色通道，然后才能将院前急救与院内绿色通道进行有机的结合，形成一个整体，即实现院前急救与院内绿色通道的无缝连接，进而建成规范化的区域协同救治体系。

院内绿色通道的基本要求是在急诊分诊、接诊、检查、治疗、手术及住院等各个环节上实施一套快捷有效的流程，也就是要建立起最大限度缩短时间、提高诊断和救治效率的规范化流程和协调机制。急性胸痛的院内快速诊疗绿色通道应以急诊科作为起点，根据各病种的诊疗需要要求各相关科室医务人员参与协作，通过流程图和协调机制确保各科室间快速启动和反应，在规定的时间内完成规范的诊疗措施，使急性胸痛患者得到及时的救治。同时绿色通道也为各科间创造了彼此合作相互学习的机会，各科合作不仅能提高医院整体医疗水平，而且能弥补对某些疾病处理上的不足。

各家医院可以根据自己的现实条件建立相应的绿色通道，但总体来说院内绿色通道必须以一定的硬件设施、人员构架及信息技术作为支撑，尽管各家医院的现实条件可能差异很大，但基本的要求应包括以下几个方面。

1. 组织机构 负责区域协同救治体系及院内绿色通道的协调和管理，通常包括医院领导挂帅的胸痛中心委员会和胸痛中心总监、协调员等，人员职责及专业要求等详见《中国胸痛中心认证标准》。

2. 标识与指引 医院应制作醒目、容易识别的胸痛中心/急诊科、导管室等急救场所的标识与指引，主要是为了方便不熟悉医院环境的患者及家属能及时找到胸痛中心/急诊科及相关的辅助检查和治疗场所。

3. **急诊科的功能分区**　应满足急性胸痛快速诊疗需要,通常应设置分诊台、急性胸痛诊室、观察室及抢救室等,分诊护士能根据急性胸痛患者的病情及时将患者送至相应的诊疗或抢救区域,并能在 FMC 后 10min 内完成首份心电图。对于需要进行肌钙蛋白检测者,能在抽血后 20min 内获取检查结果。

4. **时钟统一**　由于胸痛急救及胸痛中心的质量控制是以时间节点管理为核心的,而急性胸痛诊疗过程又分布在不同的工作岗位,必须在统一的时钟基础之上才能进行时间节点管理。时钟统一要求院内所有与急性胸痛诊疗有关的各部门、各种医疗设备均使用统一的时间。为达到此目的,必须建立本院的时钟统一方案,推荐在有条件的单位使用网络时钟统一系统,若无条件亦可使用最简单的伴行时钟方案,在距离授时中心(我国授时中心在河南商丘)较近的地区也可以使用电波钟作为统一时钟的标准。在标准时钟的基础上必须建立时钟统一管理制度并进行时钟校对和记录,以确保全院时钟的高度统一。

5. **急性胸痛快速诊疗流程图**　应将从急性胸痛的急诊分诊开始直至关键诊疗过程结束的全部过程按照工作岗位制订标准的流程图,包括急性胸痛的分诊流程图、急性胸痛快速诊断流程图、ACS 的诊疗流程图、STEMI 再灌注流程图、非 ST 段抬高 ACS 诊疗流程图、中低危胸痛的鉴别诊断流程图、急性主动脉夹层的诊治流程图和肺动脉栓塞的诊疗流程图等。流程图的制订必须以专业指南为依据,结合本院的实际情况,兼顾科学性与可行性的原则,经过执行流程的相关部门负责人一起讨论后制订,并须经实际应用后进行定期修订,以实现最大限度地优化诊疗流程。在制订和修订流程图的过程中必须高度重视和利用现有数据库中的关键性指标的现状作为依据。所有胸痛中心在建立院内绿色通道、制订 ACS 诊治流程图或对原有的流程图进行改进之前均应进行现有数据分析,包括 D-to-B 时间、D-to-N 时间及延误病例的各个环节时间分析,以找出延误的主要原因。并将延误原因进行分类,如果是可以改变的原因,且与现有的诊疗流程有关,则应尽量通过修改流程加以改变,以逐步实现诊疗流程的最优化。比如在我们的基线数据分析中发现,STEMI 患者从就诊到进入导管室的时间过长,其原因是中间环节太多,因为根据医院当时的规定,STEMI 患者必须由心血管内科值班医师或住院总医师确诊后才能启动导管室,而当时的会诊流程是:患者就诊于急诊科→挂号→分诊→急诊科值班医生初步检诊→开具检查申请→家属交费→护士完成心电图→急诊科医生初步诊断→申请心血管内科会诊→心内科医生达到急诊科会诊→做出判断→初步知情同意→收住院→办理住院手续、交押金→进入 CCU→开始术前谈话及抗栓治疗→启动导管室→导管室及手术人员到达→开始手术。而在上述烦琐的环节中将耗费大量的时间,也许在做每一个环节分析时并无明显的延误,但由于环节的繁多使总体时间延迟。因此,需要改进的主要是节省不必要的中间环节。将 STEMI 的确诊和启动导管室流程修改为:患者就诊于急诊科→分诊→首份心电图→急诊科值班医生初步判断为 STEMI→护士连接 12 导联心电图远程监护系统或医生拍照心电图发送微信→心内科医师远程会诊确诊→启动导管室、同时急诊科医生开始抗栓治疗和知情同意→直接送患者进入导管室→家属签署正式知情同意书→开始 PCI→家属补办住院手续。上述改进减少了许多中间环节,同时对必需的环节进行优化,大大节省了时间,减少了院内延误。

6. 急性胸痛快速诊疗的支持性条件 包括 10min 内完成专科会诊的机制、对于需要进行急诊 CTA 者,CT 室能从接到指令后 30min 内接受患者进行扫描,超声诊断室亦要求在启动后 30min 进行升主动脉及心脏的急诊/床旁超声检查,活动平板心电图在正常工作日能随时为低危胸痛患者提供检查服务。

7. 先救治后收费机制　急性胸痛的早期诊疗至关重要,发病后尽快首次医疗接触并及时完成首份心电图和必要时的肌钙蛋白等检查对急性胸痛的诊断和鉴别诊断至关重要,对于明确诊断为 STEMI 的患者,尽快实施再灌注治疗是关键措施,节省每一分钟都是有意义的,因此,必须分秒必争。为此,胸痛中心要求对于急性胸痛患者应能在不挂号的情况下医院就能展开紧急救治流程,首份心电图和肌钙蛋白及 STEMI 的再灌注治疗(包括溶栓及PCI)均应实现先救治后收费,医院必须建立相应的工作流程以确保此机制得到落实并常态化运行。对于溶栓治疗者,应在急诊科设置冰箱并常备溶栓药物,当需要溶栓治疗时在签署知情同意书后可以直接从冰箱取药进行溶栓,才能实现在 FMC 后 30min 内启动溶栓治疗的目标,在溶栓的同时由医生开具处方让家属走常规缴费、取药流程,取回的药物还回冰箱作为下一个患者的备用药。而对于需要接受 PCI 治疗的患者,则应在签署知情同意书后将患者直接进入导管室开始冠状动脉造影及介入治疗,同时家属去补办住院、交押金等相关手续。

8. 数据库填报及管理　胸痛急救尤其是 STEMI 的早期救治是以最大限度缩短各个流程的救治时间为管理目标的,要想实现该目标,就必须以 FMC 后的所有时间节点为管理手段,因此,建立以时间节点为主线索的数据库是胸痛中心建设质量评价和考核的前提条件。目前中国胸痛中心认证办公室已经开发专供胸痛中心认证用的公共云平台数据库,并免费提供给注册的胸痛中心使用。这是目前国际上第一个胸痛中心专用云平台数据库,也是中国胸痛中心认证的主要依据,申请认证时要求提供过去至少 6 个月的数据,并要求主要指标显示出改进趋势。因此,建议所有胸痛中心从开展胸痛中心建设之日起,就开始填报云平台数据库。该数据库适合前瞻性在线实时填报,目前也支持先离线前瞻性填报纸质版,再由专人转录进云平台数据库,但不论哪种方式,均应强调前瞻性填报而不能是事后回顾性填报,否则难以确保时间节点记录的准确性,未来将逐步实现在实际诊疗过程中自动采集相关时间节点及记录事件。

胸痛中心认证标准中对数据库的完整性要求较高,应满足以下全部条件:①所有进入医院的急性胸痛(明确的创伤性胸痛除外)患者的登记比例应不低于75%,应包括各类因急性胸痛就诊于门、急诊或入院患者的基本信息和最后诊断;②ACS患者的登记比例应达到100%;③STEMI患者的录入率必须达到100%,且各项关键时间节点的填报应齐全,关键时间节点的缺失率不能高于10%,其中院内时间节点记录的有效率应达到100%。并要确保关键时间节点能够溯源,其中发病时间、呼叫120、到达医院等时间应能从急诊病历、入院病历、首次病程记录、心电图纸、检验报告、病情告知或知情同意书等原始记录中溯源,并要求尽可能精确到分钟。所有胸痛中心应有专职或兼职数据管理员,并要制定数据库的管理和审核制度,确保数据库的真实、客观、准确。

(二)院前急救系统与院内绿色通道的无缝衔接

院前急救系统在急性胸痛的救治过程中承担着现场急救及将患者从发病现场转运至医院的任务,基于区域协同救治理念的胸痛中心建设中要求救护车不再仅仅是一个运输患者的工具,应承担起FMC后早期救治并与院内绿色通道无缝衔接任务。因此,胸痛中心必须与120进行全面合作。由于我国不同地区120的模式不同,与医院的合作方式也不宜完全统一,各医院应结合自身特点及本地区120的模式建立起相应的合作方式。总体要求如下:①医院应围绕急性胸痛救治与本地区120签署正式的合作协议,共同为提高急性胸痛患者的救治效率提供服务。该协议必须包括针对急性胸痛患者的联合救治流程图、共同制定改进质量的机制。②制订培训计划对120人员进行培训,内容应包括急性胸痛的急救常识、高危患者的识别、ACS及心肺复苏指南等。③联合演练,要求制订从胸痛呼救到从发病现场将急性胸痛患者转送至胸痛中心的急救预案、流程图及联络机制,并进行联合演练。④120 人员参与胸痛中心的联合例会和典型病例讨论会,至少每半年参加一次上述会议,共同分析实际工作中存在的问题、制订改进措施。⑤对转运急性胸痛患者的救护车进行改造:应具备基本的监护和抢救条件,必备包括:心电图机、多功能(心电、血压、血氧饱和度等)监护仪、便携式除颤器、移动式供氧装置、人工气道建立设备和各类急救药品等,有条件时尽可能配备便携式呼吸机、吸引器、具有远程实时传输功能的监护设备、心脏临时起搏器、心肺复苏机。通过上述合作措施,应能使实现 120 救护车到达现场后 10min 内完成首份心电图并能及时传输到 PCI 医院心血管内科值班医师的手上,使后者协助救护车进行现场分诊并指导现场紧急救治,对于诊断明确的 STEMI 患者,应能实行绕行最近的非 PCI 医院和 PCI 医院的急诊科、CCU 直接将患者送至导管室。而对于诊断明确的非 ST 段抬高的 ACS 患者应直接送进CCU 进行后续评估,诊断不明确的急性胸痛患者应送至急诊科进行后续检查和治疗,对于生命体征不稳定的患者,则应就近送至医院进行心肺复苏。

(三)PCI 医院与基层医院的协同救治机制

由于急性胸痛患者中的急性心肌梗死、主动脉夹层、肺动脉栓塞等重要疾病的早期救治至关重要,FMC 时的处理水平往往决定了患者的预后。因此应强调 FMC 的诊断能力。但我国的现实是绝大多数急性胸痛尤其是急性心肌梗死患者是首诊于不具备 PCI 能力的基层,如何提高基层医院的诊断能力及尽快将患者转运到具备救治能力的 PCI 医院是当前我国急性心肌梗死救治面临的艰巨任务。因此,区域协同救治体系建设的重要环节之一就是要在 PCI 医院和基层医院之间建立协同救治机制。该机制包括双方签署联合救治协议、双方共同制订急性胸痛区域协同救治流程图尤其是 STEMI 的再灌注流程图、构建信息共享平台、一键启动的联络机制、培训教育和考核计划等。最终要求实现基层医院在接诊急性胸痛患者后 10min 内完成首份心电图并及时传输到 PCI 医院心内科值班医师手上,由后者远程协助确诊并指导现场救治。对于诊断明确且在再灌注时间窗内的 STEMI 患者,根据能否在 120min 内到达 PCI 医院决定是实施直接转运 PCI 还是就地先溶栓再转运,即选择最优化的再灌注治疗方案。对于实施溶栓治疗的患者应能在患者进入医院后 30min 内开始溶栓治疗,而实施转运 PCI 的患者,应能在 30min 内转出(入门-出门时间),并能将患者直接送至 PCI 医院的导管室。

(四)培训与教育

培训与教育工作是胸痛中心建设的重要工作内容和职责,因为胸痛中心的最终目标是建立"在最短的时间内将急性胸痛患者送至具有救治能力的医院接受最佳治疗"的机制。由于胸痛中心建设所涉及的部门较多,例如在医院内部,除了以心血管内科和急诊科为核心外,心脏外科、胸外科、呼吸科、皮肤科等相关临床学科、放射科(含 CT 室)、超声科、检验科等辅助检查科室及医务管理等部门均与胸痛中心的规范化建设与日常运作具有密切的关系;此外,胸痛中心必须与当地的院前急救系统和周边的基层医院或社区医疗机构等进行紧密的合作才能充分发挥其技术和社会效益。因此,规范化胸痛中心建设是一个系统工程,必须建立整体的救治原则、快速反应体系、协同和管理机制及制订相应的实施细则,但上述原则通常是由心血管内科和急诊科负责制订,其他相关部门对胸痛中心的运作机制、要求、体系和各项流程并不了解,必须经过反复的教育、培训和演练,使胸痛中心所涉及的各有关部门、人员在全面了解胸痛中心的主要目标和运作机制的基础上,明确自身的职责和任务,才能使整个胸痛中心系统正常运行,并发挥各部门和人员的主观能动性,推动胸痛中心工作质量的持续改进,最终达到提高区域协同救治水平的目的。同时,在医院外部,还要针对各级基层医疗机构及普通民众进行培训,普及胸痛相关知识,提高急救及自救意识,缩短从发病到呼救的时间。中国胸痛中心认证标准要求胸痛中心必须分人员类别展开培训与教育活动。

(五)建立持续改进机制

建立持续改进机制是确保区域协同救治体系顺利运行并能逐步改进诊疗水平的前提条件,胸痛中心认证标准中要求制订各类督促流程改进和质量改进的措施和方法,并通过数据显示持续改进的效果。具体要求和措施包括如下。

1. 确立监控指标及近期目标值　通常应根据当前的实际情况确定本中心关键监控指标及目标值,例如 FMC 至首份心电图时间、首份心电图至确诊时间、FMC-球囊扩张时间、进门-球囊扩张时间、入门-出门时间、ACS 院内死亡率、平均住院天数、卫生经济分析指标等,并从中选择几个关键性效率指标和预后指标的近期奋斗目标值,原则上应每年修改一次奋斗目标值以体现持续改进的效果。

2. 制订流程改进流程图　流程改进流程图是专门为持续改进关键性诊疗流程而制订的规则,即当数据分析显示某个流程存在显著延误或实际运行中发现某些缺陷或不合理等情况时,如何启动相应的流程修订过程。对流程修订的原因、过程、修订前后的版本、修订人及修订说明等均应客观记录并保存。

3. 制订促进胸痛中心质量改进的重要管理制度并付诸实施主要包括:①联合例会制度,联合例会是胸痛中心为协调院内外各相关部门的立场和观念、共同促进胸痛中心建设和发展而设立的专门会议,要求参与院内绿色通道的各有关部门、120 调度人员及具有转诊关系单位的负责人共同参与,通常不得低于每半年召开一次,在对阶段性数据进行分析的基础上针对存在的问题和需要改进的环节进行讨论,协调解决办法。②质量分析会制度,质量分析会既是展示持续质量改进效果,也是发现存在的问题并寻求解决办法的重要会议,主要内容是通过对胸痛中心运行过程中的阶段性宏观数据分析、肯定工作成绩、发现存在问题并制订改进措施,其中对仅仅涉及内部流程的直接提出流程修订意见,对涉及院外多部门的问题应提交联合例会解决。除了胸痛中心的核心科室人员参加外，医院管理层及院前急救人员亦应参加。该制度必须为质量分析会制定出标准的规则，包括主持及参加人员、频度、时间、参加人员、主要分析内容等。原则上质量分析会的时间间隔不得超过3个月。③典型病例讨论会制度，典型病例讨论会是改进胸痛中心工作质量最有效的工作形式之一，可与质量分析会同时举行，但主要是针对急诊科、心血管内科、120等胸痛中心的实际工作人员。一般是从质量分析会中发现宏观问题，再将存在救治延误或决策错误的典型病例挑选出来作为剖析的对象，将所有与执行流程相关的人员集中进行讨论和分析。典型病例讨论会制度就是为病例讨论会制定规则，主要内容包括会议主持人、参与讨论的人员范围、举行会议的频度、时间、会议流程等，会议频度应根据医院的急性胸痛尤其是STEMI的病例数量、各环节的实际运行情况综合决定，早期应每周或每月召开一次，直接PCI数量很大的中心甚至需要每天进行数据通报及每周讨论，运行成熟、各项流程实际运行很规范的单位可适当延长间隔时间。④数据库管理制度，是为保证数据全面、真实、可靠而建立的制度，通常应根据医院的急诊容量决定设立专门或兼职的数据管理员，数据库管理制度应为数据的采集、核对、使用和维护及保密等确定规则。⑤其他制度。如与质量分析会制度配套的奖惩制度、各类人员值班制度等。

三、区域协同救治体系对急诊 PCI 团队的要求

由于区域协同救治体系建设强调的是通过时间节点管理来提高救治效率，对于实施急诊PCI尤其是直接PCI的患者而言，其时间节点管理涵盖了从FMC到完成直接PCI治疗的全部过程。其中患者到达导管室之前的工作环节全部都是在为尽快实施急诊PCI创造条件，而急诊PCI过程的规范化则是确保在救治流程的最后环节让患者得到最佳疗效的必备条件。同时，PCI团

队尤其是 PCI 医师在强化对急诊 PCI 技术和策略的修养外,必须参与到从 FMC 开始到分诊、确诊、治疗决策和急诊 PCI 实施的全程之中,并要发挥主导、引导和指导作用。因此,所有急诊 PCI 团队成员必须熟悉区域协同救治体系的每个环节及其运行机制,才能充分发挥自身的作用,也才能最大限度地提高胸痛中心的运行效率。尽管区域协同救治体系的全部内容都是 PCI 团队应该熟悉的,但其中关联性最强的是以下几个关键机制。

(一)快速诊断机制

区域协同救治体系型胸痛中心要求在急性胸痛患者 FMC 后 10min 内完成首份心电图并在 10min 内确诊,FMC 包括了基层非 PCI 医院急诊科、救护车和 PCI 医院的急诊科等环节,但在上述环节工作的绝大多数医护人员并非心血管专科医师,很难具备完全的心电图诊断能力。因此,区域协同救治体系要求 FMC 人员必须在 10min 内完成首份心电图并及时通过信息技术(包括实时传输、微信、短信等)手段传输到心血管专科医师手上,由后者阅读心电图并通过电话、现场询问等方式获取患者病史信息后帮助 FMC 人员做出诊断,并指导患者的后续诊疗流程,若是明确的 STEMI,则应尽可能从 FMC 现场将患者直接送进导管室。在此过程中,若急诊 PCI 医师同时也是心血管专科值班医师,则应承担确诊任务。

(二)规范化流程管理及时间节点管理

前已述及,胸痛中心是通过时间节点管理而实现在规范前提下的快速救治的,其中急诊 PCI 团队从接到启动导管室指令开始就已进入时间节点管理之中。在胸痛中心认证云平台数据库中涵盖了导管室启动时间、导管室人员到达时间、患者进入导管室时间、球囊扩张时间等重要的时间节点,也就是从决定启动急诊 PCI 手术程序开始到完成急诊 PCI 操作的全部过程均要将主要操作或事件发生的时刻(精确到分钟)准确、客观、真实地记录下来,作为该病例和阶段性数据分析的依据,以便进行胸痛中心的质量控制和考核。因此,全体急诊 PCI 团队成员必须具备强烈的时间观念和时间节点意识,在规范化执行流程的同时尽可能节省时间,以最大限度地挽救心肌和患者生命,并要建立时间记录意识。

(三)先救治后收费机制

为了最大限度地缩短救治时间,胸痛中心必须对常规的诊治流程进行改造和优化,其中最重要的是要打破原有的不利于急性心肌梗死救治的"规矩"和流程,其中最重要的就是要建立先救治后收费的机制,包括 FMC 时的所有早期诊断措施如首份心电图、必要时的肌钙蛋白及重要的治疗措施如急诊 PCI 治疗、溶栓治疗等纳入先救治后收费机制之中,不能因为等待办理住院手续、缴费等延误患者的救治。急诊 PCI 团队必须熟悉上述机制并积极承担其中的相应任务,比如在执行知情同意过程中应向家属讲明先救治后收费原则及后续患者家属应承担的义务等。

(四)优先机制

为了确保最大限度缩短救治时间,胸痛中心要求在急性胸痛诊治流程的各个环节均应建立急性胸痛优先机制,其中对于急诊 PCI 团队而言,最重要的是要落实急诊 PCI 患者的优先,一方面要求当导管室有多个患者等待手术时,其他手术必须为急性心肌梗死患者"让台",当接到启动导管室指令后,应在预计的时间内为急诊 PCI 患者空出手术室。此种优先机制必须让所有参与导管室工作的人员,包括急诊 PCI 团队、其他从事介入手术工作的医护人员均理解并自觉执行,以防延误急诊 PCI 的实施。

总之,急诊 PCI 团队既是区域协同救治体系的最终执行团队,也是整个体系常态化运行的核心成员,全体人员必须在熟悉区域协同救治体系核心理念的基础上,自觉执行胸痛中心制订的规范诊疗流程,并带头执行时间节点管理制度,才能提高急诊 PCI 效率和急性心肌梗死的救治效率,并带动本地区急性心肌梗死救治水平的提高,造福于民众。

参 考 文 献

段天兵,向定成,秦伟毅,等.2014.建立区域协同救治网络对首诊于非 PCI 医院的 STEMI 患者再灌注时间的影响.中华心血管病杂志,42(8):641-645.

罗望胜,向定成,张金霞,等.2013.远程实时传输 12 导联心电图对急性 ST 段抬高性心肌梗死患者的院前诊断价值.中华急诊医学杂志,22(6):669-673.

王斌,王焱,叶涛,等.2014.区域协同 ST 段抬高型心肌梗死救治网络建设探讨.中华心血管病杂志,42(8):650-654.

向定成,段天兵,秦伟毅,等.2013.建立规范化胸痛中心对直接经皮冠状动脉介入治疗患者进门-球囊扩张时间及预后的影响.中华心血管病杂志,41(7):568-571.

向定成,霍勇,方唯一.2016.中国胸痛中心认证标准.中国介入心脏病杂志,24(3):121-130.

向定成,霍勇,方唯一.2016.中国基层胸痛中心认证标准.中国介入心脏病杂志,24(3):131-133.

向定成,秦伟毅,周民伟.2013.胸痛中心建设规范与实践.北京:人民军医出版社.

Li J,Li X,Wang Q,et al. 2015.ST-segment elevation myocardial infarction in China from 2001 to 2011 (the China PEACE-Retrospective Acute Myocardial Infarction Study):a retrospective analysis of hospital data.Lancet,385(9966):441-451.

第2章

ST 段抬高急性心肌梗死
再灌注策略:指南与实践

厦门心血管病医院　王　焱　王　斌

一、缩短 ST 段抬高型急性心肌梗死(STEMI)
再灌注时间是当前指南的基本要求

据《中国心血管病报告 2014》显示,目前估计全国有心血管病患者 2.9 亿,急性冠状动脉综合征(acute coronary syndrome, ACS)的发病率和死亡率在我国逐年增加,且呈年轻化趋势,已成为我国居民致死、致残和劳动力丧失的重要原因。如何快速有效救治 ACS 患者,是摆在临床医生面前的一道难题。ACS 通常是在冠状动脉粥样硬化病变基础上,病变斑块破裂、出血及血栓形成,引起冠状动脉堵塞,导致冠状动脉内血流量减少的一系列病理生理过程的临床综合征。临床按其心电图表现分为 ST 段抬高型心肌梗死(STEMI)和不稳定型心绞痛(unstability angina pectoris,UA)/非 ST 段抬高型心肌梗死(NSTEMI)。STEMI 意味着冠状动脉血管完全闭塞;UA/NSTEMI 通常被认为是冠状动脉血管严重狭窄或闭塞而侧支循环形成充分。

20 世纪 50~60 年代对于 STEMI 只使用一般药物治疗,病死率高达 30%;70 年代伴随冠心病重症监护室(CCU)的建立,病死率下降到 15%;自 1986 年进入再灌注治疗时代至今 20 多年的时间里,住院病死率降低了 70%,最低仅为 4%〔溶栓使病死率降至

7%~8%,急诊经皮冠状动脉介入治疗(PCI)使病死率降至 4%]。再灌注治疗的基本方法包括静脉溶栓、直接 PCI 和急诊冠状动脉旁路移植术(coronary artery bypass grafting,CABG),由于 PCI 技术的快速发展和巨大优势及 CABG 技术的创伤性、风险性、难以普及性等缺陷,真实世界中急诊 CABG 的病例越来越少。静脉溶栓、直接 PCI 及两者的合理联合仍然是当前最主流的再灌注治疗方法。经过数十年的经验积累和数据总结,STEMI 的再灌注策略目前已相对成熟,其核心就是如何在"时间就是心肌,时间就是生命"的原则指引下,运用静脉溶栓或是急诊 PCI 的方法尽早开通梗死血管,恢复血流,最大限度减少总缺血时间。因为 STEMI 的救治涉及患者、院前急救、院内救治多个层面,并且院前救治能力及院内救治能力各家医疗单位不同,故 STEMI 的救治是系统工程,如何规范、优化 STEMI 救治所涉及的众多的环节是当前指南重点阐述的内容。

为规范化 STEMI 救治流程,提高救治效率,欧洲心脏病协会(European Society of Cardiology,ESC)及美国心脏病学院(American College of Cardiology,ACC)及美国心脏病协会(American Heart Association,AHA)相继于 2012 年及 2013 年更新了 STEMI 救治指南,中华医学会心血管病学分会也在 2015 年发表了新版 STEMI 诊断和治疗指南。新指南简明阐述了当前有关 STEMI 的处理策略,特别为我国 STEMI 规范化再灌注治疗提供了重要指导。

以上所有指南均强调,早期、快速和完全地开通梗死相关动脉(梗死相关血管)是改善 STEMI 患者预后的关键措施。为此,STEMI 诊治的启动时间需前移,再灌注策略应优化。显然,STEMI 的急救流程应该包括从患者发生症状至呼叫"120"急救中心或自行去医院就诊,以及从首次医疗接触(First Medical Contact,FMC)至开通梗死相关血管两个时间段。以往的研究表明,STEMI 救治是一个综合管理工程,需要卫生行政管理部门、院前急救系统、医院及患者的共同参与和协作。例如,通过媒体公益宣传和社区人群教育,使患者能够早期识别心肌梗死症状,并在发生疑似心肌梗死症状(胸痛)后,及时就医或呼叫急救中心;在医疗保护下到达医院;同时,避免因自行用药或长时间评估症状而延误治疗。理想的 STEMI 救治情况详见图 2-1。

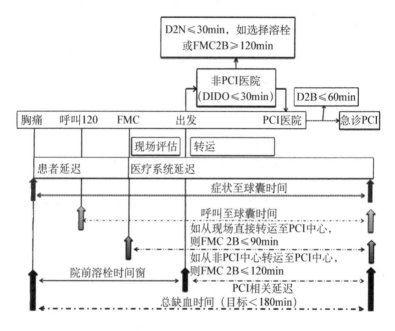

图 2-1　STEMI 救治时间流程

理想的 STEMI 救治总的目标是尽量缩短总缺血时间,力争在 3h 内。尽量缩短患者延迟时间及医疗系统延迟,其中非 PCI 医院的进门—出门时间(DIDO)<30min,进门至溶栓时间(D2N)<30min。PCI 医院的进门至球囊时间(D-to-B)时间控制在 60min 以内。PCI. 经皮冠状动脉介入治疗;STEMI. ST 段抬高型急性心肌梗死;FMC2B. 首次医疗接触至球囊开通时间

近年来,中华医学会心血管病学分会倡导在国内建立区域协同救治网络和规范化胸痛中心,已成为提高STEMI救治水平的重要举措之一。采用标准化评估流程,为胸痛急症患者提供更高效、快速及准确的临床分诊。某些地区已能通过远程无线系统提前将心电图传输到相关医院,并在确诊为STEMI后迅速进行现场分诊,优先将发病12h内的STEMI患者送至可行直接PCI的医院,并绕过急诊室和冠心病监护病房或普通心脏病房直接将患者送入心导管室行直接PCI。这种治疗模式可提高STEMI患者的救治率,缩短住院时间,降低医疗费用。

二、STEMI患者再灌注治疗策略的选择

关于STEMI再灌注治疗的适应证指南都明确推荐:①所有发病<12h,且ST段持续性抬高或(推测的)新出现的左束支传导阻滞的患者(Ⅰ,A)。②再灌注治疗(首选直接PCI)适用于存在持续缺血证据,尽管发病>12h、胸痛消失、或ECG已回落到基线的患者(Ⅰ,C)。③发病12~24h的稳定患者可考虑再灌注治疗,即直接PCI(Ⅱb,B)。④发病>24h的稳定患者,没有缺血证据(无论是否溶栓),不建议常规对完全闭塞病变实施PCI(Ⅲ,A)。

目前可提供的再灌注治疗策略包括:药物溶栓治疗,直接经皮冠状动脉内介入治疗(PPCI)和急诊冠状动脉旁路移植术(CABG)。

(一)溶栓治疗

简单易行、应用方便、价格低廉、便于在基层医院开展及FMC后即刻开始治疗是其显著的优点,亦能显著降低死亡率、保护左心室功能,但溶栓治疗仍存在相当多的不足之处:①再通率不高,目前的静脉溶栓药物的再通率仅为60%~80%。②再通不充分,仅有30%~55%患者溶栓后冠状动脉血流可达TIMI 3级。③再通不持久,溶栓后心肌缺血复发或冠状动脉再闭塞率为15%~20%。④出血并发症,有1%~2%的严重出血并发症。

⑤溶栓时间窗较窄,时效性严格。症状发作 2h 内是溶栓治疗的黄金时间,超过 3h 溶栓治疗效果欠佳。在决定进行溶栓治疗之前需要评估患者有无明确的溶栓禁忌证及出血风险。

目前可以选用的溶栓药物及使用方法如下:①阿替普酶,全量 90min 加速给药法:首先静脉推注 15mg,随后 0.75mg/kg 在 30min 内持续静脉滴注(最大剂量不超过 50mg),继之 0.5mg/kg 于 60min 持续静脉滴注(最大剂量不超过 35mg)。半量给药法:50mg 溶于 50ml 专用溶剂,首先静脉推注 8mg,其余 42mg 于 90min 内滴完。②替奈普酶,30～50mg 溶于 10ml 生理盐水中,静脉推注(如体质量＜60kg,剂量为 30mg;体质量每增加 10kg,剂量增加 5mg,最大剂量为 50mg)。③尿激酶,150 万 U 溶于 100ml 生理盐水,30min 内静脉滴入。溶栓结束后 12h 皮下注射普通肝素 7500U 或低分子肝素,共 3～5d。④重组人尿激酶原,20mg 溶于 10ml 生理盐水,3min 内静脉推注,继以 30mg 溶于 90ml 生理盐水,30min 内静脉滴完。中国 2015 年 STEMI 诊治指南对选择溶栓药物建议优先采用特异性纤溶酶原激活药,如重组组织型纤溶酶原激活药阿替普酶、兰替普酶、瑞替普酶和替奈普酶等。

(二)PPCI 治疗

恢复血流灌注的成功率较高且时间窗略宽于溶栓治疗,是急性心肌梗死治疗的标准治疗。PCI 血管开通成功率在 90％以上,并且 85％以上可达 TIMI 3 级,此外严重出血并发症比静脉溶栓者少见,梗死相关血管再闭塞及复发缺血、再梗死、死亡、颅内出血等重大临床事件均显著减少,并且越是高危亚组患者,其获益越大。

关于以上两种再灌注治疗策略的选择,则应结合发病时间、首诊医院是否具备 PPCI 条件、从不具备 PPCI 条件转诊至 PPCI 医院需要的时间、患者的临床情况等因素综合考虑后决定。2015 年中国 STEMI 诊断及治疗指南中指出:溶栓治疗仍然是一种有效的再灌注治疗手段。是否获益主要取决于起病至溶栓治疗的时间差,发病 3h 内的急性 STEMI 患者,溶栓治疗即刻疗效等同于直接 PCI。除此之外,均应优先考虑行 PPCI 或转运 PCI。若不能满足 PPCI 或转运 PCI 的条件,则在没有禁忌证的情况下可以进行溶栓治疗,如发病 12h 内,预计 FMC 至 PCI 时间延迟＞120min 或发病 12～24h 仍有进行性缺血性胸痛和至少 2 个胸前导联或肢体导联 ST 段抬高＞0.1mV,或血流动力学不稳定的患者,可进行溶栓治疗(Ⅱa,C)。不具备冠状动脉造影和(或)PCI 条件的医院,溶栓治疗后应将患者转运到有 PCI 条件的医院(Ⅰ,A)。溶栓治疗成功的患者于 3～24h 进行冠状动脉造影和血运重建治疗(Ⅱa,B);溶栓治疗失败者应尽早实施挽救性 PCI(Ⅱa,B)。对于发病 12h 内(包括正后壁心肌梗死)或伴有新出现左束支传导阻滞的急性 STEMI 患者推荐行直接 PCI(Ⅰ,A);伴心源性休克或心力衰竭时,即使发病超过 12h 的患者仍推荐行直接 PCI(Ⅰ,B)。发病 12～24h 仍有临床和(或)心电图进行性缺血证据者推荐行直接 PCI(Ⅱa,B);PCI 时应仅对梗死相关动脉病变部位行直接 PCI,但合并心源性休克或梗死相关动脉 PCI 后仍有持续性缺血的患者除外(Ⅱa,B);无血流动力学障碍的患者,不应对非梗死相关动脉进行急诊 PCI;发病超过 24h、无心肌缺血、血流动力学和心电稳定的患者不宜行直接 PCI;发病＞24h 未接受早期再灌注治疗的 STEMI 患者,当存在再发心肌梗死、自发或诱发心肌缺血或心源性休克或血流动力学障碍的患者建议行 PCI(Ⅰ,B);合并左心室射血分数(LVEF)＜0.40、心力衰竭、严重室性心律失常患者应常规行 PCI(Ⅱa,C);STEMI 急性发作时有临床心力衰竭的证据,发作后左心室功能尚可(LVEF＞0.40)的患者也应考虑行 PCI(Ⅱa,C)。无自发或诱发心肌缺血证据,但梗死相关动脉有严重狭窄患者可于发病 24h 后行 PCI(Ⅱb,C)。

(三)CABG

在 STEMI 的救治中 CABG 的作用有限,一般仅用于合并心源性休克,合并室间隔穿孔、乳头肌断裂、心脏游离壁破裂等机械并发症时,或出现急诊 PCI 失败或冠状动脉解剖不适合 PCI 等罕见情况。

2015 版中国 STEMI 救治新指南强调早期、快速和完全地开通梗死相关动脉是改善 STEMI 患者预后的关键。为此新指南强调,应尽可能缩短两个时间,即发病至首次医疗接触(FMC)的时间和 FMC 至开通梗死相关动脉的时间。通过增加健康教育和媒体宣传使患者明白什么情况下应及时就医,以缩短发病至 FMC 的时间。通过建立区域协同救治网络,必要时进行合适的转运,尽可能缩短 FMC 至开通梗死相关动脉的时间。例如将发病 12h 内的 STEMI 患者送至可行 PPCI 术的医院(Ⅰ,A);首诊医院不具备 PCI 条件时,如果预计 FMC 至 PCI 的时间延迟<120min,则应将患者转运至可行 PCI 的医院实施直接 PCI(Ⅰ,B);若预计 FMC 至 PCI 的时间延迟>120min,则推荐进行溶栓治疗。也可转运有资质的医生到有 PCI 设备但不能独立进行 PCI 的医院进行直接 PCI(Ⅱb,B)。2015 中国 STEMI 诊断和治疗指南推荐的救治流程详见图 2-2。

三、合理优化 STEMI 再灌注治疗策略

尽管各项指南对 STEMI 的处理策略进行了全面的阐述,但在具体的应用过程中还需要具体问题具体处理。

(一)院前溶栓 vs 急诊 PCI

临床试验已证明院前溶栓治疗的安全行及有效性,可以减少干预时间延误 30~140min。CAPTIM 研究比较了院前溶栓治疗及急诊 PCI 治疗的两组方案的短期及长期随访结果显示,针对症状发作<2h 的 STEMI 患者,院前溶栓与急诊 PCI 相比可明显降低 5 年死亡率。

基于以上研究,我国 STEMI 指南指出院前溶栓在国内经验较少,推荐:"有条件时可在救护车上开始溶栓治疗(Ⅱa,A)。"由

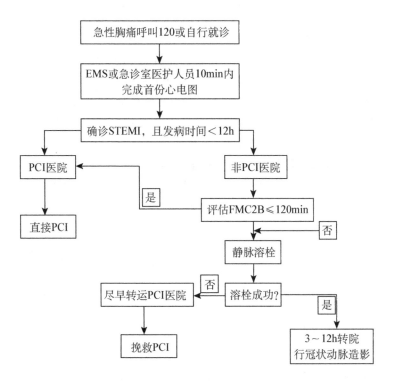

图 2-2　中国 2015 年《ST 段抬高型急性心肌梗死诊断和治疗指南》推荐的再灌注流程

EMS. 院前急救系统;PCI. 经皮冠状动脉介入治疗

于我国幅员辽阔,经济和医疗资源分布不均衡,因此,尚有相当一部分 STEMI 患者就诊于不具备 PPCI 条件的医院,或者因各种原因使 FMC 至 PCI 时间明显延误。此时,对有适应证的 STEMI 患者,静脉内溶栓仍然是较好的选择。由于院前溶栓效果优于入院后溶栓,因此将来有条件时可在救护车上开始溶栓治疗。

首诊于基层医院的 STEMI 患者,若选择了溶栓治疗,则应在溶栓后尽快转运。既往多数医院是在溶栓后等待判断是否再通后才决定转运时机,导致溶栓失败的患者未能及时进行补救性 PCI 治疗,即使再通率最高的第三代溶栓药,仍有 35% 左右的患者溶栓后无法达到 TIMI 3 级血流。因此,不能因为等待判断是否再通后再决定转运时机而耽误此部分患者实施补救性 PCI 的时间。欧洲 2015 年指南已经明确要求而应在溶栓后尽快转运,当患者到达接受转诊单位后再判断溶栓结果,并根据是否再通决定是实施补救性 PCI 还是在 3~24h 后再进行冠状动脉造影。

(二)仅处理罪犯血管 vs 完全血运重建

尽管最近 PRAMI 和 CVLPRIT 随机对照临床试验结果均显示,直接 PCI 时完全血运重建使 STEMI 合并多支血管病变患者主要不良心血管事件发生率较仅对梗死相关血管治疗显著降低,但新指南仍推荐对不合并心源性休克和持续心肌缺血患者,直接 PCI 时仅对梗死相关血管病变进行 PCI 治疗。这些推荐意见更多是基于对 STEMI 多支血管病变患者血流动力学状态、冠状动脉病变严重(复杂)性和直接 PCI 时安全性的考虑。STEMI 直接 PCI 时,开通完全阻塞的梗死相关血管是硬道理,但此时保护非梗死区心肌功能也极其重要。如果对 TIMI 3 级血流的非梗死相关血管病变进行介入治疗时(尽管有时看来病变简单),一旦产生慢血流或无复流,将很可能导致循环衰竭,危及生命。STEMI 多支血管病变患者出院前完全血运重建,可能既安全又有助于改善临床远期预后。

(三)即刻支架置入术 vs 延迟支架置入术

STEMI 进行急诊 PCI 时顺利开通闭塞血管后,是选择即刻支架置入还是择期行延迟支架置入术目前指南并无明确推荐。DEFER-STEMI 研究提示延迟 4~16h(平均 9h)置入支架可明显减少出现慢血流或无复流现象(6% vs 29%),降低术中的冠状动脉栓塞事件(10% vs 33%),提高支架置入术后的 TIMI 3 级血流比例,术后的心脏 MRI 检查提示延迟组术后的心肌存活比例亦较高(68% vs 56%)。但刚刚揭晓的 DANAMI-3 研究并不支持

DEFER-STEMI 研究结果,该研究对发病≤12h 的 STEMI 患者随机分为直接 PCI 支架置入和延迟支架置入(延迟 48h)两组,中位随访 42 个月,两组的主要终点(全因死亡、心力衰竭住院、再梗死和再次靶血管血运重建组成的复合终点)无显著差异,未能显示延迟支架置入的任何优势。

总之,尽管各种指南为 STEMI 再灌注提供了规范化的指导,但在临床工作中更要据具体情况进行个体化的处置。探索更加适合我国国情的 STEMI 再灌注方案,规范我国的 STEMI 救治,是降低 STEMI 致死致残率的关键。

参 考 文 献

中华医学会心血管病学分会.2015.中华心血管病杂志编辑委员会.急性 ST 段抬高型心肌梗死诊断和治疗指南.中华心血管病杂志,43:(5):380-393.

Bonnefoy E,Steg PG,Boutitie F,et al.2009.Comparison of primary angioplasty and pre-hospital fibrinolysis in acute myocardial infarction (CAPTIM) trial:a 5-year follow-up.Eur Heart J,30(13):1598-1606.

D Carrick,K G Oldroyd,M McEntegart,et al. 2014. A randomized trial of deferredstenting versus immediate stenting to prevent no-or slow-reflow in acute STsegmentelevation myocardial infarction (DEFER-STEMI),J Am Coll Cardiol,63:2088-2098.

Kelbæk H,et al. 2016. The Third DANish Study of Optimal Acute Treatment of ST Segment Elevation Myocardial Infarction:DEFERred StentImplantation in Connection with Primary PCI:DANAMI 3-DEFER. 2016 ACC Abstract,405-408.

O'Gara PT,Kushner FG,AscheimDD,et al.2013. 2013 ACCF/AHA Guideline for theManagement of ST-Elevation MyocardialInfarction:a report of the American Collegeof Cardiology Foundation/AmericanHeart Association Task Force on PracticeGuidelines.J Am CollCardiol,61(4):e78-e140.

So DY,Ha AC,Davies RF,et al. 2010. ST segment resolution in patients with tenecteplase-facilitated percutaneous coronary intervention versus tenecteplase alone:Insights from the Combined Angioplasty and Pharmacological Intervention versus Thrombolysis ALone in Acute Myocardial Infarction (CAPITAL AMI) trial.Can J Cardiol,26(1):e7-12.

Steg PG,Bonnefoy E,Chabaud S,et al. 2003. Impact of time to treatment on mortality after prehospital fibrinolysis or primary angioplasty:data from the CAPTIM randomized clinical trial.Circulation,108(23):2851-2856.

Steg PG,James SK,Atar D,et al. 2012. ESC Guidelines for the management of acute myocardial infarction in patients presenting with ST-segment elevation:The Task Force on the management of ST-segment elevation acute myocardial infarction of the European Society of Cardiology (ESC).Eur Heart J,33:2569-2619.

The Task Force on Myocardial Revascularization of the European Society of Cardiology (ESC) and the European Association for Cardio-Thoracic Surgery (EACTS).2015. 2014 ESC/EACTS Guidelines on myocardial revascularization.Eur Heart J.

第3章

极高危非ST段抬高型急性
冠状动脉综合征的紧急血运重建

复旦大学附属中山医院

上海市心血管病研究所　钱菊英　黄　东

急性冠状动脉综合征(acute coronary syndrome,ACS)是指由于冠状动脉血流突然减少或中断所导致急性心肌缺血和(或)心肌坏死的临床症候群。根据胸痛时的心电图表现,将 ACS 分为 ST 段抬高型急性心肌梗死(STEMI)和非 ST 段抬高型急性冠状动脉综合征(NSTE-ACS)。尽管两者的病理机制均包括冠状动脉粥样硬化斑块破裂、糜烂及血栓形成,但 STEMI 患者冠状动脉常常急性完全闭塞,因此需直接行冠状动脉介入治疗(PCI)或静脉溶栓,以早期、充分和持续开通梗死相关血管,恢复心肌血流灌注。而 NSTE-ACS 患者多为在冠状动脉严重狭窄基础上合并富含血小板的白色血栓所导致的不完全性闭塞,患者常有一过性或短暂 ST 段压低或 T 波倒置、低平或"伪正常化",也可无心电图改变。根据心肌损伤血清生物标志物测定结果,将 NSTE-ACS分为非 ST 段抬高型心肌梗死(NSTEMI)和不稳定性心绞痛(UA),两者发病机制及临床表现相当,但严重程度不同,主要区别是心肌缺血是否导致心肌损伤,后者以血液中是否能检测到心肌损伤生物标志物来判断,目前主要推荐检测心脏肌钙蛋白(cardiac troponin,cTn),由于现代肌钙蛋白检测的敏感性提高(如高敏肌钙蛋白 hs-cTn 测定方法的使用),UA 越来越少见,而相应的

NSTEMI 越来越多见。

NSTE-ACS 的病理生理基础主要为冠状动脉严重狭窄和（或）易损斑块破裂或糜烂诱发的急性血栓形成，伴或不伴血管痉挛、微血管栓塞，引起冠状动脉血流减低和心肌缺血。与稳定斑块相比，易损斑块纤维帽较薄、脂核大、富含炎症细胞和组织因子。与 STEMI 罪犯病变中常见红色血栓不同，NSTE-ACS 患者罪犯病变中常见富含血小板成分的白色血栓。由于不同临床类型的 NSTE-ACS 患者的近期风险及长期预后相差较大，而积极的侵入性治疗策略（冠状动脉造影了解病变情况并采用相应的血运重建手术治疗）能使中、高危的患者获益，因此，进行危险分层并采用相应的治疗方案是 NSTE-ACS 患者的主要治疗策略。

一、NSTE-ACS 患者的危险分层决定侵入性检查的时机

对临床怀疑 NSTE-ACS 患者，应在患者就诊后根据症状、体格检查、心电图（反复或连续监测 ST 段变化）和血清肌钙蛋白测定，进行诊断、鉴别诊断和最初短期的缺血和（或）出血风险分层。与体力活动诱发的胸痛症状相比，有静息胸痛者预后更差，对间歇性症状发作者，持续性胸痛或发作越频繁者预后越差。就诊时体检发现心动过速、低血压、心力衰竭和新出现的二尖瓣反流，往往提示预后不良。心电图上新出现的 ST 段变化（除了变异性心绞痛为一过性 ST 段抬高外，绝大多数为 ST 段压低）的导联数和下移幅度与预后有关，cTn 的升高及其幅度有助于评估短期和长期预后。虽然 hs-cTnT 和 hs-cTnI 的诊断准确性相当，但是 hs-cTnT 的预后预测价值更大。危险分层是决定 NSTE-ACS 患者预后和确定血运重建时机的主要依据。

我国 2012 年 NSTE-ACS 诊断和治疗指南中对 NSTE-ACS 患者推荐的早期危险分层的标准见表 3-1。

表 3-1 NSTE-ACS 患者早期危险分层

项目	高风险（至少具备下列 1 条）	中度风险（无高风险特征和具备下列任何一条）	低风险（无高、中度风险特征但具备下列任何一条）
病史	48h 内缺血症状恶化	既往心肌梗死、脑血管疾病、冠状动脉旁路移植术或使用阿司匹林	
胸痛特点	长时间（＞20min）静息时胸痛	长时间（＞20min）静息时胸痛但目前缓解，有高或中度冠心病可能，静息时胸痛（＜20min）或因休息或含服硝酸甘油后缓解	过去 2 周内新发 CCS Ⅱ～Ⅳ级心绞痛，但无长时间（＞20min）静息时胸痛，有高或中度冠心病可能
临床表现	缺血引起肺水肿，新出现二尖瓣关闭不全杂音或原杂音加重，第三心音或新出现啰音或原啰音加重，低血压，心动过速，年龄＞75 岁	年龄＞70 岁	

项目	高风险（至少具备下列 1 条）	中度风险（无高风险特征和具备下列任何一条）	低风险（无高、中度风险特征但具备下列任何一条）
心电图	静息时胸痛伴一过性 ST 段改变（ > 0.05mV），aVR 导联 ST 段抬高 > 0.1mV，新出现束支传导阻滞或持续性心动过速	T 波倒置 > 0.2mV，病理性 Q 波	胸痛时心电图正常或无变化
心脏损伤标志物	明显增高，即 cT-NT > 0.1μg/L	轻度增高，即 cT-NT > 0.01μg/L，但 < 0.1μg/L	正常

在 NSTE-ACS 患者中，采用定量的评分系统判断缺血事件的风险要比单纯依靠临床评估要准确。GRACE 评分系统可以提供准确的风险评估和危险分层，不仅包括住院期间的风险，而且可以评估出院以后短期和长期的风险。目前临床常用的 GRACE 2.0 风险计算器可以跳过具体的分数计算，直接估算出住院期间、6 个月、1 年和 3 年的死亡风险，而且可以提供 1 年的死亡或心肌梗死风险。它使用的参数包括年龄、收缩压、脉搏、血清肌酐、Killip 分级、有无心搏骤停、心肌损伤标志物升高和 ST 段改变。目前 GRACE 评分有网页版 http://www.gracescore.org/WebSite/WebVersion.aspx，也有手机 APP 免费下载，也可以把它整合进电子病历系统，使用很方便。根据 GRACE 评分，超过 140 分即为高危人群，其住院死亡率超过 8%，需及早进行血运重建治疗。

危险评估主要是用于检出那些高危患者，高危患者能从更早的侵入性治疗策略中获益。最新的 2015 欧洲心脏病学会 NSTE-ACS 指南，将 NSTE-ACS 患者分为极高危、高危、中危和低危（表3-2），并建议具有至少一条极高危标准的患者选择紧急侵入策

表 3-2　2015 欧洲心脏病学会指南 NSTE-ASC 患者危险性分层和侵入性策略时机

危险性分层	侵入性策略时机
极高危标准	紧急侵入策略（<2h）
血流动力学不稳定或心源性休克	
药物治疗无效的反复发作或持续性胸痛	
致命性心律失常或心搏骤停	
心肌梗死合并机械并发症	
急性心力衰竭	
反复的 ST-T 动态改变，尤其是伴随间歇性 ST 段抬高	
高危标准	
心肌梗死相关的肌钙蛋白上升或下降	早期侵入策略（<24h）
ST 段或 T 波的动态改变（有或无症状）	
GRACE 评分≥140	
中危标准	
糖尿病	侵入策略（<72h）
肾功能不全[eGFR<60ml/(min・1.73m^2)]	
左心室射血分数<40％或充血性心力衰竭	
早期心肌梗死后心绞痛	
PCI 史	
CABG 史	
GRACE 评分>109,但是<140	
低危标准	
无任何上述提及的特征	无创性检查寻找缺血证据（首选影像学检查）

略（Ⅰ，C）；具有至少一条高危标准的患者选择早期侵入策略（＜24h）（Ⅰ，A）；具有至少一条中危标准（或无创检查提示症状或缺血反复发作）的患者选择侵入策略（＜72h）（Ⅰ，A）。而无表中任何一条危险标准和症状无反复发作的低危患者，建议在决定有创评估之前先行无创检查（包括负荷试验及影像学检查）寻找缺血证据（Ⅰ，A）。

　　除了缺血事件风险评估外，NSTE-ACS 患者由于强化的抗栓治疗和介入治疗，其出血风险也相应增加，而大出血事件也增加了 NSTE-ACS 患者的死亡率，因此出血事件的风险评估也是 NSTE-ACS 患者风险评估的重要部分，缺血和出血对死亡率有相同的影响。目前各大指南推荐使用 CRUSADE 评分系统，它考虑了患者基线特征（如女性、糖尿病病史、周围血管疾病或卒中史），入院情况（如心率、收缩压、有无心力衰竭）和入院实验室检查（如血细胞比容、肌酐清除率）等指标，估计患者住院期间的主要出血事件风险。根据目前的经验，CRUSADE 主要用于接受介入治疗的患者。目前也有网页版 www.crusadebleeding-score.org 和手机 APP 下载，也可整合进电子病历系统以方便临床使用。

　　ACUITY 评分纳入 6 项独立的基线预测因素（即女性、高龄、血清肌酐升高、白细胞计数、贫血和 NSTEMI 或 STEMI 表现）和 1 项与治疗相关的参数（使用普通肝素和糖蛋白Ⅱb/Ⅲa 抑制剂而不是单独比伐卢定）。该风险评分能够识别 30d 与 CABG 无关的严重出血和后续 1 年死亡风险。然而，在独立队列中还没有得到验证，没有风险计算器，并且该风险评分的模型效力中等。

　　有多项研究比较了早期侵入性策略和保守治疗对 NSTE-ACS 患者预后的影响。例如一项纳入 7 项随机对照研究中 8375 例 NSTE-ACS 患者的荟萃分析发现，在常规使用 ADP 受体拮抗药，GPⅡb/Ⅲa 抑制剂和支架的情况下，早期介入治疗较非手术治疗可明显降低 2 年内的死亡、心肌梗死和再发 ACS

入院的发生率。而且越是高危的患者接受早期介入治疗的获益
更大。

因此,对于有心电或血流动力学不稳定或发生机械性并发
症或反复发作的明显动态 ST 段尤其是一过性 ST 段抬高的极
高危患者中,建议行紧急的冠状动脉造影,并根据冠状动脉造影
结果选择合适的血运重建方案。对首诊于非 PCI 中心的患者:
极高危者,建议立即转运至 PCI 中心行紧急 PCI;高危者,建议
发病 24h 内转运至 PCI 中心行早期 PCI;中危者,建议转运至
PCI 中心,发病 72h 内行延迟 PCI;低危者,可考虑转运行 PCI 或
药物保守治疗。

二、NSTE-ACS 冠状动脉病变特点和罪犯病变的确定

与 STEMI 罪犯病变中常见红色血栓不同,NSTE-ACS 患者
罪犯病变中常见富含血小板成分的白色血栓。NSTE-ACS 患者
多支血管病变更常见,病变范围更广,病变程度更严重,心功能不
全发生率较高。NSTE-ACS 更常见于老年人、女性、糖尿病患者,
合并其他系统的疾病(如慢性肾病)的比例更高。其病变类型中
钙化病变、慢性完全闭塞病变多见,介入治疗的手术难度和手术
风险都高于 STEMI 患者。而且由于其多支血管病变比例很高,
因此有时罪犯血管判断很困难,介入治疗手术难度也增加。例
如,图 3-1 为 1 例女性患者的冠状动脉造影图像。患者为女性,72
岁,因活动后胸闷 1 个月入院,有高血压、糖尿病病史,急诊心电
图提示 Ⅱ、Ⅲ、aVF 导联 ST 段压低伴 T 波倒置,cTnT 0.235ng/
ml。冠状动脉造影提示严重三支病变,前降支中段慢性完全闭
塞,回旋支远段弥漫性狭窄 90%～95%,右冠中段狭窄 90%伴重
度钙化。图 3-2 为 1 例 NSTE-ACS 合并心源性休克男性患者,86
岁,因活动后胸闷 2 个月加重 3d 伴意识淡漠 6h 入院,有高血压、
糖尿病、起搏器置入病史,入院血压 80/55mmHg,心率 98 次/分,
急诊心电图提示 V_2～V_6、Ⅱ、Ⅲ、aVF 导联 ST 段压低 0.1～

0.4mV 伴 T 波倒置，cTnT 1.025ng/ml。经多巴胺等血管活性药物处理后血压升至 98/62mmHg 后急诊冠状动脉造影，提示严重左主干并三支病变，左主干末端真分叉病变，前降支开口 99% 狭窄，近中段弥漫性狭窄为 60%～80%。并轻度纡曲，回旋支开口及近段狭窄 95%，右冠近段狭窄 90%，左冠状动脉重度钙化，右冠状动脉中度钙化。

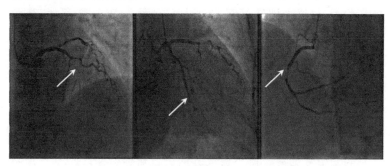

图 3-1　1 例 72 岁女性急性冠状动脉综合征患者的冠状动脉造影

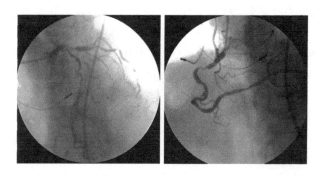

图 3-2　1 例 86 岁男性 NSTE-ACS 合并心源性休克患者的冠状动脉造影

　　关于罪犯病变的判断,有以下建议:①根据心电图判断。发生动态或新出现的 ST 段改变的心电图导联可用于推测病变血管,如广泛心前区导联($V_1 \sim V_6$)ST 段压低,或 T 波深倒置者,常提示前降支近段病变,$V_4 \sim V_6$ 的 ST 段压低常提示前降支中段病变,Ⅱ、Ⅲ、aVF 导联的 ST 段改变者 80%～85%其罪犯病变为右冠状动脉,在左冠状动脉优势型的情况下也可能为回旋支的病变,如果合并 aVR 导联 ST 段抬高则提示左主干病变或严重三支病变合并前降支近段闭塞。但有时根据心电图判断罪犯病变很困难,例如左冠状动脉优势型血管、多支血管病变和远端血管病变等情况。合并有慢性完全闭塞病变时,供血血管发生急性病变时发生 ST 段改变的导联常广泛波及该病变血管供血区域和由其提供侧支供应的完全闭塞血管供血区域,此时临床判断罪犯血管常较困难。在未记录到胸痛发作时心电图或心电图上无明显改变时,则心电图对判断罪犯血管无帮助。②根据影像学检查(如超声心动图或左心室造影)提示的室壁活动减弱的区域判断,但不适用于以往有陈旧性心肌梗死的患者。③根据病变特点判断。ACS 患者的罪犯病变常富含血栓,可能发生在斑块破裂(溃疡、不规则、夹层)的基础上,常合并慢血流,通常病变部位管腔有严重狭窄或闭塞。如果判断困难时,通过腔内影像学手段(IVUS 和 OCT)可协助寻找不稳定斑块征象。

　　近 10%的 NSTE-ACS 患者冠状动脉造影无严重的冠状动脉狭窄病变,与存在明显狭窄病变的患者相比,这些患者往往较年轻,多为女性,并且较少合并糖尿病、既往心肌梗死病史或既往 PCI 病史。这些患者可能是应激性心肌病、冠状动脉血栓栓塞、冠状动脉痉挛、微血管病变或自发性夹层等,需要进行鉴别。

三、多支病变 NSTE-ACS 患者的血运重建策略

(一)急诊 PCI 与 CABG 的选择

对于稳定型冠心病或者中低危 ACS 患者,左主干或三支血

管病变且左心室功能减低（LVEF＜50％）的患者（尤其合并糖尿病时），CABG 后生存率获益优于 PCI，二支血管病变且累及前降支近段伴左心室功能减低（LVEF＜50％）或无创性检查提示心肌缺血患者宜 CABG 或 PCI，病变不适宜或不能行 PCI 时，可考虑 CABG。但上述原则并不适应高危和极高危 NSTE-ACS 患者，因为极高危 NSTE-ACS 患者由于临床情况不稳定，需要尽快恢复缺血心肌的血流灌注，CABG 不可避免地导致血运重建延迟，体外循环和心搏骤停也会增加额外风险和并发症，加上国内能开展急诊 CABG 的医院极其有限。因此，尽管原则上应在基于临床状况、合并疾病和病变严重程度（包括分布、病变特点和 SYNTAX 评分等）及患者的意愿等选择合适的血运重建策略。但基于当前的国情，极高危 NSTE-ACS 患者需要立即进行心肌血运重建时，绝大多数患者应当优先选择急诊 PCI 策略，并且需要在首次医疗接触后 2h 实施紧急 PCI 治疗。只有当 PCI 不成功或病变不适时，才应进行急诊 CABG。

（二）NSTE-ACS 患者急诊 PCI 罪犯血管的确定及干预策略的制订

由于绝大多数极高危 NSTE-ACS 患者多为高龄、合并多种危险因素及血流动力学和电学的不稳定，冠状动脉多为多支病变，尽管指南强调对极高危患者应达到完全血运重建。但由于此类患者往往为复杂多支病变，紧急 PCI 时确定优先处理的"罪犯血管"和多支病变的干预顺序显得尤其重要。建议开展急诊 PCI 的医院应结合本院心脏团队具体情况为极高危 NSTE-ACS 患者制定紧急 PCI 预案，通常应遵循以下基本原则：基于心电图、超声心动图等影像学检查结果的判断确定罪犯血管，其中心电图是最常用也是最有价值的帮助确定罪犯血管的工具。优先处理罪犯血管是紧急 PCI 治疗的基本原则，在完成罪犯血管的治疗后可根据患者临床情况确定是否需要同期处理非罪犯血管，绝大多数极高危 NSTE-ACS 患者需同期完成多支病变的处理，尤其是供血范围较大的高度狭窄病变应同期完成 PCI 治疗,个别情况下,也可以先行罪犯病变的 PCI,分阶段再行其他病变的 PCI 或外科旁路移植术。当无法明确罪犯血管时,可以选择狭窄程度严重、相对供血范围大、对心功能影响最大的血管优先干预。对于合并慢性完全闭塞病变时,若预计处理慢性闭塞血管时间较长、患者难以耐受时,可以优先处理高度狭窄的供血血管,但应严格评估风险,必要时应在 IABP 支持下进行紧急 PCI。需要注意的是,接受紧急 PCI 术的患者其口服抗血小板药物还未达到最大的疗效(尤其是口服氯吡格雷者),因此,支架内血栓的发生率可能增加,术中应尽可能优化支架置入后的结果,包括支架扩张、贴壁情况,避免支架边缘残余夹层以尽可能降低支架内血栓发生率。在病情允许的情况下,如果非罪犯病变非常复杂,如扭曲钙化病变,慢性完全闭塞病变等,预计操作时间长,并发症发生率高的,建议择期再行 PCI。对非限制血流的其他病变,也可择期(如 1~2 周后)再行介入治疗;对临界病变,不宜在紧急 PCI 术中处理,建议待病情稳定后择期进行缺血评估或采用血流储备分数(FFR)评估狭窄病变功能意义的方法来指导是否需要支架置入。

四、极高危 NSTE-ACS 紧急介入治疗的技术要点

(一)入路

与经股动脉入路相比,桡动脉入路可以降低出血并发症,缩短住院时间,也能降低心血管事件包括死亡率的发生,因此,在桡动脉入路经验丰富的中心,建议采用经桡动脉入路行冠状动脉造影和 PCI。除小部分桡动脉直径较大的患者可使用 7F 的指引导管外,大部分经桡动脉入路常选用 6F 的指引导管,大腔的 6F 指引导管(如 Launch 系列)可完成大多数复杂的 PCI,包括分叉病变双支架的置入(除需要同时送入两个支架的个别术式外)、大部分慢性完全闭塞病变介入治疗,以及高频旋磨术(最大旋磨头直径为 1.75mm)。经桡动脉入路应选择支撑性较强的指引导管,

如 SAL 或 AL 指引导管行右冠状动脉介入治疗，EBU 或 BL 或 AL 行左冠状动脉介入治疗。复杂病变如重度钙化病变可能需要较大直径旋磨头旋磨者拟选用直径较大的指引导管，或需要采用逆向开通技术的 CTO 病变等需要强支撑的指引导管时可选用股动脉作为入路。

（二）血栓抽吸

目前主要用于 STEMI 患者的直接 PCI 术中，多中心研究（TOTAL 研究）显示常规的血栓抽吸在 STEMI 患者中并没有获益，但针对血栓负荷大的病变进行血栓抽吸尤其是手工抽吸确实可增加 TIMI 3 级血流的比例和 ST 段回落。有单中心研究（TAPAS 研究）显示 STEMI 患者行血栓抽吸可降低死亡率。NSTE-ACS 患者罪犯病变的血栓负荷远低于 STEMI，目前也还没有在 NSTE-ACS 患者前瞻性评估血栓抽吸的获益，因此不建议常规应用。

（三）支架选择

支架置入可防止单纯球囊扩张后可能发生的血管突然闭塞和球囊成形术后的再狭窄，应当考虑作为 NSTE-ACS 患者的标准治疗策略。药物洗脱支架（DES）能显著降低再狭窄的发生，但术后需要延长双联抗血小板治疗时间。因此 NASTE-ACS 患者支架类型的选择需要权衡其有效性和延长抗血小板治疗的出血风险来综合考虑。如果患者不是出血高危者，则 ACS 患者无论是否置入支架，无论置入的支架是何类型，建议双联抗血小板治疗持续 12 个月。如果患者有出血高危或需要联合抗凝治疗（如房心颤动、人工瓣膜等），或近期需要进行非心脏手术，为缩短对双联抗血小板药物的需要，可选用裸金属支架（BMS）。近年有研究显示，第二代 DES（尤其是以依维莫司和佐他莫司 DES）其有效性和安全性均明显优 BMS，因此，建议在 NSTE-ACS 患者应用新一代 DES。

(四)合并心源性休克的处理

关于 NSTE-ACS 合并心源性休克患者和处理策略,目前有以下推荐:①需行紧急心脏超声检查以评估左心室和瓣膜功能,以及除外室间隔穿孔、乳头肌功能不全或断裂等机械并发症。②需行紧急冠状动脉造影。若冠状动脉解剖适合,行紧急 PCI术,并考虑完全血运重建,多数患者需要在 IABP 保护下进行。③若冠状动脉病变解剖不适合 PCI 术,可考虑紧急 CABG 术。④若出现机械并发症合并心源性休克,可置入主动脉球囊反搏(IABP),为外科手术创造条件。⑤如果心源性休克无法纠正,有条件者考虑短时间的机械循环支持(如 ECMO 和左心室辅助装置)。

(五)特殊器械的使用

NSTE-ACS 患者的冠状动脉病变通常比较复杂,心导管室需要配备能处理各种复杂情况的设备。例如针对严重钙化的病变,有时需要旋磨术。需要注意的是,如果病变富含血栓,会明显增加旋磨术后的无复流和慢血流的发生率,建议在紧急 PCI 术时掌握旋磨的适应证,腔内影像技术包括 IVUS 和 OCT 有助于评估病变的性质。旋磨系统是由主机、脚踏开关、推进器、磨头导管、旋磨导丝等组成。术者需要在实际操作中逐渐学习掌握,这里简要介绍一下注意事项。首先是选择合适大小的磨头,如果经桡动脉介入治疗时使用的是 6F 的指引导管,允许通过的磨头的最大直径为 1.75mm;磨头位置:磨头送入导管之前,推进器把手应先固定在滑动槽中间;握住导丝时将磨头送入导管;当磨头接近病变区域近端时,松开推进器把手,慢慢回撤把手,使旋磨导管在导引导管内逐步伸展,解除前倾力;磨头转速:直径小的旋磨头(1.25～2.0mm) 160 000～180 000rpm,直径大的旋磨头(≥2.15mm)140 000～160 000rpm,越小的磨头转速可以越大,越大的磨头转速需要越小。磨头移动:操作旋磨的时候需要前后来回移动磨头,建议距离 3cm,遇到轻微阻力时可以再往前送,掌握慢进快退的原则,每次旋磨作用时间不要超过 30s,可重复多次,根据需要选择磨头大小,以直径 0.25mm 递增,注意旋磨过程中持续快速滴注含扩血管药物的肝素混合液冲刷,以降低局部温度并冲刷磨下的病变颗粒。

五、极高危 NSTE-ACS 患者紧急 PCI 的围术期抗栓治疗

(一)抗血小板药物

对于所有 NSTE-ACS 患者入院后应尽快给予阿司匹林负荷量 150～300mg 口服,如能耐受,长期服用维持剂量每日 75～100mg。并且建议同时使用 P2Y12 受体抑制剂至少 1 年,除非有严重出血等禁忌证。2015 欧洲心脏病学会指南建议所有缺血中高危(如肌钙蛋白升高),且无禁忌证的患者首选替格瑞洛(180mg 负荷剂量,90mg 每日 2 次维持),无论起始治疗策略如何,包括之前应用氯吡格雷(替格瑞洛开始治疗时应停用)的患者(Ⅰ,B),不能应用替格瑞洛或需要口服抗凝治疗的患者应用氯吡格雷(负荷剂量 300～600mg,每日 75mg 维持)(Ⅰ,B)。替格瑞洛的禁忌证包括既往颅内出血史或活动性出血。替格瑞洛是一种直接作用、可逆结合的新型 P2Y12 受体抑制剂,相比氯吡格雷,具有起效更快、更强效抑制血小板的特点。PLATO 研究中对于 NSTE-ACS 亚组的患者,主要有效性终点发生率,替格瑞洛显著低于氯吡格雷,出血发生率相似,对于接受支架置入术的患者,替格瑞洛能显著降低支架内血栓的发生。因此,对于接受紧急介入治疗的极高危 NSTE-ACS 患者,术前选用起效更快的替格瑞洛 180mg 负荷剂量是更合理的选择,随后以 90mg 每日 2 次维持至少 1 年。若无法获得替格瑞洛或需要同时口服抗凝血药物不宜接受替格瑞洛的患者,或曾有脑出血或活动性出血病史者,建议给予氯吡格雷负荷剂量 300～600mg 顿服,每日维持剂量 75mg,至少服用 1 年。

对于目前国内大部分地区无法获得的普拉格雷,指南推荐其

负荷剂量 60mg,每日维持剂量 10mg,仅应用于拟进行 PCI 治疗且无禁忌证的患者,普拉格雷的禁忌证包括既往有颅内出血、缺血性卒中或 TIA,或进行性出血。一般不建议年龄≥75 岁或体重<60kg 的患者使用。

近年来由于新型强效的血小板 P2Y12 受体抑制剂的出现,多项指南对于在 ACS 患者中静脉使用血小板糖蛋白Ⅱb/Ⅲa 受体抑制剂(GPI)的推荐级别有所下降,目前仅推荐用于 PCI 术中出现血栓并发症或血流缓慢等紧急情形时作为补救性措施使用,而不建议对冠状动脉解剖关系不清楚的患者使用,也就是说,不建议在冠状动脉造影前使用,只有在明确冠状动脉病变后,有指征者再使用,常规上游使用 GPI 可能增加出血并发症。国内最常用的是 GPI 为替罗非班,首剂 10μg/kg 静脉注射,后以 0.15μg/(kg·min)静脉滴注维持 36h,并根据肾功能调整维持剂量。在冠状动脉内血栓负荷大或出现无复流时,也可以选择性地冠状动脉内注射。

(二)抗凝药物

若术前未接受任何抗凝治疗,PCI 术中抗凝可使用普通肝素 70～100U/kg 静脉注射,若联合使用 GPI,调整剂量为 50～70U/kg。若存在出血高风险,尤其是极高危 NSTE-ACS 患者出血风险评估不完善时,建议 PCI 术中使用比伐卢定抗凝,以代替普通肝素合用 GPI,可以降低出血事件的发生,首剂 0.75mg/kg 静脉注射,1.75mg/(kg·h)维持至术后 4h。BRIGHT 研究结果显示,与肝素单用或肝素联合 GPI 的围 PCI 术抗凝方案相比,采用术后延长使用比伐卢定的抗凝方案,既能降低出血的发生率,且支架内血栓的发生率无增高。这对于抗血小板药物可能尚未充分发挥作用的接受紧急 PCI 术的患者来说,尤为重要。如果 PCI 术前使用磺达肝癸钠抗凝,则术中需常规补充普通肝素,建议静脉推注普通肝素 70～85U/kg,若联合应用 GPI,调整剂量为 50～60U/kg。PCI 术前使用依诺肝素(每日 2 次,1mg/kg 皮下注射)者,不建议普通肝素和低分子肝素交叉使用,建议继续使用依诺肝素作为术中抗凝药物,若最后一次皮下注射依诺肝素在 PCI 术前 8h 之内,PCI 术中不建议追加剂量,若最后一次注射在 PCI 前 8~12h,PCI 术中应静脉推注依诺肝素 0.3mg/kg。另外值得大家注意的是,由于目前双联抗血小板治疗(DAPT)的有效性,对于无并发症的患者,PCI 术后建议停用肠外抗凝药物。

第4章

急诊 PCI 围术期的抗栓治疗策略

天津市胸科医院　天津市心血管病研究所　丛洪良

广州军区广州总医院　肖　华

　　抗栓治疗是急性冠状动脉综合征（ACS）最重要的基础治疗内容,尤其是确保急诊经皮冠状动脉介入治疗（PCI）安全进行的前提条件,恰当的抗栓治疗措施可以降低 ACS 患者的死亡率,而不及时进行抗栓治疗或者不恰当的抗栓方案可能增加患者的死亡率。因此,所有从事 ACS 管理的一线医师尤其是急诊 PCI 手术医师应该熟练掌握 ACS 的抗栓治疗策略和具体方案。

一、ACS 的病理基础和抗栓治疗的重要性

　　ACS 作为一个连续的疾病谱,包含了不稳定型心绞痛（UA）、非 ST 段抬高型急性心肌梗死（NSTEMI）、ST 段抬高型急性心肌梗死（STEMI）和猝死。绝大多数 ACS 患者都是在冠状动脉粥样斑块破裂的基础上诱发血栓形成为病理基础。血小板和凝血系统的激活在上述过程中起到了关键的作用。在不稳定粥样斑块急性破裂时,其内容物及内膜下基质蛋白暴露于血液,血小板在 vWF 等因子作用下,通过膜糖蛋白 GP I b 黏附于胶原纤维;并在胶原、ADP、TXA2、凝血酶等物质作用下大量聚集;同时,这一过程导致血小板形态发生改变,由圆盘形变成球形并生出伪足,释放血小板颗粒内包括 TXA2、ADP、5-HT 在内的活性物质。血小板自身释放出 ADP、纤维蛋白原等物质使更多的血小板聚集,形成松软的血小板栓子。同时血小板表面的糖蛋白 GP Ⅱ b/Ⅲ a 受

体表达伴受体活化,纤维蛋白原结合至两个血小板激活的 GP Ⅱ b/Ⅲa 受体上,形成一个逐渐增大的血小板团块。血小板的黏附、聚集和释放几乎是同时发生。在聚集的过程中,有多种因子参与其中,ADP 和 TXA2 是最重要的物质。尤其是从血小板释放的内源性 ADP 是最强的血小板致聚剂。进一步发展,在血小板栓子形成的基础上及血管损伤暴露的组织因子作用下,血浆凝血系统被激活,经过内外源的凝血途径,生成凝血酶。凝血酶加剧了血小板聚集,使纤维蛋白原转变成纤维蛋白,并激活ⅩⅢ因子,稳定了交联的纤维蛋白块,形成以红细胞和纤维蛋白为主的红血栓。可见血小板、凝血系统在 ACS 的过程中起到了决定性的作用,针对以上的各个环节,给予相应的抗血小板、抗凝治疗,是预防血栓形成和延展的根本手段。

二、急诊 PCI 的类型及抗栓治疗策略

(一)STEMI 患者直接 PCI 围术期抗栓策略

STEMI 的发病原因主要是斑块破裂诱发血栓形成导致冠状动脉完全阻塞,血流中断,该血管供血区域心肌发生严重而持久的缺血,最终导致心肌坏死。发病过程中起决定性作用的是血栓,最主要是红血栓形成导致冠状动脉急性阻塞。尽早开通阻塞的冠状动脉,恢复血流供应是挽救心肌的唯一方法,直接 PCI 是最有效的手段。但无论采取何种再灌注策略,针对其病理机制的措施——抗栓是所有治疗的基石,并应于明确诊断后立即实施。指南中均将抗栓治疗(包括抗血小板和抗凝)列为 Ⅰ(A)适应证。

1. **抗凝治疗** STEMI 发病过程中易损斑块的破裂启动了凝血瀑布的放大效应,使血液处于高凝状态,无论是选择直接 PCI介入治疗、溶栓治疗还是保守治疗、抗凝治疗都是必须的。目前我国可应用的抗凝药物主要有普通肝素(UFH)、低分子肝素、比伐卢定和磺达肝癸钠。

(1)UFH:UFH 是 PCI 治疗过程中抗栓治疗的重要辅助用

药之一,其起效迅速、价格低廉、多年的临床实践证实有效,即使当今的治疗日新月异,但 UFH 仍然是最重要的抗凝药物。但其存在一些自身局限性,包括抗凝活性依赖于与 AT Ⅲ 的结合、无法灭活凝血酶原复合物中的 Ⅹ a 及纤维蛋白或内皮表面结合的Ⅱ a、无法结合与凝血块结合的凝血酶(该凝血酶可进一步形成血栓)、与血小板释放的血小板Ⅳ因子结合引起的肝素抗凝效应个体之间差异大等。因此,在使用 UFH 的过程中要经常监测活化凝血时间(ACT)以调节肝素的剂量。PCI 使用 UFH 检测 ACT水平与转归有密切的关系,ACT≥300s 可降低 PCI 围术期的死亡、心肌梗死和紧急靶血管重建,但 ACT>325s 又是非 CABG 出血的独立预测因子,充分说明了抗凝治疗是一把"双刃剑"。需要注意的是,UFH 在直接 PCI 时的应用并没有和安慰剂进行对比的研究,其最佳使用剂量并不清楚。导管室应用 UFH 时一定要根据患者体重来调整剂量并监测 ACT,以维持 ACT 在 250～300s 为宜,当与Ⅱb/Ⅲa 受体拮抗药联合使用时应维持在 200～250s 为宜,防止出现冠状动脉内血栓负荷加重或导管内血栓形成,同时预防抗凝过度增加出血风险。

(2)依诺肝素:是临床应用证据最丰富的低分子肝素家族成员。与 UFH 相比,具有半衰期长,抗凝血因子 Xa 作用强,与血浆蛋白结合少,生物利用度高,个体差异小的特点。由于其具有无须监测凝血功能的特点,因此,是否使用依诺肝素替代 UFH 在直接 PCI 围术期应用的争议一直未停止,然而目前的研究结果并不支持在直接 PCI 术中应用低分子肝素进行抗凝。FINESSE 研究共纳入 2452 例进行直接 PCI 或易化 PCI 的 STEMI 患者,759 例纳入依诺肝素组;1693 例纳入 UFH 组,后续的结果分析显示:30d 死亡、心肌梗死、紧急的再次血运重建在依诺肝素组(5.3%)较 UFH 组(8.0%)明显降低;90d 全因死亡显著性降低(3.8% vs 5.6%);TIMI 主要/小的出血发生率无区别。然而其试验方案中肝素用量较平时经验用药时明显偏小(最大不超过 3000U),且联合使用了 GPⅡb/Ⅲa 受体拮抗药,其结果不宜推广到所有直接 PCI 人群。而近年来的 ATOLL 研究头对头比较了 STEMI 静脉注射依诺肝素和 UFH 在减少缺血和出血事件的近期和远期结果。该研究共入选了 911 例行直接 PCI 的 STEMI 患者,随机分为依诺肝素和 UFH 组。结果显示:依诺肝素使一级终点事件发生率从 34% 下降到了 28%(RR 17%),但没有统计学意义;死亡率、并发症发生率、手术失败率和主要出血并发症在两组之间均无差别。但也看到一些益处:主要的二级终点事件依诺肝素显著性降低了 41%,从 11.3% 降至 6.7%;死亡、再发心肌梗死或紧急血运重建的终点也从 8.5% 下降到了 5.1%。依诺肝素组死亡或心肌梗死并发症的终点事件从 12.4% 下降到了 7.8%。在老年亚组分析中,依诺肝素也未能降低一级终点,但可减少小的出血事件。可见与 UFH 相比较,依诺肝素在 STEMI 患者中行直接 PCI 中并不能带来更好的临床获益,因此目前并不主张于 PPCI 时使用依诺肝素进行抗凝(Ⅱb 类推荐)。

(3)比伐卢定:是人工合成的可逆性直接凝血酶抑制药,与 UFH 相比,具有起效无需辅助因子、可抑制与凝血块结合的凝血酶、不受血小板产物影响、半衰期短的特点。先前的 HORIZONS-AMI 研究纳入了 3602 例 STEMI 患者,比较了比伐卢定和肝素＋GPⅡb/Ⅲa 抑制剂,发现比伐卢定减少了 30d 的净临床不良事件(9.2% vs 12.1%),主要原因是大出血事件明显减少(4.9% vs 8.3%)。同时 30d 的心源性死亡(1.8% vs 2.9%)和全因死亡率(2.1% vs 3.1%)也明显降低。这一研究奠定了比伐卢定在 STEMI 行 PPCI 中抗凝的地位(ⅠB)。但需要注意的是,该研究同时还发现比伐卢定增加 24h 内的急性支架血栓形成风险,但 30d 之内的支架内血栓发生率没有明显区别。然而近年的一些研究对其在直接 PCI 中的地位是否优于 UFH 提出疑义。EUROMAX 研究共纳入 2218 例 STEMI 患者,随机分为两组。一组在急诊转运过程中接受比伐卢定治疗,一组接受 UFH 或低分子肝素治疗,所有患者均同时应用 P2Y12 抑制剂。结果显示比伐卢定能降低包括术后 30 d 内所有死亡率和非 CABG 相关大出血的一级终点(5.1% vs 8.5%);但主要归因于大出血的减少,而死亡率(2.9% vs 3.1%)和再梗死(1.7% vs 0.9%)没有减少。同时急性支架内血栓发生率有显著性提高(1.1% vs 0.2%)。随后发表的单中心 Heat-PPCI 研究纳入了 1829 例 STEMI 患者,随机分为比伐卢定和 UFH 组,首要有效终点是 28d 内全因死亡、脑血管事件、再梗死和再次血运重建,首要安全终点是 BARC 大出血。结果显示两组安全终点无差别,首要有效终点发生率比伐卢定组显著升高(8.7% vs 5.7%),主要归因于确诊/疑似支架内血栓导致再次血运重建的发生率在比伐卢定组明显升高(3.4% vs 0.9%)。上述研究结果也导致了指南中比伐卢定的推荐级别降至 Ⅱa 类。而新近发表的 BRIGHT 研究纳入了 2194 例中国 STEMI 患者,分为比伐卢定、肝素、肝素＋替罗非班三组,与前述研究(术后即刻停用)不同的是,比伐卢定的用药时间持续至术后至少 30min,平均 4h。主要终点是 30d NACE(出现下列任一事件:全因死亡、再梗死、缺血性 TVR、卒中或任何出血)。结果显示比伐卢定显著减少 30d NACE(8.8% vs 13.2% vs 17.0%),主要原因可能是比伐卢定的出血事件更少(4.1% vs 7.5% vs 12.3%),而支架内血栓的发生率无明显区别。这一结果可能与比伐卢定在术后延续使用有关。尽管有许多争议,但与 UFH 相比,比伐卢定的明显优势在于出血的减少;而矛盾集中于 24h 内急性支架内血栓形成增多,术后延续使用3～4h 可能是解决上述问题的方法。

(4)磺达肝癸钠:是人工合成的选择性 Xa 因子抑制剂,为间接 Xa 因子抑制剂,与 UFH 或依诺肝素相比,具有与 AT 亲和力高、灭活 Xa 因子活性强、半衰期长(约为 15h)、抗凝效应个体差异小、不需要实验室监测的特点,但是磺达肝癸钠不能被鱼精蛋白中和,至今仍未发现其灭活剂。OASIS-6 研究评价了 STEMI 患者中磺达肝癸钠治疗的安全性和有效性,该研究共纳入 12 092 例患者,随机分为磺达肝癸钠组、UFH 组和安慰剂组,结果显示,磺达肝癸钠组显著降低 9d、30d 和研究结束时(180d)的再梗死和死亡率,且与安慰剂组比较,磺达肝癸钠有降低严重出血风险的趋势,但在行直接 PCI 的患者中磺达肝癸钠并不优于 UFH,其中部分归因于磺达肝癸钠有更高的接触性血栓形成风险。对于行直接 PCI 的患者,一旦发生导管内血栓,肯定会导致灾难性后果,因此,磺达肝癸钠不能单独用于直接 PCI 术中的抗凝。

2015 年我国 STEMI 指南中 PPCI 抗凝治疗推荐如下。

(1)静脉推注 UFH(70～100U/kg),维持活化凝血时间(ACT)250～300 s。联合使用 GP Ⅱb/Ⅲa 受体拮抗剂时,静脉推注 UFH(50～70U/kg),维持 ACT 200～250s(Ⅰ,B)。

(2)静脉推注比伐卢定 0.75mg/kg,继而 1.75mg/(kg·h)静脉滴注(合用或不合用替罗非班)(Ⅱa,A),并维持至 PCI 后 3～4h,以减低急性支架血栓形成的风险。

(3)出血风险高的 STEMI 患者,单独使用比伐卢定优于联合使用 UFH 和 GP Ⅱb/Ⅲa 受体拮抗剂(Ⅱa,B)。使用肝素期间应监测血小板计数,及时发现肝素诱导的血小板减少症。

(4)磺达肝癸钠有增加导管内血栓形成的风险,不宜单独用作 PCI 时的抗凝选择(Ⅲ,C)。

2. **抗血小板治疗的基本原则及药物选择** 前述已经提到,血栓形成的始发环节是血小板的黏附、释放和聚集,因此,抗血小板治疗在 STEMI 中是必不可少的。目前于临床应用的抗血小板药物有阿司匹林及 P2Y12 受体拮抗剂:氯吡格雷、替格瑞洛和普拉格雷,在我国目前尚无普拉格雷。

(1)阿司匹林:其作用机制是通过抑制血小板环氧化酶活性,使得前列腺素合成的第一关键步骤受到限制。而前列腺素 H2 是血栓烷 A2 的直接前体,最终导致了 TXA2 的合成减少,达到抗血小板聚集的作用。阿司匹林的半衰期只有 15～20min,但它不可逆的灭活血小板环氧化酶,致使抑制血小板的作用持续至整个血小板生命周期。早年的 ISIS-2 研究已经明确 STEMI 急性期口服阿司匹林 162.5mg/d 可以减少早期死亡率,再次心肌梗死和脑卒中的发生率。但行直接 PCI 初始时阿司匹林最小的有效剂量目前尚不可知,目前仍缺乏 RCT 的证据支持负荷量应该是多少。CURRENT-OASIS 7 研究比较了行直接 PCI 时给予 81mg 和 325mg 的阿司匹林并没有有效性和安全性的区别。但目前所有指南推荐给予 300mg 负荷量。有关其一级预防和二级预防的荟萃分析的结果显示:与安慰剂对比,阿司匹林减少了 12% 严重的血管事件,主要是减少了非致死性心肌梗死;在二级预防方面,阿司匹林显著减少了严重的血管事件(每年 6.7% vs 8.2%),年总卒中发生率(2.08% vs 2.54%)和年冠状动脉事件发生率(4.3% vs 5.3%)也明显下降。而对置入药物支架的患者的血小板反应性和临床结局的研究也发现,阿司匹林相关的血小板高反应性并不与支架内血栓、心血管事件相关。因此现阶段阿司匹林的维持量推荐仍为每天 75～100mg。

(2)P2Y12 受体抑制剂:氯吡格雷是噻吩并吡啶 ADP-P2Y12 受体拮抗剂,在肝经细胞色素(CY)P450 代谢后,其代谢产物非竞争选择性地与血小板 ADP P2Y12 受体结合,抑制纤维蛋白原与 GPⅡb-Ⅲa 受体结合,从而抑制血小板聚集。氯吡格雷为前体药物,需经肝细胞色素 P450 酶系的两步代谢形成活性代谢物,与 P2Y12 受体不可逆结合。PCI-CURE 研究为 ACS 患者行 PCI 时应用双联抗血小板药物奠定了基础。关于优化 STEMI 患者负荷量的问题,CURRENT-OASIS 7 研究提供了明确的证据,该研究对包括 STEMI 在内的 ACS 患者 PCI 术前给予氯吡格雷 600mg 和 300mg 负荷量,观察术后 30d 心血管死亡、心肌梗死和卒中的发生率及支架内血栓发生率;结果显示 600mg 负荷量组的主要重点事件率显著低于 300mg 组(3.9% vs 4.5%),同时肯定的支架内血栓也明显减少(0.7% vs 1.3%)。另一项单独纳入 STEMI

人群的研究比较了两种不同负荷剂量氯吡格雷对 STEMI 患者心肌梗死范围的影响,发现 600mg 的负荷量可以显著减少心肌梗死范围,左心室功能恢复更好,而且 30d 的 MACE 事件更低。因此,近年修订的指南均要求对于接受直接 PCI 治疗的 STEMI 患者,建议术前使用氯吡格雷 600mg 负荷剂量(Ⅰ,B)。

近年来新型的 P2Y12 受体抑制剂的出现也为临床医生提供了更多的选择,目前替格瑞洛已在国内上市。它的化学结构与氯吡格雷不同,本身即为活性药物,不似氯吡格雷需经肝代谢才能产生活性代谢产物,另一个特征是与 P2Y12 受体呈可逆性结合,半衰期为 7~8h 且作用稳定,影响药代动力学的因素相对较少。与氯吡格雷相比,替格瑞洛的抗血小板作用起效更迅速。PLATO 研究的 STEMI 亚组分析显示:在 7544 例患者中,应用替格瑞洛首剂 180mg 负荷量、后续 90mg 每日 2 次的维持量与氯吡格雷 300mg 负荷量后续 75mg 每天维持量相比,1 年的主要终点(心肌梗死、卒中、心血管死亡)无显著差异(10.8% vs 9.4%);但能降低许多二级终点包括单独的心肌梗死发生率、总的死亡率、确定的支架内血栓,但替格瑞洛有更高的卒中发生率(1.7% vs 1.0%)。但针对亚洲人群的 PHILO 研究共纳入 801 例来自东亚地区、症状发作 24h 以内、计划接受 PCI 治疗的 ACS 患者,参照 PLATO 研究设计,1∶1 随机接受替格瑞洛和氯吡格雷治疗,旨在比较评价替格瑞洛和氯吡格雷的安全性和有效性。随访 12 个月结果表明,替格瑞洛组和氯吡格雷组总的严重出血事件发生率分别为 10.3% 和 6.8%;主要有效性终点即复合心血管事件发生率分别为 9.0% 和 6.3%,两组间比较均无统计学意义。在 ATLANTIC 研究中,对疑似患有 STEMI 且出现症状 6h 内的 1862 例患者,接受救护车内或院内替格瑞洛(180mg),主要观察终点为 PCI 术后抬高的 ST 段回落幅度未达到 70% 以上患者比例和血管造影显示梗死相关血管的 TIMI 血流分级未达到 3 级的比例,次要终点为 30d 的 MACE 事件发生率。结果显示院前给药与院内给药两组间上述主要和次要终点的差异均无显著统计学意义,但院前用药组 PCI 术后 30d 的支架内血栓风险降低(0.2%vs 1.2%),提示院前给予替格瑞洛是安全的,但并不能改善直接 PCI 术前冠状动脉血流。

普拉格雷是第 3 代血小板 ADP 受体亚型 P2Y12 不可逆拮抗剂,与氯吡格雷一样需要经过肝 CYP450 代谢后发挥作用,但仅需一步代谢即刻产生活性产物。其活性代谢产物对 ADP 诱导的血小板聚集具有很强的抑制作用。TRITON-TIMI38 研究入选13 608 例拟行 PCI 的中高危险 ACS 患者,随机分为普拉格雷组(60mg 的负荷剂量,此后以 10mg/d 的剂量维持)和氯吡格雷组(300mg 的负荷剂量,此后以 75mg/d 的剂量维持),随访 6～15个月,结果显示:普拉格雷显著降低了复合终点事件(包括心血管性死亡、非致死性 MI 或非致死性卒中)的发生率(9.9% vs12.1%,$P=0.001$),尤为突出的是明显减少了心肌梗死的发生风险 (7.4% vs 9.7%,$P<0.001$),但是普拉格雷组的出血事件发生率高于氯吡格雷组 (2.4% vs 1.8%,$P=0.03$),特别是在既往发生过缺血性脑血管事件的患者中出血风险较大。对于 STEMI患者,普拉格雷能够显著减少 30d 的复合终点(6.5% vs 9.5%),15 个月的结果也一致(10.0% vs 12.4%)。30d 的关键性的次要终点包括心血管死亡、心肌梗死、紧急的血运重建及支架内血栓形成在普拉格雷组也显著性降低。但是对于普拉格雷的应用,必须注意到其出血的风险。对于有卒中或者 TIA 史、年龄≥75 岁、体重<60kg 的患者不宜使用。低体重患者如果使用普拉格雷,其维持剂量可选择每天 5mg。它最合适的人群应该是年轻的糖尿病或心肌缺血范围大合并出血风险小的患者。但该药目前尚未在国内上市,目前尚缺乏中国人群使用的经验和证据。上述新型抗血小板药物的出现临床医师提供了更多的选择。一项纳入了48 599 例患者的荟萃分析发现,在 STEMI 患者中使用新型P2Y12 受体抑制剂(包括替格瑞洛和普拉格雷)相对于氯吡格雷

而言,能减少死亡率,且主要出血事件并未增加。但新型药物总体而言在亚洲人群使用的经验和证据仍然有限,尚需更多的研究支持。国内普拉格雷尚未上市,替格瑞洛在许多医院尤其是基层医院也还不能常规使用,此外,新型药物因日均费用明显高于传统的氯吡格雷而影响长期坚持治疗率,上述因素是当前制约新型P2Y12受体拮抗剂广泛使用的主要原因。因此,在现阶段,应坚持使用成熟的氯吡格雷的同时,在有条件的医院和患者积极探索新型P2Y12受体拮抗剂在中国人群的使用经验并积累更多证据,同时解决好在不同药物之间的转换是至关重要的。总体来说,从氯吡格雷和替格瑞洛的药效动力学特征推测,从氯吡格雷转换为替格瑞洛时可以直接替换,不需额外增加负荷剂量;若从替格瑞洛转换为氯吡格雷,最好是增加负荷剂量,以保持转换期间的抗血小板效应不受影响。

(3)血小板膜糖蛋白(glycoprotein,GP)Ⅱb/Ⅲa受体拮抗剂:GPⅡb/Ⅲa受体拮抗剂是最强有力的抗血小板药物,其作用靶点位于血小板激活的最后通路GPⅡb/Ⅲa受体,受体的阻断阻止了纤维蛋白原与血小板的结合,从而全面抑制血小板的聚集。在直接PCI围术期使用Ⅱb/Ⅲa受体拮抗剂理论上应是具有肯定疗效的,但在经历了众多临床研究之后,目前总体不支持在冠状动脉造影之前使用,只有在冠状动脉显示有明确血栓之后方可使用。

对于冠状动脉造影后发现有大量血栓的患者,联合使用GPⅡb/Ⅲa受体拮抗剂是合理的。一旦造影发现大量血栓,到底是冠状动脉内给予GPⅡb/Ⅲa拮抗剂还是静脉内给予目前的试验结果各不相同。对高剂量和常规剂量阿昔单抗冠状动脉内注射及静脉内注射的2×2析因分析发现:无论是注射后10min的血小板聚集力或者6个月的临床结果,都没有显著差异,提示阿昔单抗静脉注射和冠状动脉内注射效果无差别。而另一项研究则显示冠状动脉内注射阿昔单抗可以显著性降低30d的死亡率和靶血管重建率。但目前仍缺乏大规模的临床研究证实冠状动脉内注射 GP Ⅱb/Ⅲa 拮抗剂的优势。在临床实践中,对于高血栓负荷、慢血流或无复流、其他血栓等引起的并发症患者,冠状动脉内注射 GP Ⅱb/Ⅲa 受体拮抗剂,甚至利用抽吸导管直接在病变部位给药可能是合理的。国内许多中心已经作为常规使用,也积累了一定的经验,但仍缺乏足够的多中心研究证据。需要值得注意的是,如果应用了比伐卢定,则常规联合使用 GP Ⅱb/Ⅲa 拮抗剂是不合理的,但选择 PCI 后有大量血栓的患者进行使用则是可行的。需要注意的是替罗非班和依替巴肽与 GP Ⅱb/Ⅲa 受体可逆结合,但由于其结合率高,因此,一旦发生严重出血,输注血小板是无效的,而阿昔单抗由于其结合率低,输注血小板是有效的。

(4)2015 年《中国 STEMI 诊断和治疗指南》对接受直接 PCI 治疗的 STEMI 患者的抗血小板治疗方案建议为:STEMI 直接 PCI(特别是置入 DES)患者。①所有无禁忌证的 STEMI 患者均应立即口服水溶性阿司匹林或嚼服肠溶阿司匹林 300mg(Ⅰ,A),继以 75～100mg/d 长期维持(Ⅰ,A)。②应给予负荷量替格瑞洛 180mg,以后每次 90mg,每日 2 次,至少 12 个月(Ⅰ,B);或氯吡格雷 600mg 负荷量,以后每次 75mg,每日 1 次,至少 12 个月(Ⅰ,A)。肾功能不全(肾小球滤过率＜60ml/min)患者无需调整 P2Y12 受体抑制剂用量。③合并心房颤动需持续抗凝治疗者,建议给予氯吡格雷 600mg 负荷量,以后每天 75mg(Ⅱa)。④在有效的双联抗血小板及抗凝治疗情况下,不推荐 STEMI 患者造影前常规应用 GPⅡb/Ⅲa 受体拮抗剂(Ⅱb)。高危患者或造影提示血栓负荷重、未给予适当负荷量 P2Y12 受体抑制剂的患者可静脉使用替罗非班或依替巴肽(Ⅱa,B)。直接 PCI 时,冠状动脉脉内注射替罗非班有助于减少无复流、改善心肌微循环灌注(Ⅱb,B)。

(二)STEMI 静脉溶栓患者的抗栓策略

尽管已经证实 STEMI 行 PPCI 较静脉溶栓有更好的生存率,然而总有部分患者并不能在再灌注时间窗内到达 PCI 中心,尤其在我国基层医院,溶栓仍是重要的再灌注策略。但溶栓后血管再通后易再闭塞,因此,抗栓治疗是十分重要的。对于溶栓患者的抗栓治疗策略略微不同于PPCI。

1. 溶栓后的抗凝治疗 关于STEMI患者静脉溶栓后的抗凝治疗时长,指南建议原则上最低不少于48h,持续至整个住院期间或最长第8天或者至介入术前。常用药物如下。

(1)UFH:既往的研究发现UFH能提高阿替普酶的血管开通率。但使用超过48h并不能带来临床的改善,反而能增加出血和HIT的风险,同时使用UFH是必须监测,活化部分凝血活酶时间(APTT)超过70s与出血、再梗死和死亡率增加密切相关。不同的溶栓药物应用UFH方法不同,阿替普酶、瑞替普酶均为肝素依赖型溶栓药物,溶栓前给予冲击量60U/kg(最大剂量4000U),溶栓后给予每小时12U/kg(最大剂量1000U/h),将APTT调整至50~70s,持续48h。而尿激酶则需要在溶栓后4~6h测定APTT,待其下降至正常值的1.5倍以下才给予UFH。

(2)低分子量肝素:与UFH比较,低分子量肝素用药方便,无需监测。ASSENT 3研究纳入了6095例STEMI患者,比较替奈普酶溶栓时应用依诺肝素和UFH,发现依诺肝素使用7d较UFH使用48h能显著减少30d的死亡率、住院再梗死率及住院再发缺血,同时减少主要的出血并发症。同样在院前进行替奈普酶溶栓时给予依诺肝素也比UFH的效果显著。ExTRACT-TIMI 25比较了不同溶栓药物(链激酶、阿替普酶、瑞替普酶和替奈普酶)与低分子量肝素及UFH联合应用。依诺肝素首先给予负荷剂量30mg静脉注射,随后1mg/kg皮下注射,每日2次;年龄>75岁或肾功能不全的患者,不给负荷剂量,依诺肝素减少剂量至0.75mg/kg,每日2次。严重肾功能不全(肌酐清除率<30ml/min)的患者,减量至1.0mg/kg,每日1次。UFH静脉注射60U/kg(最大剂量4000U),15min后静脉以12U/(kg·h)泵入。发现依诺肝素减少30d的死亡、非致死性再发心肌梗死

(9.8% vs 12.0%),尤其是纤维蛋白特异性溶栓剂进行溶栓时,而对链激酶而言,两者效果相当。主要出血的比例在依诺肝素组稍高(2.0% vs 1.2%)。1 年的结果显示:依诺肝素组显著降低一级终点事件死亡和非致死性心肌梗死发生率(15.8% vs 17.0%),对于致残性卒中的发生率无明显影响。

(3)比伐卢定:关于比伐卢定在溶栓治疗期间的抗凝研究比较很少。HERO-2 研究纳入了 17 073 例用链激酶溶栓的患者,随机给予 UFH 和比伐卢定进行抗凝 48h,结果显示:30d 死亡率两组间无显著差异(10.8% vs 10.9%),但比伐卢定降低了 96h 内再梗死发生率,但有更高的严重的出血发生率尤其是颅内出血。对于纤维蛋白特异性溶栓剂溶栓后使用比伐卢定抗凝的研究尚未见报道。因此,目前尚无证据支持比伐卢定用于溶栓期间的抗凝治疗。

(4)磺达肝癸钠:OASIS-6 研究结果显示:相对于安慰剂和 UFH,磺达肝癸钠能减少溶栓后的死亡和再梗死的发生率,而接受在直接 PCI 患者中并没有显示该效应。推测该药与溶栓治疗的联合有更好的效果。后续的溶栓亚组也证实了这一点,尤其是接受链激酶溶栓的患者。

(5)《2015 年中国 STEMI 诊断和治疗指南》指出:STEMI 溶栓患者应至少接受 48h 抗凝治疗(最多 8d 或至血运重建)(Ⅰ,A)。关于抗凝治疗可选择如下方案之一:①静脉推注 UFH4000U,继以 1000U/h 滴注,维持 APTT 1.5~2.0 倍(50~70 s)(Ⅰ,C)。②根据年龄、体质量、肌酐清除率(CrCl)给予依诺肝素。年龄＜75 岁的患者,静脉推注 30mg,继以每 12 小时皮下注射 1mg/kg(前 2 次最大剂量 100mg)(Ⅰ,A);年龄≥75 岁的患者仅需每 12 小时皮下注射 0.75mg/kg(前 2 次最大剂量 75mg)。如 CrCl＜30ml/min,则不论年龄,每 24 小时皮下注射 1mg/kg。③静脉推注磺达肝癸钠 2.5mg,之后每日皮下注射 2.5mg(Ⅰ,B)。如果 CrCl＜30ml/min,则不用磺达肝癸钠。

2. 溶栓患者的抗血小板治疗基本原则及药物选择

(1)阿司匹林:阿司匹林和溶栓联合治疗的效果在 20 世纪 80 年代 ISIS-2 的研究中已经证实。国外推荐的负荷剂量为 162～325mg,国内的推荐负荷剂量是 300mg。

(2)P2Y12 受体抑制剂:氯吡格雷的出现对 STEMI 进行溶栓患者的益处是显而易见的。一项纳入 3491 例 18～75 岁的 STE-MI 行溶栓患者,在给予阿司匹林的基础上,给予氯吡格雷 300mg 负荷量,随即每天 75mg 和对照组进行比较,结果显示氯吡格雷显著性降低第一终点包括造影显示完全堵塞的罪犯血管数、死亡、再发梗死,同时降低 30d 时的心源性死亡、再发心肌梗死和血运重建率约 20%;出血的比例两组无差异。另一项纳入 45 852 例 STEMI 行溶栓患者随机分配为氯吡格雷每天 75mg 和安慰剂进行对比,基础治疗为阿司匹林 162mg,平均治疗时间 15d,结果显示:氯吡格雷组显著降低了死亡、再梗死和卒中的发生率(9.2% vs 10.1%),同时也显著性降低全因死亡(7.5% vs 8.1%),而出血风险并没有增加。基于上述研究结果,于溶栓前给予阿司匹林和氯吡格雷是合理的,对于年龄>75 岁患者,氯吡格雷不给予负荷量。

其他新型的抗血小板药物目前的证据不多,故并不推荐应用于溶栓治疗患者。

(3)GP Ⅱb/Ⅲa 受体拮抗剂:目前并没有单纯静脉溶栓患者使用 GP Ⅱb/Ⅲa 受体拮抗剂的研究。

(4)《2015 年中国 STEMI 诊断和治疗指南》对接受溶栓治疗患者的抗血小板建议指出:①静脉溶栓患者阿司匹林的用法同直接 PCI;②如年龄≤75 岁,应给予氯吡格雷 300mg 负荷量,以后 75mg/d,维持 12 个月(Ⅰ,A)。如年龄>75 岁,则用氯吡格雷 75mg,以后 75mg/d,维持 12 个月(Ⅰ,A)。

(三)STEMI 静脉溶栓患者行补救性 PCI 或择期 PCI 患者的抗栓策略

STEMI 患者溶栓后需要立即转运至 PCI 中心,并根据溶栓成功与否决定是否行补救 PCI 或 3～24h 进行冠状动脉,对这部分患者的抗栓治疗主要存在着桥接的问题。在溶栓后的非常早期的(2～3h)的介入治疗与出血风险增加相关,因此,除非是溶栓不成功,PCI 应在 3～24h 进行。

1. 抗凝治疗

(1)溶栓后使用 UFH 者,可继续静脉应用 UFH,根据 ACT 结果及是否使用 GPⅡb/Ⅲa 受体拮抗剂调整剂量(I,C)。

(2)对已使用标准剂量依诺肝素而需接受 PCI 的患者,若最后一次皮下注射在 8h 之内,PCI 前可不追加剂量,若最后一次皮下注射在 8～12h,可给予静脉注射依诺肝素 0.3mg/kg,若最后一次皮下注射已经超过 12h,则应给予标准剂量的依诺肝素(I,B)。

(3)使用磺达肝癸钠者,目前指南未给出具体的应用方法。但其在直接 PCI 时是禁止单独使用的,因此在溶栓后行 PCI 时并不推荐术中继续使用。既往已应用者,需术中补充 UFH,并根据 ACT 时间进行调整。

2. 抗血小板治疗

(1)挽救性 PCI 或延迟 PCI 时,阿司匹林和氯吡格雷的应用与直接 PCI 相同。

(2)替格瑞洛于溶栓时的应用,目前并无证据。

(3)TRITON-TIMI 38 研究的亚组分析显示:在纤维蛋白特异性溶栓剂溶栓 24h 后及纤维蛋白非特异性溶栓剂溶栓 48h 后给予普拉格雷 60mg 负荷量,相对于氯吡格雷,可显著降低心源性死亡、非致死性心肌梗死、非致死性卒中,而出血风险相当。因此,溶栓后至 PCI 之前未给予过其他 P2Y12 受体拮抗剂,普拉格雷可以按照上述方案给予,但在上述时间窗内不推荐,可导致出血并发症增多。若给予了普拉格雷,则 PCI 后 10mg 维持。值得注意的是,既往有卒中或 TIA 史的患者是禁忌的。

(4)对于溶栓后行 PCI 治疗的患者是否常规给予 GP Ⅱ b/Ⅲ a 受体拮抗剂并没有太多证据。一项纳入 436 例患者的研究表明,用替奈普酶溶栓 2h 后给予替罗非班,3～12h 后行介入治疗,发现并不能改善心外膜血管和心肌的灌注,反而出血的并发症增多。因此,应用 GP Ⅱ b/Ⅲ a 受体拮抗剂要十分小心,目前的处理措施仍等同于直接 PCI 时,如造影显示血栓负荷重时,可酌情冠状动脉内或静脉内给予 GPⅡb/Ⅲa 受体拮抗剂,剂量需减少,经验性用药只给予常规剂量的 50%～70%。

(四)NSTEMI/UA 的 PCI 围术期抗栓策略

1. NSTEMI/UA 的特点　与 STEMI 患者相比,NSTEMI/UA 患者短期内死亡率较低,但 1～2 年后死亡率则迅速上升至与 STEMI 相当的水平。主要的原因是 NSTEMI 的患者年龄更高,伴随疾病更多。因此,对 NSTEMI 患者入院后需立即进行危险分层,极高危患者需要于 2h 内、高危患者需要于 24h 内、中危患者于 72h 内行 PCI。需要强调的是,危险分层不是一成不变的,其随着病情变化而变化,因此,早期确立抗栓策略对其转归及 PCI 手术十分重要。同时高危和极高危的患者通常具备以下特点:高龄、女性、糖尿病病史、肾功能不全、既往心肌梗死史、合并多脏器功能不全、多种危险因素,而血管造影往往显示多支病变、钙化病变等,这些患者既是缺血高危人群也是出血高危人群,抗栓的同时一定要兼顾出血风险。

2. 抗凝治疗原则及药物选择及疗程　先前的多项研究已经证实 NSTEMI/UA 无论单独给予双联抗血小板药或抗凝药物的效果均不如两者联合使用。作用于凝血瀑布不同环节的药物有不同的效果。

(1)UFH:尽管和其他抗凝药物相比,UFH 有较高的出血率、个人反应性不同、治疗窗口窄等缺点;临床工作中 UFH 的应用仍十分普遍,尤其是需紧急介入的 NSTEMI/UA 患者,此时的应用方法与 STEMI 行 PPCI 时相同。一旦结束手术，UFH 不再使用。若不是 2h 内行急诊 PCI 的患者，初始剂量为 60～70U/kg，最大不超过 5000U，随即 12～15U/(kg·h)，最大不超过 1000U/h。同时需要根据 ACT 或者 APTT 来调整用量。后者由于使用烦琐，目前在实际临床工作中很少应用。使用肝素时一定要注意复查血小板，防止出现肝素诱导的血小板减少症。

（2）低分子肝素：在 NSTEMI/UA 患者中使用依诺肝素与 STEMI 时不同，不经静脉注射。推荐的用法是每 12 小时皮下注射 1mg/kg；若 eGFR≤30ml/min，则不论年龄，每 24 小时皮下注射 1mg/kg；eGFR＜15ml/min，则不使用。如果初始给予了依诺肝素，若最后一次皮下注射在 8h 之内，PCI 前可不追加剂量，若最后一次皮下注射在 8～12h，则应静脉注射依诺肝素 0.3mg/kg，超过 12h 者给予标准剂量即 1mg/kg。

一项纳入了 23 个比较依诺肝素和 UFH 研究的荟萃分析显示，依诺肝素显著降低死亡（CI 0.57～0.76）、死亡和心肌梗死复合终点（CI 0.57～0.81）；同时主要出血并发症也下降（CI 0.68～0.95）。尽管研究证实低分子肝素的优越性，需要注意的是，在 PCI 时不推荐交叉使用这两种抗凝药物。

（3）磺达肝癸钠：在 OASIS-5 研究中，纳入了 20 078 例 NSTE-ACS 患者，比较了磺达肝癸钠与依诺肝素的作用，结果表明 9d 时缺血事件（死亡、心肌梗死、再发缺血）发生率的比较磺达肝癸钠不劣于依诺肝素，但显著降低了住院期间主要出血事件、30d 死亡率（2.9% vs 3.5%）和 6 个月死亡率（5.8% vs 6.5%）。接受 PCI 治疗的亚组共计 6239 例患者，9d 时有效终点没有区别；磺达肝癸钠较低分子肝素显著减少主要出血并发症（2.3% vs 5.1%），但磺达肝癸钠有较多的导管内血栓发生率（0.9% vs 0.4%）。这一不良反应可在 PCI 开始前注射负荷量的 UFH 抵消。另一项研究发现，磺达肝癸钠与依诺肝素相比较，能显著减少 NSTEMI 患者住院期间出血事件发生率（1.1% vs 1.8%）和死亡率(2.7% vs 4.0%),30d 和 6 个月的结果也类似;但再发心肌梗死和卒中在 30d 和 6 个月时两组没有明显区别。因此,2015 ESC 更新的 NSTEMI/UA 诊治指南推荐无论 NSTEMI/UA 采取何种策略,磺达肝癸钠 2.5mg 皮下注射是安全有效的,但如果需要行介入治疗,则必须给予 UFH 负荷量(70～85U/kg,或者在应用 GPⅡb/Ⅲa 受体拮抗剂时给予 50～60U/kg)以预防导管内血栓(ⅠB)。

(4)比伐卢定:ACUITY 研究纳入了 13 819 例中高危拟行早期介入治疗的 NSTEMI/UA 患者,发现比伐卢定＋GPⅡb/Ⅲa 受体拮抗剂与肝素(UFH 或低分子肝素)＋GPⅡb/Ⅲa 受体拮抗剂相比,30d 的缺血终点事件、主要出血事件、净临床获益无明显区别;单独应用比伐卢定与 UFH＋GPⅡb/Ⅲa 受体拮抗剂相比,缺血终点事件也无区别,但可以显著减少主要出血事件(3.0% vs 5.7%),从而净临床获益明显(10.1% vs 11.7%)。ISAR-REACT 研究纳入了 1721 例患者,术前给予比伐卢定或者阿昔单抗＋UFH,结果显示,30d 的再发心肌梗死、紧急靶血管血运再重建、死亡在两组之间无区别,但比伐卢定显著性降低出血事件(2.6% vs 4.6%)。主要终点事件在 1 年随访的结果也无明显区别。基于上述研究,比伐卢定在 NSTEMI/UA 介入治疗中为(ⅠA)类推荐。其用法是否需要和 STEMI 时一样,术后维持 3～4h,目前证据不多,但基于 BRIGHT 研究,笔者建议用法用量参照 STEMI 处理。

所有抗凝治疗均会带来出血的不良反应,因此,PCI 术后不推荐常规进行抗凝治疗,但需根据术中情况而定。

3. USTEMI/UA 患者抗血小板治疗的基本原则及药物选择

(1)阿司匹林:阿司匹林始终是基础抗血小板治疗药物,也是 USTEMI/UA 患者的基础抗血小板药物,负荷量为 150～300mg,维持量 75～100mg,同时必须联合使用一种 P2Y12 拮抗剂。

（2）氯吡格雷：PCI-CURE 研究开创了 PCI 双联抗血小板时代，该研究入选 2658 例拟行 PCI 的 ACS 患者，在应用 75～325mg 阿司匹林的基础上，随机分为氯吡格雷组（负荷剂量 300mg 后以 75mg/d 剂量维持）及安慰剂组，结果显示：与安慰剂组比较，氯吡格雷组 PCI 术后 30d 主要终点事件（包括心源性死亡、心肌梗死或紧急血运重建）发生率下降近 1/3。在为期 3～12 个月的随访中，两组之间在主要出血方面差异无统计学意义。前已述及 CURRENT-OASIS 7 研究结果：17 263 例行 PCI 的 ACS 患者，给予氯吡格雷 600mg 负荷剂量较 300mg 负荷剂量明显减少 30d 心血管事件，但也显著增加主要的出血事件（1.6% vs 1.1%）。需要注意的是，10% 以上的患者在给予阿司匹林加上氯吡格雷 1 年内有再发的缺血事件和 2% 左右的支架内血栓事件。这可能与氯吡格雷抵抗有关。因此 2015 年 ESC 指南建议氯吡格雷 600mg 负荷量后给予 75mg 维持的用法，只能在无法获得替格瑞洛和普拉格雷或有禁忌的情况下使用（Ⅰ B）。

（3）替格瑞洛：在 PLATO 研究中，在 NSTE-ACS 亚组中共纳入 11 080 例患者，替格瑞洛显著降低联合一级终点（心源性死亡、心肌梗死、卒中），心血管死亡和全因死亡；同时增加非 CABG 相关的 PLATO 定义的出血但不增加威胁生命和致死性出血；上述疗效差异与是否行血运重建无关，在治疗后 10d 内开始显现。其中对高危和极高危的 NSTEMI 行早期或紧急 PCI 患者的分析结果发现：替格瑞洛仍较氯吡格雷显著减少一级终点（11.4% vs 13.9%），但对延迟介入治疗的不稳定型心绞痛患者两者的疗效差异并不显著。同样，替格瑞洛显著增加接受 PCI 治疗的患者 TIMI 定义的非 CABG 相关出血（2.8% vs 2.2%）和颅内致死性出血（0.1% vs 0.001%），但两组总的致死性出血没有区别。同时 ARC 定义的肯定的支架内血栓形成在替格瑞洛组也相对较少。PLATO 研究促使 ESC 2011 年对 NSTEMI/UA 诊治指南进行了修订，将替格瑞洛提到了优先氯吡格雷选择的地位,作为 I(B)类推荐。2015 年 ESC 更新的指南维持了这一推荐,建议在中高危 NSTEMI/UA 患者中,应用替格瑞洛 180mg 负荷量后以 90mg 每日 2 次维持;无论之前给予何种治疗策略(包括氯吡格雷),一旦启用替格瑞洛,则停用原有的 P2Y12 受体拮抗剂(Ⅰ B)。

(4)普拉格雷:TRITON-TIMI38 研究的结果已在 STEMI 围术期抗栓策略中述及,在对 10 074 例 NSTE-ACS 患者 15 个月随访的数据分析中看到,相对于氯吡格雷,普拉格雷显著减少心血管事件(9.3% vs 11.2%),主要是降低了心肌梗死的发生率,但同时也显著增加严重出血,主要是增加 TIMI 定义的非 CABG 相关主要出血,其中多为自发性出血,特别是在既往发生过缺血性脑血管事件的患者中出血风险较大。除外高出血风险的患者,普拉格雷在不增加出血的风险下,较氯吡格雷显著降低了心血管事件。而针对糖尿病患者的研究发现,普拉格雷较氯吡格雷能显著降低无糖尿病患者心血管死亡、非致死心肌梗死和非致死性卒中的发生率(9.2% vs 10.6%);但糖尿病患者的效果更显著(12.2% vs 17.0%);而且在糖尿病患者中并不增加出血风险。提示糖尿病患者更加适合用普拉格雷。2015 年 ESC 指南推荐只有在行 PCI 的患者才能给予普拉格雷(Ⅰ B)。

总的来说,对 P2Y12 拮抗剂的头对头研究还不是特别多,一项纳入了 14 个研究荟萃分析回顾了 3 种策略:氯吡格雷 600mg 负荷量,普拉格雷、替格瑞洛与氯吡格雷 300mg 负荷量的比较发现,30d 主要心血管事件的 RR 氯吡格雷 600mg 为 0.74(CI 0.66~0.82),普拉格雷 0.78(CI 0.69~0.89),替格瑞洛 0.88(CI 0.77~1.00);全因死亡 RR 氯吡格雷 600mg 为 0.87(CI 0.74~1.03)普拉格雷 0.95(CI 0.78~1.16)替格瑞洛 0.78(CI 0.69~0.89);TIMI 主要出血的 RR 氯吡格雷 600mg 为 0.92(CI 0.74~1.16),普拉格雷 1.32(CI 1.03~1.16),替格瑞洛 1.25(1.03~1.53);可见 3 种策略与氯吡格雷 300mg 负荷量的策略相比较,都有相似的减少 30d 的 MACE 事件,但普拉格雷和替格瑞洛的出血风险明显升高。上述指南推荐的是否适合亚洲人群尤其是东亚人群,尚存争议。

(5)USTEMI/UA 启动双联抗血小板的时机:既往指南均推荐在 NSTEMI/UA 患者一旦确诊就应开始给予双联抗血小板,而不论其下一步治疗策略。ACCOAST 研究纳入 4033 例 NSTEMI 患者,分为预先给药组(诊断后立即给予普拉格雷 30mg,PCI 术前再次给予 30mg)和延后给药组(造影结束后拟行 PCI 前给予 60mg),其中 69% 行 PCI、6% 行 CABG,7d 和 30d 的结果发现预处理组并没有降低一级终点(心血管死亡、再发心肌梗死、卒中、紧急再次血运重建),反而 TIMI 主要出血事件在 7d 时显著性升高(2.6% vs 1.4%)。同样,对于造影发现不合适 PCI 而改为 CABG 患者,预先处理组早期的出血比例和上述一级终点的发生率明显升高。而对于行侵入性治疗时,氯吡格雷和替格瑞洛最佳给予时机目前未有充分的研究。因此,对于 NSTEMI 患者何时给予 P2Y12 受体抑制药仍有争议,但可以肯定的是普拉格雷并不推荐预先给药。而氯吡格雷和替格瑞洛则于中高危患者诊断后立即给予负荷量。

(6)静脉注射 GP IIb/IIIa 受体拮抗剂:一项纳入 20 006 例 NSTEMI/UA 患者的荟萃分析显示,与安慰剂相比较,替罗非班显著降低 30d 的死亡率(OR0.54~0.86,$P=0.001$),但小出血或者血小板减少发生率风险增加;与阿昔单抗相比较,则无明显区别。关于使用时机的问题,The ACUITY Timing 研究比较了上游使用和延迟使用 GP IIb/IIIa 受体拮抗剂的效果,上游使用组显著性增加 30d 复合缺血终点(7.9% vs 7.1%),也显著增加了主要出血风险(6.1% vs 4.9%)。EARLY 急性冠状动脉综合征研究比较了上游使用和延迟使用依替巴肽,发现 96h 和 30d 的死亡率、心肌梗死、紧急血运重建无明显差异。以上研究表明,在目前强化抗栓治疗时代,常规上游应用 GP IIb/IIIa 受体拮抗剂并无优势。

ISAR-REACT 2研究纳入了2022例高危NSTEMI患者,在PCI术前给予阿司匹林和氯吡格雷600mg负荷量,与对照组比较,阿昔单抗显著降低30d的死亡率、心肌梗死、紧急血运重建(8.9% vs 11.9%),主要出血和小出血均无增加。1年的结果显示,上述首要终点在阿昔单抗组也显著降低(23.3% vs 28.0%)。与前述EARLY研究结不同。在TRITON-TIMI 38和PLATO研究中,GPⅡb/Ⅲa受体拮抗剂使用率分别是55%和27%,均未显示出对终点事件的显著获益。

因此,2015年ESC指南推荐无论使用何种P2Y12受体拮抗剂,只能在出现血栓并发症的患者才使用GPⅡb/Ⅲa受体拮抗剂(Ⅱa/C)。而2014 AHA指南建议相对积极,推荐对接受早期侵入策略和双联抗血小板治疗的中/高危(如肌钙蛋白阳性)NSTE-ACS患者,GPⅡb/Ⅲa受体拮抗剂可作为初始抗血小板治疗的一部分(优选依替巴肽或替罗非班)(Ⅱb/B)。两个指南的推荐略有不同,根据多年的临床经验,笔者更加认同ESC指南的推荐。

三、急诊PCI抗栓治疗的特殊问题

(一)长期使用口服抗凝药患者的抗栓治疗

6%～8%行PCI的患者需要长期口服抗凝药物,如心房纤颤、机械瓣置换术后、静脉血栓等。此类患者的抗栓治疗策略需要慎重决策,否则容易招致出血或增加缺血性事件风险。原则上在冠状动脉造影时需要继续口服抗凝药物(OAC),因为暂停OAC而给予胃肠外抗凝药会导致栓塞和缺血事件均增加。对于正在服用新型的OAC(NOAC)的患者而言,PCI时是否给予额外的胃肠外抗凝药物现在不明确。而给予华法林且INR达到2.5的患者,则不用给予额外的胃肠外抗凝药物。

目前指南推荐策略是:①PCI时继续服用OAC。②如果患者服用华法林,INR>2.5 则不额外给予 UFH,如果 INR<2.5,则需要给予低剂量胃肠外抗凝药物(依诺肝素 0.5mg/kg 或 UFH 60U/kg)。③如果服用 NOACs,不考虑最后一次的服用时间,PCI 时给予低剂量的胃肠外抗凝药物。④术前可给予阿司匹林,但不使用 P2Y12 受体拮抗剂。⑤GP Ⅱb/Ⅲa 拮抗剂则同样在出现围术期并发症时才给予。⑥新型的 P2Y12 受体拮抗剂与 OAC 的联合使用尚缺乏证据支持,目前不推荐使用。

该类 NSTEMI/UA 患者 PCI 术后的抗血小板需要根据 CHA$_2$DS$_2$-VASC 评分和 HAS-BLED 评分来决定,具体策略见图 4-1。

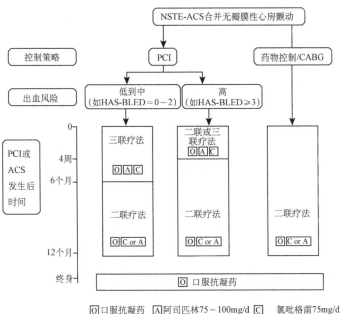

图 4-1　需要长期使用口服抗凝药的 NSTE-ACS 患者抗栓治疗策略

（二）既往有出血病史患者的抗栓治疗

出血是急诊 PCI 最危险的致死原因之一，也对手术策略造成很大的影响。有研究表明，围术期出血不仅增加住院死亡率，而且使 30d 死亡率增加约 5 倍。在 NSTEMI/UA 患者甚至会增加 3 年后的缺血和死亡风险。预测围术期出血风险的因素有女性、高龄、肾功能不全、低体重及既往出血史。因此，预防出血比处理出血更为重要。对有出血史的患者需要区分是活动性出血、近期 2～4 周的大出血、还是以往的出血；也要考虑患者是否有自发性出血倾向。因此 PCI 术前建议用 CRUSADE 评分评估出血风险；对出血风险高的患者，尤其是围术期优先选择出血风险较小的抗栓药物，如比伐卢定、磺达肝癸钠等，避免过度抗凝。既往有出血性卒中的患者，需要慎重选择抗栓治疗方案和强度，其中普拉格雷是禁忌。出血后是否停用或调整抗血小板和抗凝药物，需权衡出血后果和再发缺血事件风险进行个体化评价。若出血风险大于缺血风险，尽快停用抗栓药物。阿司匹林导致的血小板聚集作用在输注 2～5U 的血小板后可以恢复，但 ADP 抑制剂的血小板集聚功能很难恢复。普拉格雷和氯吡格雷可能于服药后 4～6h 后给予输注血小板才能恢复功能；替格瑞洛可能需要 24h 后等待药物完全清除之后再输注血小板才能恢复止血功能。在停用阿司匹林或替格瑞洛 3d、氯吡格雷 5d 后，应再次权衡出血和再发缺血事件的风险，适时恢复适度的抗栓治疗。

（三）合并使用质子泵抑制药（PPI）的问题

由于双联抗血小板使用时，是否合并 PPI 需要考虑两个方面的问题：一是是否需要常规使用；二是和哪种 PPI 联用。从既往的研究结果来看，ACS 患者急性期胃肠道出血多数为应激导致胃黏膜糜烂或应激性溃疡；此时可以给予静脉输注 PPI。长期服用双联抗血小板药物时，如果具有以下胃肠道出血高危因素者应联合使用 PPI：既往有胃肠道溃疡或者出血史、需抗凝治疗、长期使用 NSAIDs 或皮质醇激素、年龄＞65 岁、胃食管反流疾病、HP[+]、酗酒等。

既往的回顾性研究发现,联合使用 PPI 会增加心血管事件,引发了双联抗血小板时是否需要联用 PPI 的探讨,争议最多的是奥美拉唑和氯吡格雷之间,原因是 PPI 与氯吡格雷竞争 CYP2C19 代谢途径,有可能导致氯吡格雷的代谢受阻而削弱其抗血小板治疗效应。另一可能机制是 PPI 影响了胃肠道 pH,使得阿司匹林等需要依赖 pH 的药物吸收不足。COGENT 研究是目前唯一对比氯吡格雷联用或不联用奥美拉唑的前瞻性随机对照研究,结果显示奥美拉唑在不影响心血管事件的基础上减少了胃肠道事件。而不同种类 PPI 是否会与其他抗栓药物(阿司匹林、普拉格雷、替格瑞洛、新型口服抗凝药)相互作用而影响心血管预后,目前研究资料不足。但对于高危出血患者可能会因为给予 PPI 改善了胃肠道症状,使双联抗血小板治疗的依从性大大增加,从而减少心血管事件。因此,根据专家共识推荐,只有在上述高危人群中使用 PPI,且尽量避免使用奥美拉唑。

(四)关于抗血小板药物的监测问题

由于即使是在坚持抗血小板药物治疗过程中仍有一定比例的患者会发生血栓性事件,因此,提出了抗血小板药物的抵抗或耐受问题。随之进行了有关抗血小板药物疗效监测或在监测指导下的抗血小板方案调整的相关研究。截至目前,此领域里的研究结果并不完全一致,因此,当前的 STEMI 和 NSTE-ACS 指南均不推荐常规进行监测,但对于在双联抗血小板治疗过程发生了血栓性事件的患者,选择性进行血小板聚集率监测及基因型的检测是合理的。

参 考 文 献

Agewall S,Cattaneo M,Collet JP,et al.2013.Expert position paper on the use of proton pump inhibitors in patients with cardiovascular disease and antithrombotic therapy.Eur Heart J,34(23):1708-1713,1713a-1713b.

Akerblom A,James SK,Koutouzis M,et al.2010.Eptifibatide is noninferior to abciximab in primary percutaneous coronary intervention:results from the SCAAR (Swedish Coronary Angiography and Angioplasty Registry).J Am Coll Cardiol,56(6):470-475.

Antman EM,Morrow DA,McCabe CH,et al.2006.Enoxaparin versus unfractionated heparin with fibrinolysis for ST-elevation myocardial infarction.N Engl J Med,354(14):1477-1488.

Assessment of the Safety and Efficacy of a New Thrombolytic Regimen(ASSENT)-3 Investigators. 2001.Efficacy and safety of tenecteplase in combination with enoxaparin, abciximab, or unfractionated heparin: the ASSENT-3 randomised trial in acute myocardial infarction. Lancet, 358 (9282):605-613.

Baigent C,Blackwell L,Collins R,et al.2009.Aspirin in the primary and secondary prevention of vascular disease: collaborative meta-analysis of individual participant data from randomised trials. Lancet, 373 (9678): 1849-1860.

Bellemain-Appaix A,Brieger D,Beygui F,et al.2010.New P2Y12 inhibitors versus clopidogrel in percutaneous coronary intervention:a meta-analysis.J Am Coll Cardiol,56(19):1542-1551.

Bertrand OF,Rodés-Cabau J,Larose E,et al.2010.Intracoronary compared to intravenous Abciximab and high-dose bolus compared to standard dose in patients with ST-segment elevation myocardial infarction undergoing transradial primary percutaneous coronary intervention:a two-by-two factorial placebo-controlled randomized study.Am J Cardiol,105(11):1520-1527.

Bhatt DL,Cryer BL,Contant CF,et al.2010.Clopidogrel with or without omeprazole in coronary artery disease.N Engl J Med,363(20):1909-1917.

Chen ZM,Jiang LX,Chen YP,et al.2005.Addition of clopidogrel to aspirin in 45,852 patients with acute myocardial infarction:randomised placebo-controlled trial.Lancet,366(9497):1607-1621.

De Servi S,Goedicke J,Schirmer A,et al. 2014.Clinical outcomes for prasugrel versus clopidogrel in patients with unstable angina or non-ST-elevation myocardial infarction: an analysis from the TRITON-TIMI 38 trial. Eur Heart J Acute Cardiovasc Care,3(4):363-372.

Dudek D,Dziewierz A,Widimsky P,et al.2015.Impact of prasugrel pretreatment and timing of coronary artery bypass grafting on clinical outcomes of patients with non-ST-segment elevation myocardial infarction:From the A Comparison of Prasugrel at PCI or Time of Diagnosis of Non-ST-Elevation Myocardial Infarction (ACCOAST) study. Am Heart J, 170 (5): 1025-1032.e2.

El KC,Dubien PY,Mercier C,et al.2010.Prehospital high-dose tirofiban in patients undergoing primary percutaneous intervention.The AGIR-2 study. Arch Cardiovasc Dis,103(5):285-292.

Ellis SG,Tendera M,de Belder MA,et al.2009.1-year survival in a randomized trial of facilitated reperfusion:results from the FINESSE (Facilitated Intervention with Enhanced Reperfusion Speed to Stop Events) trial.JACC Cardiovasc Interv,2(10):909-916.

Ferguson JJ,Califf RM,Antman EM,et al.2004.Enoxaparin vs unfractionated heparin in high-risk patients with non-ST-segment elevation acute coronary syndromes managed with an intended early invasive strategy:primary results of the SYNERGY randomized trial.JAMA,292(1):45-54.

Giraldez RR,Nicolau JC,Corbalan R,et al.2007.Enoxaparin is superior to unfractionated heparin in patients with ST elevation myocardial infarction undergoing fibrinolysis regardless of the choice of lytic:an ExTRACT-TIMI 25 analysis.Eur Heart J,28(13):1566-1573.

Giugliano RP,White JA,Bode C,et al.2009.Early versus delayed,provisional eptifibatide in acute coronary syndromes. N Engl J Med,360(21): 2176-2190.

Goto S,Huang CH,Park SJ,et al. 2015. Ticagrelor vs.clopidogrel in Japanese,Korean and Taiwanese patients with acute coronary syndrome--randomized,double-blind,phase III PHILO study.Circ J,79(11):2452-2460.

Hamm CW,Bassand JP,Agewall S,et al.2011.ESC Guidelines for the management of acute coronary syndromes in patients presenting without persistent ST-segment elevation:The Task Force for the management of acute coronary syndromes (ACS) in patients presenting without persistent ST-segment elevation of the European Society of Cardiology (ESC).Eur Heart J,32(23):2999-3054.

Han Y,Guo J,Zheng Y,et al.2015.Bivalirudin vs heparin with or without tirofiban during primary percutaneous coronary intervention in acute myocardial infarction:the BRIGHT randomized clinical trial.JAMA,313(13):1336-1346.

ISIS-2 (Second International Study of Infarct Survival) Collaborative Group. 1988.Randomized trial of intravenous streptokinase,oral aspirin,both,or neither among 17,187 cases of suspected acute myocardial infarction:ISIS-2.J Am Coll Cardiol,12(6 Suppl A):3A-13A.

Iversen AZ,Galatius S,Abildgaard U,et al.2001.Intracoronary compared to intravenous abciximab in patients with ST segment elevation myocardial infarction treated with primary percutaneous coronary intervention reduces mortality,target vessel revascularization and reinfarction after 1 year.Cardiology,120(1):43-49.

Jolly SS,Faxon DP,Fox KA,et al.2009. Efficacy and safety of fondaparinux versus enoxaparin in patients with acute coronary syndromes treated with glycoprotein Ⅱb/Ⅲa inhibitors or thienopyridines:results from the OASIS 5 (Fifth Organization to Assess Strategies in Ischemic Syndromes) trial.J Am Coll Cardiol,54(5):468-476.

Jolly SS,Pogue J,Haladyn K,et al.2009.Effects of aspirin dose on ischaemic events and bleeding after percutaneous coronary intervention:insights from the PCI-CURE study.Eur Heart J,30(8):900-907.

Kastrati A,Mehilli J,Neumann FJ,et al.2006.Abciximab in patients with acute coronary syndromes undergoing percutaneous coronary intervention after clopidogrel pretreatment:the ISAR-REACT 2 randomized trial.JAMA,295(13):1531-1538.

Kastrati A,Neumann FJ,Schulz S,et al.2011.Abciximab and heparin versus bivalirudin for non-ST-elevation myocardial infarction.N Engl J Med,365(21):1980-1989.

Kiviniemi T,Karjalainen P,Pietilä M,et al.2012.Comparison of additional versus no additional heparin during therapeutic oral anticoagulation in patients undergoing percutaneous coronary intervention. Am J Cardiol, 110 (1):30-35.

Lindholm D, Varenhorst C, Cannon CP, et al. 2014. Ticagrelor vs. clopidogrel in patients with non-ST-elevation acute coronary syndrome with or without revascularization: results from the PLATO trial. Eur Heart J, 35(31):2083-2093.

Liu Z, Silvain J, Kerneis M, et al. 2016. Intravenous Enoxaparin Versus Unfractionated Heparin in Elderly Patients Undergoing Primary Percutaneous Coronary Intervention: An Analysis of the Randomized ATOLL Trial. Angiology.

Maioli M, Bellandi F, Leoncini M, et al. 2007. Randomized early versus late abciximab in acute myocardial infarction treated with primary coronary intervention (RELAx-AMI Trial). J Am Coll Cardiol, 49(14):1517-1524.

Mehta SR, Tanguay JF, Eikelboom JW, et al. 2010. Double-dose versus standard-dose clopidogrel and high-dose versus low-dose aspirin in individuals undergoing percutaneous coronary intervention for acute coronary syndromes (CURRENT-OASIS 7): a randomised factorial trial. Lancet, 376 (9748):1233-1243.

Mehta SR, Yusuf S, Peters RJ, et al. 2001. Effects of pretreatment with clopidogrel and aspirin followed by long-term therapy in patients undergoing percutaneous coronary intervention: the PCI-CURE study. Lancet, 358 (9281):527-533.

Montalescot G, Bolognese L, Dudek D, et al. 2003. Pretreatment with prasugrel in non-ST-segment elevation acute coronary syndromes. N Engl J Med, 369 (11):999-1010.

Montalescot G, Ellis SG, de Belder MA, et al. 2010. Enoxaparin in primary and facilitated percutaneous coronary intervention A formal prospective non-randomized substudy of the FINESSE trial (Facilitated INtervention with Enhanced Reperfusion Speed to Stop Events). JACC Cardiovasc Interv, 3 (2):203-212.

Montalescot G, van 't Hof AW, Lapostolle F, et al. 2014. Prehospital ticagrelor in ST-segment elevation myocardial infarction. N Engl J Med, 371 (11): 1016-1027.

Montalescot G, Wiviott SD, Braunwald E, et al. 2009. Prasugrel compared with clopidogrel in patients undergoing percutaneous coronary intervention for ST-elevation myocardial infarction (TRITON-TIMI 38): double-blind, randomised controlled trial. Lancet, 373(9665): 723-731.

Montalescot G, Zeymer U, Silvain J, et al. 2011. Intravenous enoxaparin or unfractionated heparin in primary percutaneous coronary intervention for ST-elevation myocardial infarction: the international randomised open-label ATOLL trial. Lancet, 378(9792): 693-703.

Morrow DA, Antman EM, Fox KA, et al. 2010. One-year outcomes after a strategy using enoxaparin vs. unfractionated heparin in patients undergoing fibrinolysis for ST-segment elevation myocardial infarction: 1-year results of the ExTRACT-TIMI 25 trial. Eur Heart J, 31(17): 2097-2102.

Ndrepepa G, Guerra E, Schulz S, et al. 2015. Weight of the bleeding impact on early and late mortality after percutaneous coronary intervention. J Thromb Thrombolysis, 39(1): 35-42.

Ndrepepa G, Kastrati A, Mehilli J, et al. 2008. One-year clinical outcomes with abciximab vs. placebo in patients with non-ST-segment elevation acute coronary syndromes undergoing percutaneous coronary intervention after pretreatment with clopidogrel: results of the ISAR-REACT 2 randomized trial. Eur Heart J, 29(4): 455-461.

Nijjer SS, Davies JE, Francis DP. 2012. Quantitative comparison of clopidogrel 600 mg, prasugrel and ticagrelor, against clopidogrel 300 mg on major adverse cardiovascular events and bleeding in coronary stenting: synthesis of CURRENT-OASIS-7, TRITON-TIMI-38 and PLATO. Int J Cardiol, 158 (2): 181-185.

Parodi G, Marcucci R, Valenti R, et al. 2011. High residual platelet reactivity after clopidogrel loading and long-term cardiovascular events among patients with acute coronary syndromes undergoing PCI. JAMA, 306 (11): 1215-1223.

Patrono C, Andreotti F, Arnesen H, et al. 2011. Antiplatelet agents for the treatment and prevention of atherothrombosis.Eur Heart J,32(23):2922-2932.

Patti G,Bárczi G,Orlic D,et al.2011.Outcome comparison of 600-and 300-mg loading doses of clopidogrel in patients undergoing primary percutaneous coronary intervention for ST-segment elevation myocardial infarction:results from the ARMYDA-6 MI（Antiplatelet therapy for Reduction of MYocardial Damage during Angioplasty-Myocardial Infarction）randomized study.J Am Coll Cardiol,58(15):1592-1599.

Peters RJ,Joyner C,Bassand JP,et al.2008.The role of fondaparinux as an adjunct to thrombolytic therapy in acute myocardial infarction:a subgroup analysis of the OASIS-6 trial.Eur Heart J,29(3):324-331.

Sabatine MS,Cannon CP,Gibson CM,et al.2005.Addition of clopidogrel to aspirin and fibrinolytic therapy for myocardial infarction with ST-segment elevation.N Engl J Med,352(12):1179-1189.

Schulz S,Kastrati A,Ferenc M,et al.2013.One-year outcomes with abciximab and unfractionated heparin versus bivalirudin during percutaneous coronary interventions in patients with non-ST-segment elevation myocardial infarction:updated results from the ISAR-REACT 4 trial.EuroIntervention,9(4):430-436.

Shahzad A,Kemp I,Mars C,et al.2014.Unfractionated heparin versus bivalirudin in primary percutaneous coronary intervention（HEAT-PPCI）:an open-label,single centre,randomised controlled trial.Lancet,384(9957):1849-1858.

Silvain J,Beygui F,Barthélémy O,et al.2012.Efficacy and safety of enoxaparin versus unfractionated heparin during percutaneous coronary intervention:systematic review and meta-analysis.BMJ,344:e553.

Steg PG,James S,Harrington RA,et al.2010.Ticagrelor versus clopidogrel in patients with ST-elevation acute coronary syndromes intended for reperfusion with primary percutaneous coronary intervention:A Platelet Inhibition and Patient Outcomes（PLATO）trial subgroup analysis.Circulation,122(21):2131-2141.

Steg PG,Jolly SS,Mehta SR,et al.2010.Low-dose vs standard-dose unfractionated heparin for percutaneous coronary intervention in acute coronary syndromes treated with fondaparinux:the FUTURA/OASIS-8 randomized trial.JAMA,304(12):1339-1349.

Steg PG,van 't Hof A,Hamm CW,et al.2013.Bivalirudin started during e-mergency transport for primary PCI.N Engl J Med,369(23):2207-2217.

Stone GW,Bertrand ME,Moses JW,et al.2007.Routine upstream initiation vs deferred selective use of glycoprotein Ⅱ b/Ⅲ a inhibitors in acute coronary syndromes:the ACUITY Timing trial.JAMA,297(6):591-602.

Stone GW,McLaurin BT,Cox DA,et al.2006.Bivalirudin for patients with a-cute coronary syndromes.N Engl J Med,355(21):2203-2216.

Stone GW,Witzenbichler B,Guagliumi G,et al.2008.Bivalirudin during pri-mary PCI in acute myocardial infarction.N Engl J Med,358(21):2218-2230.

Stone GW,Witzenbichler B,Weisz G,et al.2013.Platelet reactivity and clinical outcomes after coronary artery implantation of drug-eluting stents (A-DAPT-DES):a prospective multicentre registry study.Lancet,382(9892):614-623.

Szummer K,Oldgren J,Lindhagen L,et al.2015.Association between the use of fondaparinux vs low-molecular-weight heparin and clinical outcomes in patients with non-ST-segment elevation myocardial infarction.JAMA,313(7):707-716.

Sánchez PL,Gimeno F,Ancillo P,et al.2010.Role of the paclitaxel-eluting stent and tirofiban in patients with ST-elevation myocardial infarction un-dergoing postfibrinolysis angioplasty:the GRACIA-3 randomized clinical trial.Circ Cardiovasc Interv,3(4):297-307.

ten BJM,van 't Hof AW,Dill T,et al.2010.Effect of early,pre-hospital initia-tion of high bolus dose tirofiban in patients with ST-segment elevation my-ocardial infarction on short-and long-term clinical outcome.J Am Coll Car-diol,55(22):2446-2455.

Terkelsen CJ,Lassen JF,Nørgaard BL,et al.2005.Mortality rates in patients with ST-elevation vs.non-ST-elevation acute myocardial infarction:obser-vations from an unselected cohort.Eur Heart J,26(1):18-26.

The GUSTO Angiographic Investigators.1993.The effects of tissue plasminogen activator,streptokinase,or both on coronary-artery patency,ventricular function,and survival after acute myocardial infarction.N Engl J Med,329 (22):1615-1622.

Valgimigli M,Biondi-Zoccai G,Tebaldi M,et al.2010.Tirofiban as adjunctive therapy for acute coronary syndromes and percutaneous coronary intervention:a meta-analysis of randomized trials.Eur Heart J,31(1):35-49.

Wallentin L,Goldstein P,Armstrong PW,et al.2003.Efficacy and safety of tenecteplase in combination with the low-molecular-weight heparin enoxaparin or unfractionated heparin in the prehospital setting:the Assessment of the Safety and Efficacy of a New Thrombolytic Regimen (ASSENT)-3 PLUS randomized trial in acute myocardial infarction.Circulation,108(2): 135-142.

White H.2001.Thrombin-specific anticoagulation with bivalirudin versus heparin in patients receiving fibrinolytic therapy for acute myocardial infarction:the HERO-2 randomised trial.Lancet,358(9296):1855-1863.

Wiviott SD,Braunwald E,Angiolillo DJ,et al.2008.Greater clinical benefit of more intensive oral antiplatelet therapy with prasugrel in patients with diabetes mellitus in the trial to assess improvement in therapeutic outcomes by optimizing platelet inhibition with prasugrel-Thrombolysis in Myocardial Infarction 38.Circulation,118(16):1626-1636.

Wiviott SD,Braunwald E,McCabe CH,et al.2007.Prasugrel versus clopidogrel in patients with acute coronary syndromes.N Engl J Med,357(20): 2001-2015.

Yusuf S,Mehta SR,Chrolavicius S,et al.2006.Comparison of fondaparinux and enoxaparin in acute coronary syndromes.N Engl J Med,354(14):1464-1476.

Yusuf S,Mehta SR,Chrolavicius S,et al.2006.Effects of fondaparinux on mortality and reinfarction in patients with acute ST-segment elevation myocardial infarction:the OASIS-6 randomized trial.JAMA,295(13):1519-1530.

第5章

急诊 PCI 术中大量血栓的处理

广州军区广州总医院　张金霞　赵新元　向定成

不论是 ST 段抬高型急性心肌梗死(STEMI)患者的直接经皮冠状动脉介入治疗(直接 PCI)还是非 ST 段抬高型急性冠状动脉综合征(NSTE-ACS)极高危人群的紧急 PCI 治疗,术中如何处理血栓病变均是冠心病介入医师无法回避的难题,其中大量血栓的处理更是对介入医师的策略和技术的考验。因此,学会处理大量血栓病变是每个一线冠心病介入医师必须具备的能力。

一、大量血栓负荷的定义及诊断

大量血栓(high thrombus burden)的定义尚未形成完全一致的意见,目前多将 TIMI 血栓病变分级标准中的 4、5 级作为大量血栓的标准。TIMI 血栓分级标准为:①0 级,无血栓;②1 级,可疑血栓存在,特点包括对比剂密度减低,局部模糊,病变轮廓不规则或者在完全闭塞的部位显示为光滑凸起的半月状;③2 级,可见小型血栓,定义为血栓的最大尺寸约占 1/2 血管直径;④3 级,可见中型血栓,定义为血栓的最大尺寸大于 1/2 血管直径但小于 2 倍血管直径;⑤4 级,可见大型血栓,定义为血栓的最大尺寸大于 2 倍血管直径;⑥5 级,因为血管被血栓完全阻塞而无法评估血栓负荷。也有简单分级则是将血栓负荷分为大血栓负荷(血栓负荷的最大尺寸≥2 倍血管直径,large thrombus burden)和小血栓负荷(无血栓或血栓负荷的最大尺寸<2 倍血管直径,small throm bus burden)。从上述两个分类来看,将血栓长

度大于或等于血管直径的 2 倍作为大量血栓的诊断标准似乎是统一的,但不少学者并不完全赞同。比如若将完全闭塞均归为大量血栓,但不少患者冠状动脉造影显示血管完全闭塞,在导丝通过后血流随即恢复,造影并不一定存在大量血栓,可能仅可见局部小血栓。

血栓的诊断主要依赖冠状动脉造影,通常影像学上表现为充盈缺损及造影剂在充盈缺损部位的滞留,若血栓未导致血管完全闭塞,则可见血栓及以远血管的血流速度显著缓慢,部分患者可见血栓影在血管内呈现"漂浮"及来回移动等表现;对于血栓导致血管完全闭塞者,可见闭塞处血管呈现半月形中断及局部造影剂滞留。冠状动脉造影具备以上特征者可以诊断为冠状动脉内血栓。以血栓形成局部血管直径为参照,若血栓的长度≥2 倍的血管直径或冠状动脉呈完全闭塞状态可以诊断为大量血栓。其中对于临床诊断为 STEMI、冠状动脉造影仅显示血管完全闭塞但闭塞近段无血栓影像学特征者,可能需要在进行后续干预后进一步明确,通常需要在血栓抽吸或球囊预扩张后重复造影可以进一步明确诊断。

除了冠状动脉造影作为诊断冠状动脉内血栓形成的主要手段外,近年来随着血管内超声和 OCT 的广泛使用,也逐步成为冠状动脉造影的重要补充和完善手段。尽管这两种血管内影像诊断技术由于分辨率更高可以发现更小的血栓,理论上对血栓的定量诊断更准确,但对于绝大多数 STEMI 患者和需要进行紧急介入治疗的 NSTE-ACS 患者,由于临床病情危重、需要尽快开通梗死相关血管的救治原则限制,不宜常规开展血管内影像学检查。

二、大量血栓负荷的危害

大量血栓负荷常见于 STEMI 患者,偶见于 NSTE-ACS 患者,其主要危害是对急诊 PCI 技术操作带来许多麻烦,因为目前的 PCI 技术手段是建立在以冠状动脉粥样硬化斑块导致血管狭窄的基础之上的,以球囊扩张和支架置入为主的 PCI 技术,可以较好地解决狭窄导致的心肌缺血。但血栓的病理特点显著不同于动脉粥样斑块,具有质地松软、负荷量大、易碎、与血管壁的附着不牢固、移动性大等特点,使用球囊扩张和支架置入处理血栓性病变尤其是大量血栓负荷的病变多数情况下不能取得好的结果,往往容易导致无复流及分支血管或远段血管的栓塞,从而导致影像学和临床情况的进一步恶化。因此,针对斑块的球囊扩张及支架技术并不能有效地解决血栓性病变。

三、大量血栓负荷的处理原则

鉴于血栓性病变的上述特征及其对常规 PCI 技术带来的不利影响,临床处理时应遵循以下基本原则,区别对待、慎重处理:①在保持血流动力学稳定的前提下,在充分的抗栓治疗保护下,尽可能采用机械性去除血栓方法清除或减少血栓负荷量,最大限度地恢复心肌血流灌注;②若无法实现上述即刻清除大量血栓的目标,则应尽可能恢复远段血流灌注的前提下维持强化抗栓,最终恢复远段的完全血流灌注。

四、大量血栓负荷的处理措施

当冠状动脉造影显示为大量血栓负荷时,应在上述基本原则指导下按照以下步骤进行处理。

(一)稳定血流动力学措施

大量血栓负荷常见于 STEMI 患者,尤其是发病后延迟到达的 STEMI 的患者,由于缺血时间长,大量心肌已经坏死,往往容易合并恶性心律失常、心功能不全甚至心源性休克。加上血栓性病变干预效果的不确定性,部分患者会进一步恶化血流动力学现状,因此,在干预血栓性病变前需要尽可能先稳定血流动力学,这对平稳进行后续干预至关重要。

　　具体措施应根据患者的临床情况而定,若发生恶性心律失常,则应按照心律失常的类型进行相关处理,如常见的室性心动过速、心室颤动应尽快实施电复律,短阵室性心动过速或频发室性期前收缩应静脉注射利多卡因,无效时改用胺碘酮;至于缓慢型心律失常,应尽可能使用阿托品治疗,绝大多数患者可以好转,只有在药物治疗无效时才可考虑置入临时起搏器。发生急性左心衰竭者应尽可能按照急性左心衰竭的常规处理措施进行,使用利尿药、吗啡等药物治疗,血压能够耐受者尽可能使用硝酸甘油静脉滴注以扩张冠状动脉、降低心脏负荷,必要时使用降低心脏后负荷为主的硝普钠;心率偏快时可以使用小剂量毛花苷 C(西地兰)静脉注射,笔者的经验是洋地黄不应被列入急性心肌梗死合并急性左心衰竭的绝对禁忌证,但每日应用剂量不超过常规剂量的 1/2。低血压者应使用多巴胺等儿茶酚胺类药物,当此类药物不能有效地维持血压、急性左心衰竭经常规治疗不能缓解或者合并心源性休克患者应尽快启动血流动力学支持治疗,首选主动脉内球囊反搏,以尽快稳定血流动力学。对于血流动力学严重不稳定的患者,在有条件的单位可以联合使用体外膜肺氧合(extracorporeal membrane oxygenation,ECMO)进行血流动力学支持。对于经吸氧无法纠正的低氧血症患者,应尽快实施呼吸支持措施,能够耐受者可先试行无创机械通气,无效或不能耐受者采用气管插管进行有创呼吸支持。

(二)强化抗栓治疗措施

　　1. 确认抗凝治疗方案是否合适　抗凝治疗是确保急诊 PCI 顺利进行的前提条件,对于急诊 PCI 尤其是造影发现大量血栓的患者,良好的抗凝治疗更显重要,切忌在抗凝不足的情况下干预血栓,但抗凝过度又会显著增加出血风险。因此,在急诊 PCI 术中尤其是在处理大量血栓时必须保持合理的抗凝强度。目前各国制订的 STEMI 指南中对于直接 PCI 患者的抗凝治疗方案基本一致,可以根据患者的临床情况选择以下两种方案之一:①普通肝素,是最经典的抗凝药物,也是国内应用最广泛的 PCI 术中抗凝药物,其基本特点是抗凝效果肯定、起效快、使用方便且价格低廉,指南推荐的常用剂量为首次经静脉或经鞘管内注射 70～100U/kg,维持 ACT 250～300s。大量血栓患者常常需要联合使用Ⅱb/Ⅲa 受体拮抗剂,指南推荐在两者联用时首次肝素剂量为50～70U/kg,并维持 ACT 200～250s(Ⅰ,B)。为防止冠状动脉造影前给予标准剂量肝素后,冠状动脉造影发现是大量血栓时需要联用Ⅱb/Ⅲa 受体拮抗剂导致的出血风险增加,建议所有 STEMI患者在冠状动脉造影时或首次医疗接触时使用低剂量肝素抗凝(3000U),PCI 术前再根据情况追加不足部分,若不需使用Ⅱb/Ⅲa受体拮抗剂,则补足至 70～100U/kg,若需要联用Ⅱb/Ⅲa 受体拮抗剂,则追加至 50～70U/kg。然后根据监测的 ACT 结果调整肝素剂量。②比伐卢定,该药是人工合成的水蛭素制剂,相对于肝素,其显著的特点是半衰期更短,起效和作用消失均很快,在具备与肝素相似的抗凝效果的同时,出血不良反应相对更低。常用静脉推注 0.75mg/kg,继而 1.75mg/(kg·h)静脉持续泵入,适用于所有急诊 PCI 患者,尤其是合并出血风险较高的患者。尽管理论上比伐卢定的抗凝疗效与肝素联合Ⅱb/Ⅲa 受体拮抗剂相当,但绝大多数临床医师在面对大量血栓时几乎都会选择Ⅱb/Ⅲa 受体拮抗剂,因此,除非合并出血高危风险,原则上大量血栓负荷患者应尽可能避免首选比伐卢定。

2. 确认双联抗血小板治疗预处理是否落实 当前指南强调对于诊断明确的 STEMI 患者应在首次医疗接触时开始服用双联抗血小板治疗,由于当前我国的院前急救体系的差异性很大,并非所有患者均能在首次医疗接触时真正使用双联抗血小板治疗,当完成急诊冠状动脉造影,明确为大量血栓负荷时,应尽快确认患者是否真正服双联抗血小板治疗及其品种和剂量,尚未服用者应尽快服用;已经服用者应了解在服用后是否发生严重呕吐,并要询问从服药到呕吐的时间间隔,估计药物是否被吸收,再决定是否需要追加剂量。

关于双联抗血小板治疗的方案：目前指南推荐的双联抗血小板治疗是在阿司匹林基础上加用一种 P2Y12 受体拮抗剂。急诊 PCI 术前常规给予相应的负荷量：①阿司匹林，是血栓素 A2（TXA2）抑制药的代表药物，也是最经典的抗血小板药物。阿司匹林通过对环氧酶（COX）-1 的作用直接抑制 TXA2 合成，抑制血小板黏附聚集活性。水溶性阿司匹林口服后在胃内开始吸收，在小肠上段吸收大部分，吸收较完全，服用后 1h 达峰值血药浓度。阿司匹林以结合代谢物和游离水杨酸从肾排泄。为减少胃肠道的不良反应，目前临床使用的阿司匹林均为肠溶片或泡腾片为主，其中肠溶片是将阿司匹林装在肠溶膜内，该肠溶片耐酸不耐碱，在高度酸性的胃内不会破裂，当进入碱性的空肠后肠溶膜开始被溶解，释放阿司匹林，这种设计可以减少在胃内释放从而减少了对胃黏膜的损伤。但同时也减少了在胃内的吸收，这对于不需快速起效的一般患者具有较大优势，但对于急诊 PCI 术前的负荷量而言，是希望尽快发挥抗血小板治疗效应，就必须让患者将肠溶片嚼碎后服用，以加快吸收过程。目前指南推荐，STEMI 患者立即嚼服阿司匹林 300mg，长期维持剂量 75～100mg/d。对于急诊 PCI 患者，尤其是大量血栓负荷患者，必须确认阿司匹林是否已经服用，并应了解在服用阿司匹林后是否有呕吐，若在服用后早期发生严重呕吐，几乎会将阿司匹林全部吐出，必须重新给予负荷量。②P2Y12 受体抑制剂：包括噻吩吡啶类和非噻吩吡啶类药物。代表药物是氯吡格雷、普拉格雷和替格瑞洛。我国目前仅有氯吡格雷和替格瑞洛，对于两个药物在所有 STEMI 指南中的推荐略有不同，ESC 指南更加强调替格瑞洛的优先地位，ACCF/AHA 指南和中国指南将上述两个药物作为同等推荐，均为急诊 PCI 术前必须选择其一服用的抗血小板药物。从药代动力学的特点看，替格瑞洛的起效速度要快于氯吡格雷，因为其为活性药物，吸收后可以直接发挥抗血小板作用,而氯吡格雷是前体药物,需要经过肝两步代谢才能发挥作用,起效相对缓慢。而急诊PCI术前只有很短的药物准备时间,因此,替格雷洛的优势应大于氯吡格雷。目前尚缺乏两个药物在急诊PCI术前的头对头比较的多中心临床研究结果支持。氯吡格雷,术前应给予600mg的负荷量,替格瑞洛负荷量为180mg。当造影显示为大量血栓时,术者和护士应确认是否已经服用其中任何一个药物,同确认阿司匹林一样,也要了解是否在服用后发生呕吐及呕吐距离服用的时间,以确定是否需要重新给予负荷量。

3. 给予Ⅱb/Ⅲa受体拮抗剂　由于血小板膜表面Ⅱb/Ⅲa受体是血小板激活的最后通路,阻断此受体是对血小板活性的最强效抑制。目前使用的所有Ⅱb/Ⅲa受体拮抗剂均是注射制剂,注射后可以快速起效。因此该类制剂是最强效和起效最快的抗血小板制剂。几乎所有大量血栓患者均需使用Ⅱb/Ⅲa受体拮抗剂,但由于是在双联口服抗血小板治疗基础之上使用,必须重视使用前的出血评估。对于既往有出血性脑卒中、未经治愈的胃肠道大出血及其他严重出血病史的患者,应禁止使用。若评估无严重出血风险,应尽早开始使用Ⅱb/Ⅲa受体拮抗剂。①关于应用途径:尽管药物说明书均是注明经静脉注射和维持治疗是Ⅱb/Ⅲa受体拮抗剂的常规使用途径,但国内外不少医院进行了冠状动脉内注射的探索,也取得了较好的结果。近期的一项小型临床试验将128例STEMI患者分为冠状动脉内注射阿昔单抗和病变内注射阿昔单抗两组,两种干预方式均为减少OCT检测的支架内血栓负荷量,但病变内给药可以显著提高TIMI血流速度和心肌灌注水平。在国内的临床实践中,对于血栓负荷量大的患者,在常规血栓抽吸后,也常常采用经血栓抽吸导管病变内注射替罗非班的方法,但尚缺乏大型临床研究的数据。目前国内多数介入医师在面对大量血栓负荷时更愿意采用冠状动脉内注射,尤其是经抽吸导管或微导管进行血栓部位的局部注射,笔者的体会是局部注射往往能更快起效并且能减少使用剂量。②关于Ⅱb/Ⅲa 受体拮抗剂的剂量,尽管所有药物均应按照产品说书推荐的剂量使用,但笔者的体会是国内使用较广泛的替罗非班产品说明书推荐剂量偏大,出血发生率偏高,建议适当减少剂量。笔者所在医院常规按照推荐剂量的 50% ～70% 使用,既能较好地发挥抗血小板效应也可以显著减少出血发生率。但目前尚无大规模临床研究进行最佳剂量的探索。上述建议仅供读者参考。对于大量血栓负荷的处理,建议在确认血栓后尽早使用Ⅱb/Ⅲa 受体拮抗剂,再进行抽吸血栓等处理。对于梗死相关血管完全闭塞且远段不能显示明确的血栓者,尽管分类属于大量血栓范围,但建议最好等导丝通过病变或者抽吸之后明确有大量血栓后再开始进行Ⅱb/Ⅲa 拮抗剂的负荷量;若事先已经给予了静脉负荷量,明确大量血栓后可以在冠状动脉内追加 1/3～1/2 的负荷量。

(三)抽吸血栓

尽管目前对于血栓抽吸的作用和地位存在争议,但对于大量血栓负荷患者,血栓抽吸应该列入必备的干预手段,并且在临床医师中不会存在争议。一方面是因为当大量血栓合并血管完全闭塞或 TIMI 血流 1～2 级者,球囊导管预扩张容易导致远段栓塞、诱发无复流,直接支架置入可能招致更严重的无复流或慢血流,从实战角度来看,此时唯一有可能即刻减轻血栓负荷、改善血流的有效方法就是血栓抽吸。另一方面,目前所完成的有关抽吸血栓的临床研究均是以 STEMI 为研究对象而不是以大量血栓负荷患者为研究对象,抽吸血栓技术对于大量血栓负荷患者疗效并未被大规模多中心临床试验评价,但理论上应是有效的。因此,2015 年中国 STEMI 诊治指南将明确的大量血栓负荷者列为Ⅱa类适应证。

1. 关于大量血栓负荷患者的抽吸适应证　理论上所有大量血栓负荷者均应进行血栓抽吸以减轻血栓负荷,为后续的介入治疗或药物治疗创造条件。但根据笔者多年从事急诊 PCI 的经验来看，当大量血栓患者合并远段稳定的 TIMI 3 级血流、临床血流动力学情况稳定、无胸痛症状、心电图 ST 段已经回落的患者，不一定需要进行血栓抽吸，此类患者进行强化抗栓治疗 5～7d 后血栓可能完全或大部分被溶解，而即刻进行血栓抽吸可能导致以下 3 个方面的不利影响：一是诱发血栓脱落致远段栓塞；二是增加无复流或慢血流的风险；三是损伤血管内膜，增加诱发血栓形成的部位。因此，笔者根据个人经验提出大量血栓患者进行血栓抽吸的适应证建议：①大量血栓并 TIMI 0～2 级血流；②冠状动脉造影显示不稳定的 TIMI 3 级血流；③冠状动脉造影显示稳定的 TIMI 3 级血流但仍有反复发作性或持续性胸痛、胸闷症状，或者心电图 ST 段回落≤70％或有波动，或伴有严重血流动力学或心电不稳定。

2. 大量血栓抽吸技巧及注意事项　详见第 6 章、第 7 章，此处重点强调以下几点。

(1)抽吸前要在确认抗栓治疗措施是否已经落实。

(2)抽吸全程应在持续或间断透视下进行。

(3)抽吸时应从血栓近端开始，在负压下缓慢推进，并以"啄木鸟"动作进行抽吸，从导管头端进入血栓开始，每缓慢前进 1～2mm 即后退 1mm，保持注射器内有血液回流状态下逐步推进，一旦血液回流终止立即后撤导管 1～2mm，恢复血液回流后再继续推进；当回撤导管后血液回流仍不恢复提示导管被大的血栓所堵塞，应在持续负压下撤出导管，反复冲洗干净后再次抽吸，直至导管顺利通过血栓全程，重复 2～3 次此全程抽吸后复查造影评价效果。

(4)当抽吸导管推进过程中遇到阻力无法前进时可以适当旋转抽吸导管、调整导丝和深插指引导管等帮助提高支撑力、增加抽吸导管的顺应性等操作技术，仍无法通过时可以谨慎评估确认是由于冠状动脉局限性狭窄所导致者，可以使用小球囊（尽可能防止夹层)进行扩张后再继续抽吸。

(5)对于血栓抽吸导管通过顺利但无法抽出血栓者,应在透视下将抽吸导管调整至血栓部位后适当旋转导管方向同时来回抽吸,可能提高抽吸效果。

(6)抽吸过程中负压要适当,以配套的专用注射器的最大负压为限,不宜使用更大注射器以增加负压,以免增加内膜损伤的机会。

(7)在反复多次抽吸后仍有较多血栓时可以利用在体外冲洗干净的抽吸导管进行局部用药,包括Ⅱb/Ⅲa受体拮抗剂、溶栓药物、硝酸甘油、硝普钠、腺苷等扩张冠状动脉微循环的药物,必要时也可以利用抽吸导管进行超选择性造影评估远段血管的血流及心肌灌注情况。

(四)关于冠状动脉内溶栓

对于大量血栓患者的处理,当前指南推荐及临床实践中被广泛接受的均是上述在强化抗栓治疗基础上的血栓抽吸技术为主的处理方案,尽管理论上冠状动脉内溶栓应该是大量血栓的最佳处理手段,但在进入介入治疗和新型抗血小板药物应用时代之后,尚无冠状动脉内溶栓的大规模研究证实其对大量血栓的治疗效果。20世纪末开展冠状动脉内溶栓与静脉溶栓的比较性研究证实了冠状动脉内溶栓的安全有效性均优于经静脉全身溶栓,具有用药少、溶栓时间短、溶解效率高、并发症少的特点,但并非针对大量血栓患者。国外近期报道的一篇小规模单中心研究入选30例STEMI大量血栓患者,选用奈替普酶(27%)和阿替普酶(73%)经指引导管冠状动脉内溶栓,剂量为常规剂量的1/3,结果显示小剂量溶栓药冠状动脉内溶栓是安全的,97%的患者可以达到2级以上TIMI血流,85%的患者Blush分级可以达到2~3级。提示冠状动脉内溶栓仍是解决大量血栓负荷的有效手段。近期国内有一项新的冠状动脉内溶栓方法——逆向精确溶栓术推广,实现逆向溶栓一个很重要的条件就是罪犯血管是完全闭塞病变、TIMI 0 级血流,操作方法是利用微导管穿过闭塞段血管,把溶栓剂注射到闭塞段血管远端,形成溶栓剂高浓度持续存留状态,从而产生逆向血流方向的溶栓作用,溶栓剂精确作用于梗死局部及下游血管床,可以高效、迅速、较彻底的溶解冠状动脉内血栓病开通冠状动脉。就目前来看,理论上可以认为,与经典的静脉溶栓和冠状动脉内正向溶栓相比,其优势在于所用溶栓剂剂量较少,可能引起并发症的概率较小,且血管开通时间较其他方法显著缩短。但上述方法尚属探索性研究,纳入病例样本较少,尚需积累更多证据。

因此,笔者的观点是:当经过常规三联抗血小板治疗基础上进行血栓抽吸后效果仍不理想的患者,可以考虑进行冠状动脉内小剂量溶栓治疗。但溶栓药物的种类、剂量等均尚不能给出明确的建议,可以根据患者的临床情况(主要是体重、出血风险的高低)决定,通常应以静脉溶栓用量的 1/5 左右为宜,因为此类患者已经是在抗凝、三联抗血小板的强化抗栓治疗基础上进行的局部溶栓,在无循证医学证据支持的情况下一定要注意防范风险,剂量过大容易导致出血。

(五)评估是即刻置入支架还是延期干预

当经过上述强化抗栓、血栓抽吸处理后,若复查冠状动脉造影证实血栓负荷已经明确减少者,若局部仍有严重狭窄,可以考虑即刻置入支架以解决冠状动脉局部狭窄,保持冠状动脉血流的持续畅通(图 5-1)。但若血栓负荷并无明显减轻,则应慎重评估和预测即刻置入支架的可能获益与风险。早期的研究显示,大量血栓(4 级以上者)患者延迟支架置入组(1 周后)6 个月心脏射血分数和 1 年无事件生存率均优于即刻支架置入组。另一项研究也比较了即刻 PCI 和加强抗栓治疗(Ⅱb/Ⅲa 受体拮抗剂、依诺肝素、阿司匹林、氯吡格雷)＋延迟 PCI 的区别,结果发现,与即刻 PCI 相比,加强抗血小板治疗＋延迟 PCI 是安全的,强化抗栓治疗时间为(60.0±30.8)h,该组血栓抽吸的比例、远端栓塞和无复流、慢血流的比例均较即刻 PCI 组减少,两组出血风险无差异。近期完成的 DANAMI-DEFER 研究将 1215 例在经过血栓抽吸等处理后血流达到 TIMI 2～3 级的 STEMI 患者随机分成即刻支架置入组和抗栓治疗 2～3d 后延期支架支架置入组,结果在主要终点事件方面两组无显著差异,不支持延期支架置入。但该研究并不是专门针对大量血栓负荷的人群,而是所有 STEMI 患者。也有些患者进行血栓抽吸后仍有较大的血栓负荷,置入 MGuard 支架,一种新型的无网孔支架。研究表明,MGuard 支架对于 ST 抬高的急性心肌梗死合并大量血栓负荷的患者可以很好地预防血管远端栓塞,改善预后。

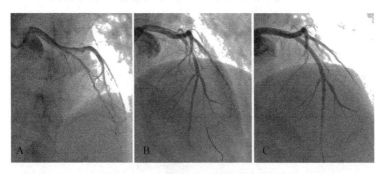

图 5-1　同期完成血栓性病变处理

前降支中段大量血栓(A)抽吸后血栓负荷减少(B),远段高度狭窄,同期置入支架(C)

因此,笔者建议:①对于大量血栓负荷患者,在经过强化抗栓治疗、血栓抽吸处理后血栓负荷明显减少、合并局限性冠状动脉狭窄时,应同期置入支架。②对于血栓负荷量显著减少、血流达到 TIMI 3 级且无局限性狭窄者可以继续进行抗栓治疗,不置入支架(图 5-2)。③若经过上述处理后仍有大量血栓的患者,应尽可能重复抽吸血栓、必要时辅助冠状动脉内溶栓治疗以恢复 TIMI 2～3 级血流,继续维持抗栓治疗 5～7d 后复查冠状动脉造影

(图 5-3),再根据造影情况决定后续治疗方案。需要注意的是在等待的过程中要严密监测生命体征,及时发现再次梗死。

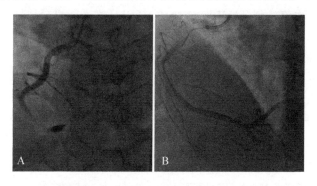

图 5-2　大量血栓(A)反复抽吸后无明显残余狭窄,不需置入支架(B)

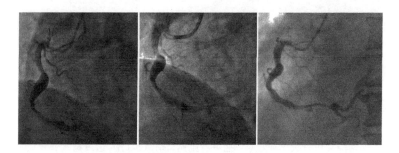

图 5-3　血栓抽吸后仍有大量血栓,抗栓治疗 5d 后血栓基本消失

(六)处理大量血栓病变的基本流程

为方便一线介入医师遇到大量血栓负荷病变时有据可行,笔者在总结文献及个人经验基础上提出以下处理流程图供参考(图 5-4)。

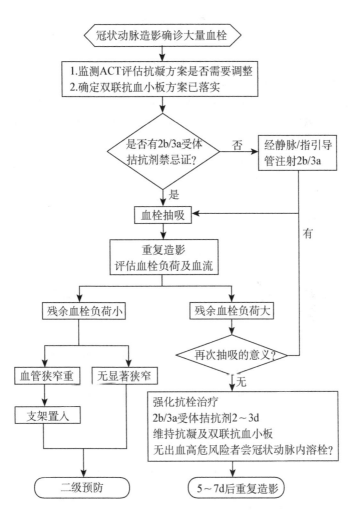

图 5-4　大量血栓负荷的处理流程

参 考 文 献

田进文,彭利,刘谟焓,等.2013.逆向精确溶栓联合支架植入术治疗急性冠状动脉闭塞病变1例.中华老年多器官疾病杂志,12(8):633-635.

Boscarelli D, Vaquerizo B, Miranda-Guardiola F, et al. 2014. Intracoronary thrombolysis in patients with ST-segment elevation myocardial infarction presenting with massive intraluminal thrombus and failed aspiration. Eur Heart J Acute Cardiovasc Care,3(3):229-236.

Echavarria-Pinto M,Lopes R,Gorgadze T,et al.2013.Safety and efficacy of intense antithrombotic treatment and percutaneous coronary intervention deferral in patients with large intracoronary thrombus.Am J Cardiol,111:1745-1750.

Gibson MC,De Lemos AJ,Murphy SA,et al.2001.TIMI study group.Combination therapy with abciximab reduces angiographically evident thrombus in acute myocardial infarction.A TIMI 14 substudy.Circulation,103:2550-2554.

Gu SA,Ducas J,Wolfe K,et al.1991.Coronary thrombolysis with recombinant tissue plasminogen activator.Intracoronary vs intravenous administration.Chest,100:201-206.

Ke D,Zhong W,Fan L,et al.2012.Delayed versus immediate stenting for the treatment of ST-elevation acute myocardial infarction with a high thrombus burden.Coron Artery Dis,23(7):497-506.

Kelbæk H, Høfsten DE, Køber L, et al. 2016. Deferred versus conventional stent implantation in patients with ST-segment elevation myocardial infarction (DANAMI 3-DEFER):an open-label,randomised controlled trial.Lancet,387(10034):2199-2206.

Prati F,Romagnoli E,Limbruno U,et al.2015.Randomized evaluation of intralesion versus intracoronary abciximab and aspiration thrombectomy in patients with ST-elevation myocardial infarction:The COCTAIL II trial. Am Heart J,170(6):1116-1123.

Romaguera R，Gomez-Hospital JA，Sanchez-Elvira G，et al. 2013. MGuard mesh-covered stent for treatment of ST-segment elevation myocardial infarction with high thrombus burden despite manual aspiration.J Interv Cardiol，26：1-7.

Sianos G，Papafaklis MI，Daemen J，et al.2007.Angiographic stent thrombosis after routine use of drug-eluting stents in ST-segment elevation myocardial infarction：the importance of thrombus burden.J Am Coll Cardiol，50：573-583.

第6章

血栓抽吸在直接 PCI 中的价值

国家心血管病中心

中国医学科学院阜外医院　赵汉军　颜红兵

急性 ST 段抬高型心肌梗死患者的直接经皮冠状动脉介入治疗(直接 PCI)术中血栓抽吸导管的使用一直存在某些争议:一方面,临床研究和实践都肯定了血栓抽吸清除血栓和斑块物质的能力;另一方面,临床试验没有一致显示常规进行血栓抽吸可以改善远期临床预后。目前也缺乏专门为选择性血栓抽吸设计的随机对照临床试验。因此,在直接 PCI 实践中既要正确理解已发表的临床试验和指南,又要密切结合临床实际情况,合理使用血栓抽吸导管。

一、血栓抽吸导管的分类

急诊 PCI 时用于清除血栓的装置分为两大类。一类是血栓清除装置(thrombectomy),包括手工抽吸导管(简称抽吸导管,如 Export 系列、Diver CE、ZEEK、Rebirth 和 Thrombuster 等)和机械抽吸装置(如 X-sizer、Angio Jet 等)。一类是血栓保护装置 (embolic protection),包括远端阻塞保护装置(如 Guard Wire)、近端阻塞保护装置(如 Proxis)和远端滤过保护装置(如 Filter Wire)。一项对 2008 年为止的 30 项随机试验共计 6415 例患者 (STEMI 发病<12h)的荟萃分析显示,与常规直接 PCI 相比,采用血栓抽吸(9 项手工抽吸,4 项负压泵抽吸)可以使术后 6 个月死亡减少 39%($P=0.018$);而机械血栓清除方法使术后 5 个月

死亡增加 89%（$P=0.05$），采用血栓保护装置对术后 4 个月死亡率没有影响（$P=0.69$）。血栓保护装置和机械血栓清除装置未能显示获益的原因可能有：装置体积大导致损伤，或器械在通过病变可能引起进一步栓塞，结果抵消了后续的保护作用；操作复杂耗时过长，可能延迟冠状动脉血流的恢复；不能有效清除微小栓塞物质；血栓保护装置不适合于前降支急性闭塞患者等。相比其他血栓清除装置而言，抽吸导管有操作简便、潜在血管损伤小和术中可随时重复使用且抽吸有效等优点，因而以抽吸导管进行人工血栓抽吸是目前急诊 PCI 术中常用的辅助性治疗措施。

　　血栓抽吸装置由血栓抽吸导管和附件组成。附件包括：抽吸用注射器、带阀门的延长管、塑料杯、过滤器组成，有的还有导管中心钢丝。抽吸导管的管壁材质（抗折性、硬度和表面光滑度）和有无中心钢丝影响其跟踪性和推送性。抽吸导管直径（6F 或 7F 导引导管适用）、抽吸腔形状和端孔或侧孔型设计影响其抽吸能力。由于经桡动脉介入治疗技术的普及，目前常用血栓抽吸导管直径为 6F 指引导管适用，部分使用 7F 指引导管适用的抽吸导管。

　　目前临床上常用的抽吸导管的主要参数见表 6-1。笔者进行的一项以急诊 PCI 术中是否使用双导丝技术（7F 指引导管和 6F 抽吸导管）为指标判断抽吸导管推送性和跟踪性的研究显示，Diver CE 的推送性和跟踪性有优于 ZEEK 的趋势（$P=0.052$）。在临床实践中，由于每个患者的冠状动脉血管直径、纡曲程度、钙化程度或罪犯病变位置各不相同，很难在使用前根据抽吸导管的特点做出某种抽吸导管适合某个患者的推断。术者可以任意选用当时所具备的抽吸导管。笔者的临床经验提示，当一种抽吸导管抽吸能力不足或推送与跟踪能力不足又需要有效抽吸时，可尝试换用另一种抽吸导管，往往有效果。当使用 7F 导引导管时，允许使用双导丝技术提高 6F 抽吸导管的推送性或跟踪性。

表 6-1 常用抽吸导管的主要参数

品牌 参数	Export® AP	Export Advance	Fetch 2	Thrombuster II 6F	Extractor 6F*	ZEEK IV	Rebirth Pro	ASAP100
头端形状								
头端设计	前向斜切短头	前向斜切短头	前向斜切长头端	前向斜切长头端	前向斜切长头端	凹型长头端	前向斜切长头端	前向斜切短头端
头端截面形状	圆形	圆形	新月形	圆形	圆形	新月形	圆形	新月形
远端内径（in）	0.043	0.043	0.041	0.039	0.039	0.034	0.042	0.030

续表

品牌 参数	Export® AP	Export Advance®	Fetch® 2	Thrombuster® II 6F	Extractor® 6F*	ZEEK® IV	Rebirth Pro	ASAP100
远端最大外径（英寸）	0.068	0.067	0.055	0.052	0.067	0.053	0.064	0.069
导丝交换腔长度(cm)	9	21	25	1	23	1.7	22	20
抽吸导管杆部长度(cm)	140	140	135	140	140	135	136	139
杆部编织	全程可变编织	全程可变编织	近端可变105cm编织	杆部无编织	全程普通编织	全程普通编织	杆部远端20cm普通编织	最外层无编织
中心钢丝	None	有	有	有	有	有	有	无
亲水涂层长度(cm)	40	38	25	30	40	30	60	30
注射器配置	30cc×2	30cc×2	30cc×2	30cc×2	30cc×2	30cc×2	30cc×2	30cc×2

二、血栓抽吸疗法循证概述

易损斑块是急性冠状动脉综合征的病理基础。近期一项采用 OCT 和 IVUS 的研究显示,STEMI 患者中斑块破裂、斑块侵蚀和钙化结节的比例分别为 64.3%、26.8% 和 8.0%。这一发现与早期以尸检为基础的研究结果相似,提示斑块破裂或斑块侵蚀继发血栓形成仍然是导致急性心肌梗死的主要原因。因此,以抽吸方法清除血栓有病理基础支持。Saskia 等对 211 例发病<6h 的 STEMI 患者行急诊 PCI 时的抽吸物进行病理分析发现,95% 的患者可以抽吸出血栓成分,其中 51% 的患者含有陈旧血栓(血栓形成时间>1d)成分。此外,46% 的患者可以抽吸出斑块成分。该研究提示,血栓抽吸可以有效清除罪犯病变局部的有形物质,包括新鲜血栓、陈旧血栓和斑块成分。早有研究表明,以心电图或造影指标评价的心肌再灌注改善与死亡率降低有明确的相关性。因此,有理由推断血栓抽吸通过减少远端栓塞而改善急诊 PCI 患者的心肌再灌注,从而改善临床预后的效果。

2008 年发表的 TAPAS 研究显示,STEMI 急诊 PCI 时常规进行血栓抽吸有益。该研究入选了 1071 例发病时间 30min 至 12h 的 STEMI 患者,采用 6F Export 手工抽吸导管进行血栓清除术。与常规直接 PCI 组比较,血栓抽吸组心肌再灌注指标(心肌呈色分级、ST 段回落率、持续性 ST 段改变和无病理性 Q 波率)明显改善,1 年的全因死亡减少 38%($P=0.04$)、心源性死亡下降 46%($P=0.02$)、再梗死事件降低 49%($P=0.05$)、心源性死亡或非致命性再梗死事件减少 43%($P=0.009$),而且心肌再灌注指标(心肌呈色分级、ST 段回落程度)的改善与预后(心源性死亡、全因死亡、心源性死亡或再梗死)改善相关($P \leqslant 0.004 \sim$ 0.0001)。该研究的意义不仅是作为第一项大规模前瞻性随机对照试验为血栓抽吸的价值提供了依据,而且提示我们应该改变急诊 PCI 的策略:即以血栓抽吸后尽可能直接置入支架的策略取代常规预扩张后置入支架的策略。

然而,2013 年和 2015 年发表的 TOTAL($n = 10\ 732$)和 TASTE($n=7244$)研究显示,直接 PCI 术中常规进行血栓抽吸不能减少 1 年心血管死亡、再梗死、心源性休克和心力衰竭事件。2015 年 ACC/AHA STEMI 指南根据这些最新研究结果对直接 PCI 时血栓抽吸的建议进行了修改(表 6-2)。依据指南建议的理解,直接 PCI 时常规先行血栓抽吸再行 PCI 的策略没有获益,选择性进行血栓抽吸或补救性血栓抽吸是否获益还缺乏相关研究,因而还不明确。

表 6-2　2013～2015 年 ACC/AHA STEMI 指南对直接 PCI 血栓抽吸的建议

2013 年 ACC/AHA 指南建议	2015 年 ACC/AHA 指南建议	说明
Ⅱa 类建议:直接 PCI 时进行血栓抽吸是合理的(证据水平:B)	Ⅱb 类建议:还不明确直接 PCI 时是否应进行选择性或补救性血栓抽吸(证据水平:C-LD)	修改建议:PCI 前选择性或补救性血栓抽吸的建议级别由Ⅱa降为Ⅱb
	Ⅲ类建议:直接 PCI 前常规血栓抽吸无益(证据水平:A)	新增建议:PCI 前常规血栓抽吸无益(Ⅲ类建议)

为什么研究一致显示与常规急诊 PCI 相比血栓抽吸可以进一步改善心肌再灌注,但是在 TOTAL 和 TASTE 研究中并没有带来临床获益呢?我们认为可以从以下几个方面来解读或理解这两项研究。①血栓抽吸在急诊 PCI 中毕竟是一项辅助性治疗措施,STEMI 综合治疗措施的不断改进,血栓抽吸的辅助性作用可能会相对弱化。例如新型抗血小板药物和其他药物的合理应用,提高了抗栓效果或心肌保护效果。②TOTAL 和 TASTE 研究中常规直接 PCI 组补救性血栓抽吸的比例高于 TAPAS 研究,

因而有可能削弱了两组血栓抽吸效果的差异。③TOTAL 研究中常规直接 PCI 组 1 个月和 1 年卒中率高于常规血栓抽吸组,但是没有对围术期的出血性或缺血性卒中情况进行交代(显然,血栓抽吸与出血性脑卒中无关,也与恢复期脑卒中无关)。理论上,血栓抽吸操作在撤除抽吸导管时可能导致血栓脱落带来脑栓塞的风险(球囊预扩张面临同样的问题),但严格规范操作应该可以避免。TAPAS 和 TASTE 研究也没有发现血栓抽吸增加卒中发生率(表 6-3)。此外,我们 10 余年的急诊 PCI 经验也没有发现血栓抽吸增加围术期缺血性卒中。因此,在规范操作前提下,血栓抽吸是安全的。④这 3 项研究比较的是常规上游血栓抽吸和常规直接 PCI(不抽吸)的差异,非选择性地纳入了 TIMI 0～3 级和不同血栓负荷(无血栓至大量血栓)患者。理论上,患者血栓负荷越重越能从血栓抽吸获益。因此,这 3 项研究都没有回答选择性上游血栓抽吸的价值。

表 6-3　TAPAS、TOTAL 和 TASTE 研究比较

研究	TAPAS($n=1071$)	TOTAL($n=10\ 732$)	TASTE($n=7244$)
基线资料	补救性抽吸:0 vs 2.2%	补救性抽吸:0 vs 7.1%	补救性抽吸:0 vs 4.9%
血流改善情况	ST 段回落率改善 心肌染色分级改善	ST 段回落率改善 远端栓塞减少	不详
终点	1 年心血管死亡减少 术中卒中无差异	1 年心血管死亡、再梗死、心源性休克、心力衰竭无差异 1 个月支架血栓、TVR 无差异 1 个月和 1 年卒中率增加	6 个月心血管死亡、心源性休克、再梗死或心力衰竭住院,支架血栓、TVR 无差异 6 个月卒中无差异

三、选择性抽吸还是常规抽吸

在充分理解主要临床试验和指南建议并结合自身急诊 PCI 的经验的基础上,笔者对急诊 PCI 时血栓抽吸的理解如下。①由于有指南性文件支持,急诊 PCI 时不常规进行上游血栓抽吸是合理的。对于诊断造影时未发现明显血栓负荷的患者,可以采取补救性血栓抽吸策略。而对于一些血栓抽吸经验不足或缺乏抽吸导管团队(我国国情),不进行血栓抽吸也是合理的。②对于有规范血栓抽吸经验的术者,应该积极采用选择性血栓抽吸策略。对于有明确血栓负荷的病变或者完全闭塞病变(有时难以判断血栓负荷),积极进行上游血栓抽吸以降低远端栓塞发生率;此外,对于估计梗死面积较小如罪犯血管直径<2.25mm、同时有明显血栓征象和临床症状的主支(远段)或边支血管(如钝缘支、对角支、左心室后支或后降支),我们认为应该进行血栓抽吸。其理由是在不能置入支架的前提下,单纯进行血栓抽吸即可清除血栓并达到 TIMI 2～3 级血流而终止手术。绝大多数情况下抽吸导管可以顺利通过边支血管并抽吸成功,而单纯球囊扩张容易发生远端栓塞或夹层。③对于诊断造影 TIMI 2～3 级血流并且没有血栓征象的患者,如需进行急诊 PCI 时,有经验的术者进行血栓抽吸也是合理的。TAPAS 研究中血栓抽吸组诊断造影时 TIMI 2～3 级患者占 45.2%(238/526)、造影发现血栓比例为 48.6%(252/519),而 72.9%(331/454)的患者经抽吸获得了血栓或斑块物质、60.4%(274/454)可确认有血栓成分。这说明有相当一部分 TIMI 2～3 级且无影像证据的 STEMI 患者有冠状动脉内血栓存在。早期研究也表明,即便诊断造影未见血栓征象的发病<24h 的 STEMI 患者,其中 25%(5/20)可经导管(fogarty catheter)抽出血栓。对于有血栓抽吸经验的术者而言,血栓抽吸的安全性有保障。因此,无论从清除血栓或斑块减少远端栓塞或无复流的角度出发,对这类患者可以进行

血栓抽吸。

四、如何使用抽吸导管

血栓抽吸的操作要点:①沿指引导丝将抽吸导管送至病变上游 1～2cm 处,连接抽吸用注射器(30ml)开始抽吸。②采用缓慢"啄食"方法:保持最大负压,缓慢推送抽吸导管通过病变并达血管远端直至有阻力,再保持负压缓慢回撤至病变上游,重复数次直至注射器内大部分充满血液,完成首次抽吸(往往没有血栓)。③更换注射器或迅速将注射器内容物推出后用生理盐水洗净,再次与抽吸导管连接进行第二次抽吸。④一般需要 2～5 次操作(少数情况可能需要 10 余次)。⑤如遇阻力,不要鲁莽推送器械。⑥抽吸过程中不要试注,以免血栓等物质脱落导致冠状动脉或体循环栓塞。⑦抽吸过程中或回撤抽吸导管时会有空气进入导引导管内,造影前一定要松开止血阀充分排出里面的空气。要确认排空气体后再进行造影或下次抽吸。⑧撤除抽吸导管时保持轻度负压以免血栓脱落到非梗死相关动脉、主动脉或指引导管内。再次抽吸前或抽吸后造影前也应松开止血阀门排出潜在脱落的血栓。⑨抽吸过程中注射器内无血液吸出时提示抽吸导管被血栓或斑块堵塞,应保持负压将其撤出导引导管,排空血栓或斑块物质后再次进行抽吸。抽吸后有时压力监测无波形,或者松开止血阀门时不能排血,往往提示巨大血栓堵塞脱落在指引导管内,需要强力负压将其抽出,有时甚至需要将指引导管撤出体外后才能强力排出其中堵塞的血栓(图 6-1)。⑩抽吸过程可因再灌注等出现再灌注心律失常,应及时发现并予以处理。血栓抽吸最重要的就是预防栓塞并发症,只要注意可以预防。

少数情况抽吸导管不能通过罪犯病变,可以进行预扩张后再行血栓抽吸。注意等预扩张球囊充分去充盈后将其向病变远端推送数次,以免球囊回撤时血栓物质脱落导致近端非梗死相

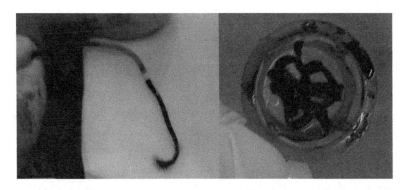

图 6-1　血栓抽吸时脱落并嵌顿于导管内的巨大血栓

关动脉栓塞(如 LAD 或回旋支),造成灾难性后果。一旦发生非梗死相关动脉栓塞时,应立即置入指引导丝进行抽吸。此外,罪犯血管抽吸过程中有时会遇到抽吸无效或向远端推送困难的情况,可尝试更换另一种抽吸导管往往能改善抽吸能力、通过性或跟踪性。

　　总之,急诊 PCI 术中使用抽吸导管的争议还将持续。我们主张积极的选择性血栓抽吸策略,同时也认为常规血栓抽吸策略具有合理性。

参 考 文 献

Bavry AA,Kumbhani DJ,2008.Bhatt DL.Role of adjunctive thrombectomy and embolic protection devices in acute myocardial infarction:a comprehensive meta-analysis of randomized trials.Eur Heart J,29:2989-3001.

DeWood MA,Spores J,Notske R,et al.1980.Prevalence of total coronary occlusion during the early hours of transmural myocardial infarction.N Engl J Med,303:897-902.

Frobert O,Lagerqvist B,Olivecrona GK,et al.2013.Thrombus aspiration during ST-segment elevation myocardial infarction. N Engl J Med,369:1587-1597.

Higuma T, Soeda T, Abe N, et al. 2015. A Combined Optical Coherence Tomography and Intravascular Ultrasound Study on Plaque Rupture, Plaque Erosion,and Calcified Nodule in Patients With ST-Segment Elevation Myocardial Infarction: Incidence, Morphologic Characteristics, and Outcomes After Percutaneous Coronary Intervention.JACC Cardiovasc Interv,8:1166-1176.

Jolly SS,Cairns JA,Yusuf S,et al.2015.Randomized trial of primary PCI with or without routine manual thrombectomy.N Engl J Med,372:1389-1398.

Naghavi M,Libby P,Falk E,et al.2003.From vulnerable plaque to vulnerable patient:a call for new definitions and risk assessment strategies:Part I.Circulation,108:1664-1672.

Rittersma SZ,van der Wal AC,Koch KT,et al.2005. Plaque instability frequently occurs days or weeks before occlusive coronary thrombosis:a pathological thrombectomy study in primary percutaneous coronary intervention.Circulation,111:1160-1165.

Svilaas T,Vlaar PJ,van der Horst IC,et al.2008.Thrombus aspiration during primary percutaneous coronary intervention.N Engl J Med,358:557-567.

van 't Hof AW,Liem A,de Boer MJ,et al.1997.Clinical value of 12-lead electrocardiogram after successful reperfusion therapy for acute myocardial infarction.Zwolle Myocardial infarction Study Group.Lancet,350:615-619.

van 't Hof AW,Liem A,Suryapranata H,et al.1998.Angiographic assessment of myocardial reperfusion in patients treated with primary angioplasty for acute myocardial infarction:myocardial blush grade.Zwolle Myocardial Infarction Study Group.Circulation,97:2302-2306.

Virmani R,Kolodgie FD,Burke AP,et al.2000.Lessons from sudden coronary death:a comprehensive morphological classification scheme for atherosclerotic lesions.Arterioscler Thromb Vasc Biol,20:1262-1275.

Vlaar PJ,Svilaas T,van der Horst IC,et al.2008.Cardiac death and reinfarction after 1 year in the Thrombus Aspiration during Percutaneous coronary intervention in Acute myocardial infarction Study (TAPAS):a 1-year follow-up study.Lancet,371:1915-1920.

Zhao HJ,Yan HB,Wang J,et al.2009.Comparison of Diver CE and ZEEK manual aspiration catheters for thrombectomy in ST-segment elevation myocardial infarction.Chin Med J (Engl),122:648-654.

第7章

手动血栓抽吸的操作流程与技巧

首都医科大学附属北京安贞医院　聂绍平

手动血栓抽吸的原理是利用注射器抽吸产生负压吸出血栓。抽吸装置由抽吸导管、压力延长管、抽吸注射器、抽吸物滤网等基本部件组成。为了最大限度地发挥血栓抽吸导管的作用,必须严格遵循操作流程,熟练掌握操作技巧,并积极预防血栓抽吸相关并发症。

一、规范操作流程

(一)术前准备

1. 冲洗环鞘激活亲水涂层　从包装中取出抽吸导管套件,不要从装载套管(或环鞘)中直接抽出抽吸导管;注射器抽吸 5～10ml 肝素化盐水,并与环鞘的冲洗接口连接,充分冲洗环鞘,以激活抽吸导管表面亲水涂层(图 7-1、图 7-2)。

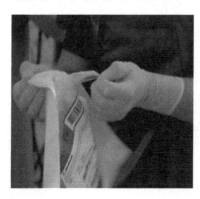
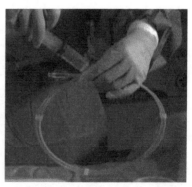

图 7-1　取出套件　　　图 7-2　激活抽吸导管表面亲水涂层

2. 冲洗抽吸导管并排气　从环鞘中取出抽吸导管,延长管一端与抽吸导管尾端相连。对于带有预置支撑钢丝的抽吸导管,应保持预置钢丝尾端螺纹接头与抽吸导管尾端接口锁紧,然后直接将延长管与预置钢丝尾端接头相连接。延长导管另一端与旋塞阀相连。打开旋塞阀,用肝素盐水充分冲洗抽吸导管内腔,直至排尽导管腔内空气(图7-3),然后关闭旋塞阀(图7-4)。

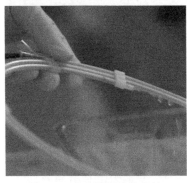 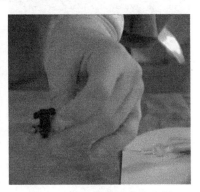

图7-3　冲洗抽吸导管内腔　　　图7-4　抽吸腔尾端的旋塞阀

3. 专用注射器最大负压化　保持旋塞阀关闭,连接专用注射器(图7-5)。将注射器抽至最大负压后顺时针旋转锁定(图7-6)。

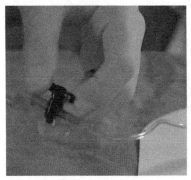 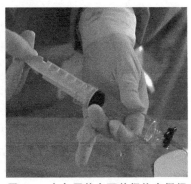

图7-5　连接注射器后回抽保持负压　　图7-6　在负压状态下关闭旋塞阀门
　　　　状态

4. 载抽吸导管至导引导丝 经抽吸导管头端的导丝交换腔插入导引导丝(图 7-7、图 7-8),切勿经抽吸腔插入导引丝。

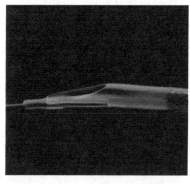 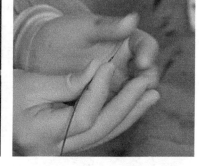

图 7-7 抽吸导管头段的导丝孔　　**图 7-8 指引导丝穿过快速交换导丝腔**

(二)基础操作步骤

1. 推送抽吸导管 充分打开 Y 阀,左手固定导引导丝,右手推送抽吸导管。推送速度不宜过快,手握抽吸导管不宜过紧,手握抽吸导管的位置与 Y 阀入口以 2～3cm 为宜(勿超过 5cm),并尽量使抽吸导管与导引导丝和指引导管保持平行,以免损坏抽吸导管。透视下推送抽吸导管,直至导管远端标记到达血栓病变的近端。对于带有预置钢丝的抽吸导管,还应将预置钢丝的接头与延长管断开,拔除预置钢丝,并重新将延长管与抽吸导管尾端接口相连。

2. 血栓抽吸 抽吸导管到达血栓病变近端合适位置后,打开旋塞阀,开始抽吸。在透视下缓缓前送抽吸导管,如出现回血减慢,提示抽吸导管头端已接触血栓或病变。如遇无回血或回血极度缓慢,不宜快速推送,可适当改变抽吸导管位置后继续抽吸,或将抽吸导管回撤至血栓近端并适度旋转后重新前送导管并抽吸。抽吸过程中应持续保持充足负压,若抽吸血量已达注射器容量的一半(15～20ml),应关闭旋塞阀并更换注射器后重新开始抽吸。导管头端到达预定部位后,应在负压下缓慢回撤抽吸导管直至血栓病变近端(图 7-9)。一般认为,应由近及远地进行抽吸。由远及近地进行抽吸可能在导管通过病变的过程中引起血栓移位,导致或加重远端栓塞。在抽吸过程中,不推荐经指引导管注射对比剂或经抽吸导管给药。一般将导管从病变近端至远端、再由远端至近端移动并抽吸定义为一次抽吸(关闭旋塞阀,更换注射器)。

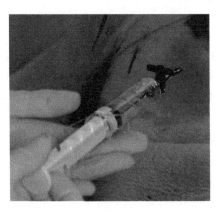

图 7-9　回撤抽吸导管时应保持负压状态下关闭旋塞阀

3. 回撤抽吸导管　血栓抽吸后如出现回血速度明显加快、回血过缓或无回血,或已达抽吸终点,应考虑撤出抽吸导管,评价抽吸效果或查找原因。回撤前应首先确认抽吸注射器残余负压是否充足,以免因负压不足造成导管头端血栓脱落。同时,还应确认指引导管头端是否在冠状动脉开口内并与其保持同轴。若指引导管头端悬在冠状动脉开口外并回撤抽吸导管,有可能导致血栓脱落至主动脉并导致外周动脉栓塞。左冠状动脉血栓抽吸时,若指引导管与靶血管(如前降支)开口不同轴,回撤时血栓可能脱落至相邻分支(如回旋支)。回撤前应将指引导管调整至靶血管开口附近并保持同轴(必要时可调整指引导管超选进入靶血管),

可能有利于减少该并发症。此外,还应注意把握回撤的速度,建议按照"先慢后快"的原则回撤抽吸导管。先将抽吸导管缓慢回撤至指引导管内,既可减少血栓脱落至冠状动脉,也可避免因导引导丝在指引导管与冠状动脉开口处打弯乃至扭结;一旦抽吸导管完全进入指引导管,则应快速将其撤出,以免因负压骤减造成导管头端血栓脱落。抽吸导管完全撤出后,还应充分回抽指引导管内血液并冲洗 Y 阀,以排出可能脱落在指引导管腔内或滞留在 Y 阀处的血栓。

(三)抽吸效果的评价

抽吸导管撤出体外后,将注射器和抽吸导管内血液及指引导管回抽血液注射至过滤筛内,冲洗后观察抽吸物的形态、大小和颜色等。结合再次冠状动脉造影,TIMI 血流情况决定是否再次抽吸。

(四)抽吸终点

原则上在持续负压抽吸过程中,抽吸导管能顺利通过病变到达远端而无血流中断现象表明远端血管已有血流灌注,此时可回撤抽吸导管行造影判断。出现下述情况应考虑终止血栓抽吸:抽吸后血栓负荷明显减轻,血流达到 TIMI 2～3 级;反复抽吸效果仍不理想,残余大量血栓负荷;操作时间过长或回抽血量较多(回抽总血量超过 200ml)。

二、常见技术问题及解析

(一)推送抽吸导管过程中的常见问题

(1)插入抽吸导管后出现动脉压力曲线低平有无意义? 在 6F 的导引导管内插入 6F 抽吸导管,由于指引导管与抽吸导管之间的间隙太小,可能会观察到低平的压力曲线,并无特殊意义(图 7-10)。

(2)如何避免推送抽吸导管时打折? 充分打开 Y 阀,手握抽吸导管的位置与 Y 阀入口以 2～3cm 为宜。尽可能使抽吸导管

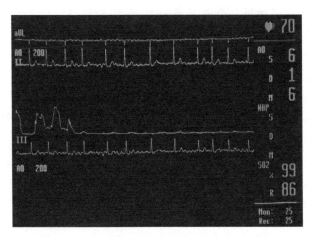

图 7-10　抽吸导管插入后血压监测波形的变化

与导引导丝和指引导管保持平行,推送速度不宜过快,手握抽吸导管不宜过紧(图 7-11)。

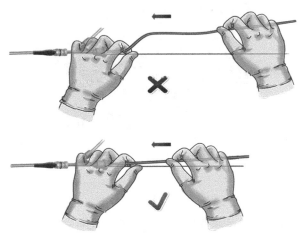

图 7-11　抽吸导管推送

（3）推送抽吸导管时遇到阻力，无法到达指定位置？抽吸导管不能到达和（或）通过罪犯病变的发生率为 4%～11%，其预测因素为梗死相关动脉的病变近端存在严重纡曲、钙化和分叉病变。对上述病变应首选支撑力强的指引导管，如抽吸导管不能通过罪犯病变，建议先应用小球囊（直径≤2.0mm）低压扩张后判断血栓负荷情况，然后再尝试血栓抽吸。若仍不能通过，在排除血管高度纡曲及严重钙化情况下可尝试双导丝支撑、换用支撑力更强的指引导管或更换通过性更好的抽吸导管等方法。Export Advance 抽吸导管因采用全程可变编织技术，其导管外径降至 0.067 英寸，在 6F 指引导管内可轻松兼容抽吸导管与另一根导引导丝，便于加强支撑或行边支保护（图 7-12）。

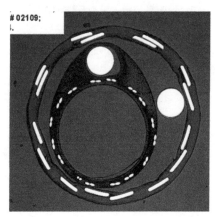

图 7-12　Export Advance 双导丝截面

（二）血栓抽吸过程中常见问题

（1）为什么由近及远开始血栓抽吸？将抽吸导管先送至血栓内或远端（即由远及近）开始抽吸，可能会增加远端栓塞风险（图 7-13）。

（2）血栓抽吸过程中应如何预防空气栓塞？可通过以下 4 种

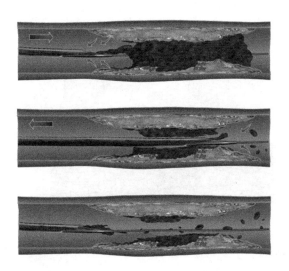

图 7-13　由近及远抽吸

方法预防：抽吸导管插入前应排尽导管腔内空气；打开 Y 阀并见充分回血后开始插入并推送抽吸导管；抽吸导管进入体内后，应尽量避免经指引导管注射造影剂；血栓抽吸后导管腔内可能残存空气，此时不宜经导管注射药物或在体内冲洗抽吸导管；抽吸导管每次撤出体外后，还应排尽指引导管内空气或可能残留的血栓。

　　(3)抽吸过程中是否需要旋转抽吸导管？若在肉眼可见血栓处反复抽吸仍效果不佳，改变抽吸导管头端斜面方向有望改善抽吸效果(图 7-14)。

　　(4)抽吸无回血或回血过缓：开始血栓抽吸后，若 5s 内无回血或回血过缓，应适当调整导管头端位置。在血栓抽吸过程中，若突然出现血流中断，可能由于抽吸导管头端嵌顿于病变内或血管壁，或有较大血栓阻塞抽吸导管。此时，应在负压状态下撤出抽吸导管，并用肝素盐水反复冲洗，同时充分回抽指引导管内血液。

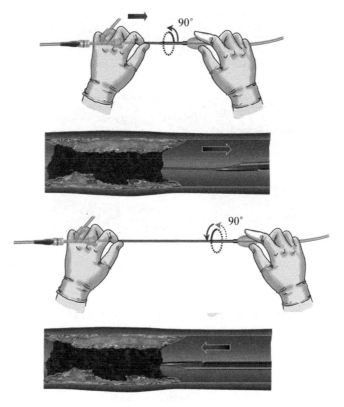

图 7-14　旋转抽吸导管头端方向

三、回撤抽吸导管过程中的常见问题

（1）抽吸导管无法撤出：最常见的原因是导引导丝在指引导管和冠状动脉开口处打弯或扭结（图 7-15），导致抽吸导管回撤受阻。此时应在透视下调整、松解导引导丝扭结，再缓慢回撤抽吸导管。必要时可将抽吸导管与导引导丝一并撤出。回撤时若遇阻力，应仔细分析查找原因，切忌粗暴操作，以免导致冠状动脉夹

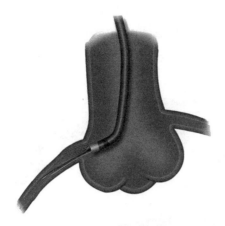

图 7-15　导丝打结

层等并发症。

（2）如何预防回撤过程中血栓从抽吸导管脱落至主动脉？回撤前应确保指引导管头端位于冠状动脉开口内，并尽量保持同轴（图 7-16、图 7-17）。回撤过程中应全程保持充足负压，以免导致位于抽吸导管头端的血栓脱落。

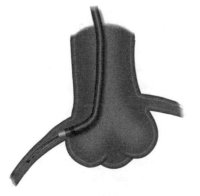

图 7-16　全程同轴

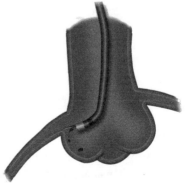

图 7-17　指引导管不同轴

（3）如何预防回撤过程中血栓脱落至相邻分支？回撤前将指引导管深插超选进入靶血管内（图 7-18），或使指引导管头端尽量与靶血管保持同轴，在全程充足负压下撤出抽吸导管。

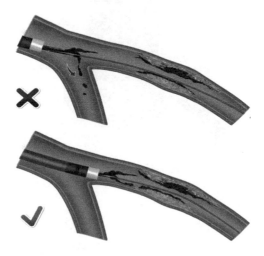

图 7-18　指引导管超选

参 考 文 献

Ali A，Cox D，Dib N，et al. 2006. Rheolytic thrombectomy with percutaneous coronary intervention for infarct size reduction in acute myocardial infarction：30-day results from a multicenter randomized study. J Am Coll Cardiol，48：244-252.

Beran G，Lang I，Schreiber W，et al. 2002. Intracoronary thrombectomy with the x-sizer catheter system improves epicardial flow and accelerates st-segment resolution in patients with acute coronary syndrome：A prospective，randomized，controlled study. Circulation，105：2355-2360.

Burzotta F，De Vita M，Gu YL，et al. 2009. Clinical impact of thrombectomy in acute st-elevation myocardial infarction：An individual patient-data pooled analysis of 11 trials.Eur Heart J,30:2193-2203.

Burzotta F,Trani C,Romagnoli E,et al.2005.Manual thrombus-aspiration improves myocardial reperfusion:The randomized evaluation of the effect of mechanical reduction of distal embolization by thrombus-aspiration in primary and rescue angioplasty (remedia) trial.J Am Coll Cardiol,46:371-376.

Carrick D,Oldroyd KG,McEntegart M,et al.2014.A randomized trial of deferred stenting versus immediate stenting to prevent no-or slow-reflow in acute st-segment elevation myocardial infarction (defer-stemi).J Am Coll Cardiol,63:2088-2098.

Dauvergne C,Araya M,Uriarte P,et al.2013.'Mother-in-child' thrombectomy technique:A novel and effective approach to decrease intracoronary thrombus burden in acute myocardial infarction.Cardiovasc Revasc Med,14:14-17.

De Carlo M,Aquaro GD,Palmieri C,et al.2012.A prospective randomized trial of thrombectomy versus no thrombectomy in patients with st-segment elevation myocardial infarction and thrombus-rich lesions:Mustela (multidevice thrombectomy in acute st-segment elevation acute myocardial infarction) trial.JACC Cardiovasc Interv,5:1223-1230.

DeWood MA,Spores J,Notske R,et al.1980.Prevalence of total coronary occlusion during the early hours of transmural myocardial infarction.N Engl J Med,303:897-902.

Frobert O,Lagerqvist B,Olivecrona GK,et al.2013.Thrombus aspiration during st-segment elevation myocardial infarction.N Engl J Med,369:1587-1597.

Gibson CM,de Lemos JA,Murphy SA,et al.2001.Combination therapy with abciximab reduces angiographically evident thrombus in acute myocardial infarction:A timi 14 substudy.Circulation,103:2550-2554.

Grines CL,Nelson TR,Safian RD,et al.2008.A bayesian meta-analysis comparing angiojet thrombectomy to percutaneous coronary intervention alone in acute myocardial infarction.J Interv Cardiol,21:459-482.

Herrick JB.1983.Clinical features of sudden obstruction of the coronary arteries.JAMA,250:1757-1765.

Jolly SS,Cairns JA,Yusuf S,et al.2015.Randomized trial of primary PCI with or without routine manual thrombectomy.N Engl J Med,372:1389-1398.

Kumbhani DJ,Bavry AA,Desai MY,et al.2013.Role of aspiration and mechanical thrombectomy in patients with acute myocardial infarction undergoing primary angioplasty:An updated meta-analysis of randomized trials.J Am Coll Cardiol,62:1409-1418.

Lagerqvist B,Frobert O,Olivecrona GK,et al.2014.Outcomes 1 year after thrombus aspiration for myocardial infarction.N Engl J Med,371:1111-1120.

Migliorini A,Stabile A,Rodriguez AE,et al.2010.Comparison of angiojet rheolytic thrombectomy before direct infarct artery stenting with direct stenting alone in patients with acute myocardial infarction.The jetstent trial.J Am Coll Cardiol,56:1298-1306.

Navarese EP,Tarantini G,Musumeci G,et al.2013.Manual vs mechanical thrombectomy during pci for stemi:A comprehensive direct and adjusted indirect meta-analysis of randomized trials.Am J Cardiovasc Dis,3:146-157.

Noman A,Egred M,Bagnall A,et al.2012.Impact of thrombus aspiration during primary percutaneous coronary intervention on mortality in st-segment elevation myocardial infarction.Eur Heart J,33:3054-3061.

Parodi G,Valenti R,Migliorini A,et al.2013.Comparison of manual thrombus aspiration with rheolytic thrombectomy in acute myocardial infarction.Circ Cardiovasc Interv,6:224-230.

Sardella G,Mancone M,Canali E,et al.2010.Impact of thrombectomy with export catheter in infarct-related artery during primary percutaneous coronary intervention(expira trial)on cardiac death.Am J Cardiol,106:624-629.

Sianos G,Papafaklis MI,Daemen J,et al.2007.Angiographic stent thrombosis after routine use of drug-eluting stents in st-segment elevation myocardial infarction:The importance of thrombus burden.J Am Coll Cardiol,50:573-583.

Silvain J1, Collet JP, Nagaswami C, et al. 2011. Composition of coronary thrombus in acute myocardial infarction.J Am Coll Cardiol, 57：1359-1367.

Stone GW, Abizaid A, Silber S, et al. 2012. Prospective, randomized, multi-center evaluation of a polyethylene terephthalate micronet mesh-covered stent (mguard) in st-segment elevation myocardial infarction: The master trial.J Am Coll Cardiol, 60：1975-1984.

Stone GW, Maehara A, Witzenbichler B, et al. 2012. Intracoronary abciximab and aspiration thrombectomy in patients with large anterior myocardial infarction: The infuse-ami randomized trial.JAMA, 307：1817-1826.

Tang L, Zhou SH, Hu XQ, et al. 2011. Effect of delayed vs immediate stent implantation on myocardial perfusion and cardiac function in patients with st-segment elevation myocardial infarction undergoing primary percutaneous intervention with thrombus aspiration.Can J Cardiol, 27：541-547.

Thiele H, de Waha S, Zeymer U, et al. 2014. Effect of aspiration thrombectomy on microvascular obstruction in nstemi patients: The tatort-nstemi trial.J Am Coll Cardiol, 64：1117-1124.

Vlaar PJ, Diercks GF, Svilaas T, et al. 2008. The feasibility and safety of routine thrombus aspiration in patients with non-st-elevation myocardial infarction.Catheter Cardiovasc Interv, 72：937-942.

Vlaar PJ, Svilaas T, van der Horst IC, et al. 2008. Cardiac death and reinfarction after 1 year in the thrombus aspiration during percutaneous coronary intervention in acute myocardial infarction study (tapas): A 1-year follow-up study.Lancet, 371：1915-1920.

Yip HK, Chen MC, Chang HW, et al. 2002. Angiographic morphologic features of infarct-related arteries and timely reperfusion in acute myocardial infarction: Predictors of slow-flow and no-reflow phenomenon.Chest, 122：1322-1332.

第 *8* 章

急诊 PCI 器械的选择要点

沈阳北方战区总医院　荆全民

沈阳医学院附属中心医院　田　兵

一、导丝的选择

由于冠状动脉介入治疗(PCI)技术的迅猛发展,使其成为冠心病血管重建的重要手段。同时,由于 PCI 器械的不断改进与发展,导引导丝作为 PCI 的最基本平台,在整个介入治疗过程中起着举足轻重的作用。正确地选用导引导丝是 PCI 成功的关键。而急诊 PCI 导丝选择又有其自身特点,但首先我们应了解导丝的结构与特性,才能有针对性地选择适合急诊 PCI 的导丝。

(一)导引导丝的结构

虽然各个介入器械厂家生产的导引导丝由于不同的结构设计和材料选取导致性能各不相同,但其结构大致分为 3 个部分:柔软尖端(soft tip)、连接尖端与核心杆中间段(solder joint)及近端推送杆段(图 8-1)。核心钢丝贯穿整个导丝全长,在远端呈阶梯式或锥形过渡段,核心钢丝的粗细和过渡段的长短及过渡方式决定了导丝的支持力、推送力和柔顺性。核心钢丝越粗,过渡段越短、粗,导丝的支持力、推送力越强,而柔顺性变低,不易跨越扭曲成角病变;核心钢丝越细,过渡段越细、长,导丝的支持力、推送力越差,但柔顺性提高,多用于成角扭曲的冠状动脉病变。

(二)导引导丝的性能

随着 PCI 技术的不断发展及为适应不同冠状动脉病变的特

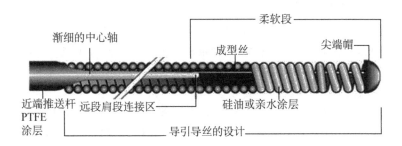

图 8-1　导引导丝的结构

点和要求,应运而生功能各异的冠状动脉介入导丝,对于导丝功能的优劣主要通过以下 4 个方面评价。

1. **导丝的调节力**　也即导丝的操控性,是指术者旋转导丝近段(体外金属推送杆段),其尖端随术者旋转、扭动的能力。反映导丝尖端在人为操纵下的灵活性,调节能力越强,导丝到达、跨越病变的能力越强。调节力决定于核心钢丝的直径及导丝尖端的结构,如核心钢丝的过渡段越短,其尖端的操控性越差。

2. **导丝的柔顺性**　指导丝顺应血管自然状态通过病变的能力。主要决定于核心钢丝的直径、过渡段的结构形态及核心钢丝与导丝尖端的连接方式。核心钢丝直径越粗,导丝硬度越大,柔顺性越小;长过渡段的设计使导丝具有更好的柔顺性,更易通过扭曲的血管和侧支血管;而核心钢丝直接与导丝尖端连接增加了尖端的硬度,柔顺性势必降低。

3. **导丝的推送力**　指导丝在术者操纵体外推送杆作用下通过病变的能力。取决于核心钢丝的硬度(直径)以及过渡段的设计方式。核心钢丝越粗,过渡段呈平缓的锥形,推送力的传导较为均匀,较阶梯型过渡段的设计更容易通过扭曲和成角的血管病变。柔软、推送力差的导丝,因其尖端柔软,运动容易受阻,不易发生血管穿孔,操作比较安全。而推送力强、尖端较硬的导丝容易造成血管夹层或穿孔。

4. 导丝的支持力 是指导丝作为 PTCA 球囊和支架的输送导轨,其在病变血管,特别是复杂病变血管中的稳定程度。亦指导丝体部的硬度,与轴心钢丝直径、材质有关。

(三)导引导丝的分类

冠状动脉介入治疗导引导丝的分类方法有多种。目前较多用的导丝分类方法是根据不同的冠状动脉病变进行分类,以提高介入治疗的成功率。良好的导丝应该具备某些方面的突出性能而又尽量不牺牲其他特性,是导丝调节能力、通过能力和传送能力等的综合性平衡。根据冠状动脉病变的不同分为:①通用型导丝,这一类型的导丝能够达到调节能力好和支持力强的双重要求,使操作更方便,实用性更强,属功能"泛化"的导丝,多用于普通冠状动脉病变和急性闭塞病变。代表性导丝有 Abbott Vascular 公司的 BMW 系列、Floppy 系列、Traverse、Whisper 导丝;Cordis 公司的 Stabilizer Supersoft、ATW、soft 及 Wizdom 等导丝;Boston 公司的 PT2 系列导丝;Terumo 公司的 Runtrough NS、Cross NT 系列导丝以及 ASAHI 公司的 Rinato 导丝和 Miracle 系列导丝。②闭塞型导丝,针对一些特殊的冠状动脉病变,特别是慢性闭塞病变的导丝细化成数个系列,具有不同的功能特点和用途,体现了导丝发展的另一个方向,为功能"细化"的导丝。根据导丝护套设计不同又分为:超滑导丝,如 Abbott Vascular 公司的 Pilot 系列、Boston 的 PT2 系列导丝;缠绕型导丝,如 Abbott Vascular 公司的 CROSS IT 系列导丝、ASAHI 公司的 Miracle 及 Conquest 系列导丝和 Cordis 公司的 Shinobi 导丝等。

(四)急诊冠状动脉介入治疗术中导引导丝的选择

在急诊冠状动脉介入治疗过程中。导丝的选择应遵循以下原则。

1. 根据不同导丝的性能及使用范围选择导引导丝的原则 当我们了解了不同导丝的结构和性能后,可以发现符合各种不同要求的完美导丝是不存在的。原因是导丝综合性能中的各个特点是相互制约和限制的,是各种矛盾综合后的产品。故选择导丝时要根据病变的实际情况,依据导丝的综合性能进行选择。

2. 根据病变类型选择导引导丝的原则　根据病变的不同选择合适的导丝,综合考虑病变特点和适用导丝的特性,以发挥其最佳效果。

比如重度狭窄和急性闭塞病变,我们的经验是尽量不选择超滑导丝(特别是对于初学者),因为超滑导丝的尖端触觉反馈性能差,导丝极易进入假腔而术者浑然不觉。所以,对于急性心肌梗死导致的闭塞病变,特别是血栓闭塞性病变。因为急诊手术特点及其血栓病变特有性质。必须达到以下要求:①安全,避免进入夹层或穿孔;②操控,快速到达通过病变;③耐用,减少不必要的导丝更换,以减少操作时间。因此,急性心肌梗死时主张用亲水导丝,并且要求头端柔软,柔软度以 0.6～1.0g 为宜,这样的导丝在血管末梢可随着心脏的跳动而摆动,减少损伤血管壁的风险。此类导丝,如 Medtronic 公司的 Intuition,1.0g;BMW Universal Ⅱ,0.7g;Runthrough Floppy,1.0g;Rinato,0.8g。亲水导丝也可分为超滑导丝和缠绕型导丝。超滑导丝:Fielder,Whisper BMW Universal Ⅱ (hybrid),其操控时通过性较好,可快速到达通过病变,但其尖端触觉反馈性能差,导丝极易进入假腔而术者浑然不觉,适合有经验的术者。

亲水缠绕型导丝弹簧圈外层 ＋ 亲水涂层,如 Medtronic 公司的 Intuition、Runthrough、Rinato,此类导丝的通过性略逊于超滑导丝。但其尖端触觉反馈性强,安全性佳,适合初学者。

3. 另外根据冠状动脉造影将常见的冠状动脉病变分为四大类选择导丝

(1)普通病变:为临床最多见的冠状动脉病变,占全部病变的90%。针对这一类型病变应选择即具有良好的支持力,又具备优异的操纵性和顺应性、尖端柔软的导丝。符合这一要求的导丝首推 Abbott Vascular 公司的 Balance、BMW、UNIVERSAL、FloppyII、FloppyII ExtraSupport、Traverse、Whisper、Pilot50 导丝；Cordis 公司的 Stabilizer Supersoft、soft、ATW、Wizdom 等导丝；Boston 公司的 PT2 导丝；Terumo 公司的 Runthrough NS 导丝及 ASAHI 公司的 Rinato、Miracle3、4.5 等导丝。

(2)扭曲、成角病变：是指病变近端血管过度纡曲或靶病变血管全程严重扭曲，甚至成各种角度发出（可见病例1）。对于这类病变要求导丝具有易于通过扭曲血管的柔软尖端，还应具备良好的血管跟踪性及顺应性，同时应有较强的拉伸扭曲血管的能力，以使球囊、支架能够顺利通过扭曲、成角血管到达病变。可以选择 Abbott Vascular 公司的 Whisper MS、Pilot50、Traverse 导丝；Cordis 公司的 Stabilizer Supersoft、ATW 导丝；Boston 公司的 PT2 系列导丝；Terumo 公司的 Runthrough NS 导丝和 ASAHI 的 Rinato 导丝。

(3)对于冠状动脉分叉病变，特别是边支血管粗大、供血范围广泛的血管，在对主支血管进行介入治疗时，往往需要对边支血管送入导丝进行保护；另外当主支血管置入支架影响边支血流或主、边支血管以特殊的式样进行支架置入治疗后，需对吻球囊扩张时，往往需要选择一些操控灵活、顺应性、支持力均好的导丝，以求顺利穿过支架网孔到达边支。这时可以选择超滑的软导丝如：Whisper 导丝、PT2 导丝以减少穿过支架网孔进入边支血管的阻力。同时还可以选择非 Polymer 涂层的导丝如：Runthrough NS、Rinato、Traverse、ATW 和 IQ 等导丝。

(4)某些需要超强支持的病变，如严重钙化、扭曲、成角的病变血管，要求导丝具有柔软的头端和更好的支持力，以便拉伸血管输送体积较大的治疗装置如切割球囊或较硬、较长的支架到达病变。符合这一要求的导丝有 Abbott Vascular 公司 Balance-Heavyweight、IronMan、ExtraSupport & AllStar 导丝；Cordis 公司的 Supersoft 导丝；Terumo 公司的 CROSSNT 系列导丝。

二、指引导管的选择与操作

急诊PCI要求指引导管有良好的通过性,以及经桡性能卓越。时间就是心肌,需要快速完成手术。器械安全性出色;超大内腔:使用抽吸导管协同配合,有助抽吸等操作;易入冠、易到位,减少嵌顿;硬度适中,不僵硬,易调整、易同轴;灵活调整支撑方位;头端柔软安全,应减少对冠状动脉口损伤。

急诊PCI需要有支撑力和同轴性较好的指引导管,导管室内的指引导管应当型号齐全,以利于术者选用。常用的指引导管一般多为6F(1 FR=0.013英寸=0.33mm)。左冠状动脉病变常用的指引导管包括EBU、JL、AL、XB、BL等系列,右冠状动脉病变常用的指引导管包括JR、SAL、MAC、AL、XBRCA等。用于子母导管技术的5F指引导管也应备用,在需要通过主动支撑技术将介入器械通过病变时选用。

手术入路可采取桡动脉穿刺,但下后壁右心室心肌梗死患者建议多选择右侧股动脉入路,以便具有更强大的支撑力和器械的通过能力。必要时可行右股静脉临时起搏器治疗。术前考虑右冠状动脉闭塞者常选用JR指引导管,但JR的支撑力相对不足,而指引导管支撑力对血栓抽吸的应用至关重要(TOTAL试验"血栓抽吸组30d卒中发生比例较高"的可能解释之一是:若指引导管支撑力不够,推送抽吸导管过程中会使指引导管被动回撤,可能将血栓带出并脱落进入主动脉,进而导致卒中),尤其是目前多采用桡动脉入路的情况下,也要注意在一些情况下选择相对强支撑力的指引导管。相对JR的支撑力不足,AL的不易到位和安全性不足,SAL和MAC指引导管的共同特点是能够快速到位,安全无创,同时提供中强支撑力,适用于急诊PCI(图8-2)。对于左冠状动脉病变,可考虑在EBU、JL、AL、XB等系列指引导管中进行选择,但JL指引导管在桡动脉入路同样有支撑力不足的问题,EBU指引导管操控性好,又能提供强大的经桡支撑力,推荐常规使用(图 8-2)。新型同轴指引导管和子母导管(5F in 6F cathe-ter)可以加强支撑力,增加了球囊通过闭塞病变的可能性。

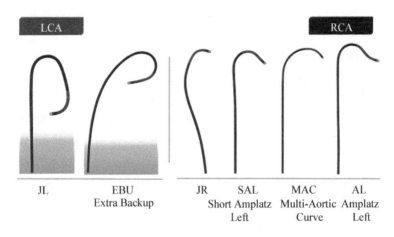

JL　　　EBU　　　JR　　SAL　　　MAC　　　AL
　　Extra Backup　　　Short Amplatz　Multi-Aortic　Amplatz
　　　　　　　　　　Left　　　　Curve　　　　Left

图 8-2　急诊 PCI 常用指引导管头部形状

对于进行急诊 PCI 手术的年轻术者来说必须要掌握 EBU 指引导管操作,其具体总结如下(可见病例 2)。

(一)尺寸选择

指引导管型号选择直接影响导管的到位率、操作难易程度。型号的选择根据升主动脉根部直径、冠状动脉开口部位、开口方向(图 8-3)、病变性质特征及所需要提供的支撑力等多方面因素。主动脉根部直径偏小提示选用 EBU3.0、3.25;主动脉根部直径正常提示选用 EBU3.5、3.75;主动脉根部扩张应选用 EBU3.75、4.0(图 8-4)。左冠状动脉开口较高选 EBU3.0;开口较低选 EBU3.75。右桡动脉途径常用 EBU3.5,而左桡动脉径路则应选相对大号导管。

(二)操作技巧

1. 进达主动脉弓　经右桡动脉推送 EBU 达主动脉弓与其他指引导管的操作相同。前送导管时要钢丝先行,指引导管跟上,

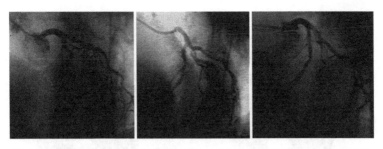

图 8-3　各种开口方向的左冠状动脉（从左至右分别是水平、向下、向上开口）

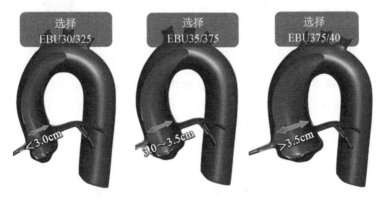

图 8-4　根据亚洲人主动脉宽度选择 EBU 导管

即让导管跟着导丝走；导丝、导管推送轻柔，因势利导，透视下观察走行；必要时造影确认。锁骨下动脉和头臂干纤曲时选用亲水涂层导丝，前送导丝时可嘱患者配合深吸气动作，有利于导丝顺利通过异常段血管。

2. **进左冠状动脉窦**　先将导引导丝送至主动脉根部窦底反转指向左，导丝反转长度 4～5cm（图 8-5），当 EBU 送至主动脉弓水平，前送并配合顺时针旋转动作，EBU 导管窦内成型指向左冠状动脉窦（图 8-6）。

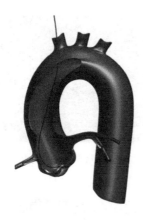

图 8-5 导丝在窦底成型

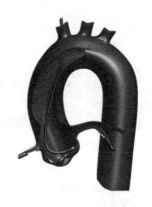

图 8-6 导管在后窦成型回撤导丝至导管第二弯曲

3. 进左冠状动脉口 EBU 窦内成型指向左状动脉冠窦时，轻撤导丝回至 EBU 支撑段以内，并轻撤导管，必要时适当顺钟向或逆钟向旋转，让 EBU 轻轻地进入左冠状动脉开口，以免对其造成损伤（图 8-7）。如不能进入左冠状动脉口，则做逆钟向旋转并配合轻轻前送，指引导管可衔接左冠状动脉口（图 8-8）。如仍无法进入左冠状动脉口，并恢复 U 形弯曲，导管口位于左冠状动脉口之上，必要时可采用再送入 1 根 0.035 英寸 J 形钢丝指引导管，将顺时针旋转指向左冠状动脉窦 EBU 的导管开口压向左冠状动脉开口以下，再轻撤导丝回至指引导管支撑段以内，轻回调指引导管入左冠状动脉口（图 8-9）。

4. 同轴性和指向 左冠状动脉开口向上，则前送 EBU 头端即向上；左冠状动脉开口向下，则轻撤头端即向下。EBU 头端指向回旋支，需调整指向前降支，则顺时针旋转并轻轻前送指引导管即可；如头端指向前降支，需调整指向回旋支，则逆钟向旋转并轻轻后撤即可。如调整困难，可先在冠状动脉内放置 1 根冠状动脉导丝，再调整 EBU 导管同轴性和指向。

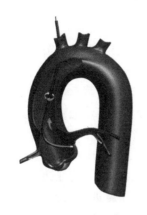 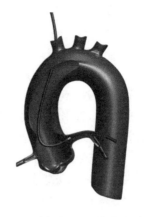

图 8-7　轻柔提拉,配合轻柔顺时　图 8-8　继续提拉 EBU 至 LCA 水平,
　　　　针旋转　　　　　　　　　　　　　　辅以顺/逆时针旋转到位

① 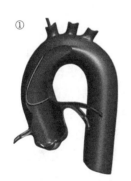　② 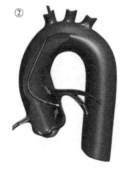　③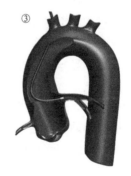

图 8-9　擅用 0.035 英寸 J 形钢丝

三、急诊介入球囊和支架的选择

(一)急诊介入治疗选择球囊的基本原则

在导丝通过血栓病变段后,选择球囊应从以下几个方面考虑:①剖面(profile),未扩张球囊外径是通过测量未扩张状态球囊

和远段导管的外径获得的,一般以球囊标记部位的外径(crossing profile)来表示。随着球囊制作工艺的改进,球囊外径越来越小。球囊的剖面是影响球囊通过性的一个重要参数。球囊的剖面越小越好,剖面越小则推进性和通过性越好。球囊硬度不能过硬,否则顺从性差,不易通过纡曲病变,易损伤血管远端。球囊推送杆不能太软,否则推送性较差。②球囊大小(外径),处理血栓病变时,预扩张球囊一般选择直径<血管 0.5~1.0mm,压力从小到大,以能充分扩张病变为基本原则,避免造成血管壁深层损伤甚至夹层。后扩张球囊一定不能超过支架边缘,防止边缘损伤形成夹层。③球囊顺应性,选择半顺应性球囊进行病变的预扩张,选择非顺应性球囊进行支架内后扩张。如 BSC 公司的 Maverick、Apex push,Medtronic 公司的 NC Sprinter 等。

(二)球囊的推送方法

确认导丝通过病变进入真腔后,可试用球囊沿导丝推送,推送过程中力量应轻柔、均匀,细心感觉阻力变化。如果阻力明显增大但球囊可以通过病变,可考虑先不预扩,退出球囊后通过造影证实导丝是否在真腔,有时可利用微导管进行腔内手推造影证实导丝是否位于真腔,但无把握时禁用,以防扩大夹层范围。

如果球囊通过闭塞部位困难,增加指引导管的后座支持力可能有帮助,在球囊到达阻塞部位时,对球囊导管持续性加压比短促冲击阻塞部位更易于成功通过病变,后者一般不会传递额外的作用力。如果无法估计出参考血管的直径(因为远端血管为侧支循环充盈),则可以使用最小外径的球囊。

(三)预扩张的方法

为避免推送支架困难,必须对闭塞血管进行预扩张。在预扩张过程中,应从小球囊低压力开始,逐步过渡到较大球囊的高压扩张,确保能尽早开通闭塞血管,使远端恢复血流灌注。但急性血栓患者应考虑再灌注心律失常的发生。应备好抢救药物、IABP、临时起搏器等急救器材。若考虑到急性血栓病变血管较大,再灌注心律失常的发生率较高时,可缓慢减压,并及时给予阿托品、间羟胺等药物。并避免冠状动脉血管正向血流大量快速灌入。成功扩张闭塞病变后,若生命体征平稳建议冠状动脉内注入硝酸甘油使慢性无灌注的血管达到最大舒张,便于准确选择支架的直径和长度。

球囊分为预扩张球囊和后扩张球囊。因常规预扩张时选的球囊常明显小于血管真实直径,故一般不会引起冠状动脉破裂穿孔。球囊预扩张引起冠状动脉穿孔均是在对闭塞病变行介入治疗时,在不能确认导丝已达远端真腔的情况下,盲目进行预扩张,即使选择小球囊低压力也容易造成冠状动脉穿孔。球囊后扩张引起的穿孔常因为球囊选择过大,选择了半顺应性球囊或是后扩张压力过大引起。尤其是在女性、小血管、成角及钙化病变危险更大。一定采取慎重的态度避免并发症的发生。

(四)后扩张方法

为防止支架的过度膨胀和对 DES 涂层的保护,后扩张多采用非顺应性球囊,在支架的残余狭窄最重处进行扩张。但 ACS 患者往往斑块内脂质负荷较重,因此,在后扩张时需要考虑无复流发生的可能,应做好无复流的预防和处理。后扩张不同于预扩张的逐渐加压方法,尽量减少扩张次数,故采用直接高压、一次加压到位的扩张方法。减少血栓病变反复后扩张次数,必要时可缓慢加压,使斑块逐渐适应球囊压力,减少无复流的发生。但需根据支架释放后的直径来确定后扩张球囊扩张时所需的压力。

(五)支架选择

急性心肌梗死介入治疗时,对于支架的选择,建议采取"多取出,少置入"的原则,即尽可能多进行血栓抽吸,减少血栓负荷,尽可能少地应用支架处理病变。一旦决定支架治疗,目前指南已明确推荐药物涂层支架治疗,可选择安全性高,通过性好的多聚物涂层支架。支架长度尽量覆盖病变两端。因为急诊患者通常病情复杂,术后应激性胃溃疡等发生率高,所以选择支架时最好选择安全性高、内皮修复快的支架,如美敦力的 Resolute Integrity 支架获得了欧盟 1 个月双联抗血小板治疗的适应证,这样一旦出现出血需要停用双联抗血小板治疗时也有更多的安全保证。另外,急诊手术首要原则就是尽快开通病变,所以支架的通过性也非常重要。

病例 1:RCA 纤曲钙化 1 例。

老年女性 64 岁,下壁心肌梗死 4h。行冠状动脉造影检查发现:RCA 走行上行,并且 RCA 近段成角,扭曲,中段钙化,并且病变位于远段(图 8-10)。造影后考虑病变纤曲,JR 指引导管无法提供更好支撑力,需要较强支撑力的指引导管,定位性好,并能为导丝、球囊支架等的输送提供良好的支撑力。考虑选用 AL 指引导管。选择亲水 Whisper 导丝。顺利通过病变,置入 2.75mm× 24mm 支架 1 枚(图 8-11)。最后结果可见图 8-12。

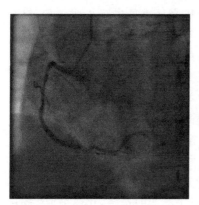 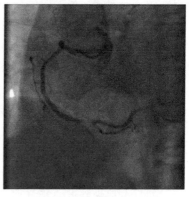

图 8-10　造影见右冠状动脉开口向上,近段纤曲,病变位于远段,需要强大支撑力方能完成介入治疗

图 8-11　选择 AL 1.0 指引导管,同轴性良好

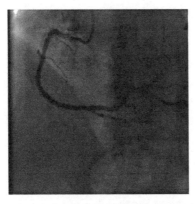

图 8-12　指引导管提供了良好支撑力顺利完成远段病变的介入治疗

病例 2：主动脉增宽 1 例。

74 岁,男性,LCX 支架术后 2 年,急性前壁心肌梗死。桡动脉路入,应用 EBU3.5 无法达到左冠状动脉口部,考虑主动脉增宽,桡动脉 EBU 3.5 指引导管更换为 EBU 4.0 指引导管顺利到达 LCA 口部。LAD 中远段置入支架 1 枚。见图 8-13 至图 8-15。

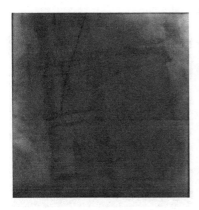

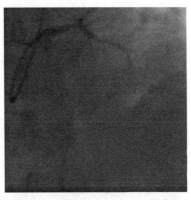

图 8-13　EBU 3.5 指引导管无法到
**　　　　达左冠状动脉**

图 8-14　换用 EBU 4.0 指引导管顺
**　　　　利进入左冠状动脉**

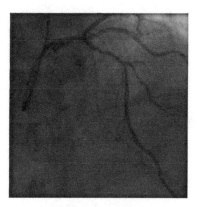

图 8-15 在 EBU 4.0 指引导管支撑下顺利完成前降支介入治疗

病例 3：65 岁，女性，急性非 ST 段抬高型心肌梗死。RCA 开口于左冠状动脉窦(图 8-16)，应用 JR 指引导管及 AL1 指引导管(图 8-17)均失败。考虑 RCA 开口异常，JL 指引导管外形较为合适，因此换用 JL3.5 指引导管顺利到达口部，并提供了良好支撑力(图 8-18)。应用 Runthrough NS 导丝顺利通过病变至 PL 远段，置入支架 2.75mm×24mm 支架 1 枚(图 8-19)。结果见图 8-20。

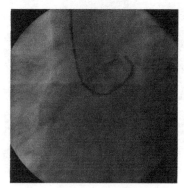

图 8-16 造影显示右冠状动脉开口于左冠状动脉窦，JR导管无法到位

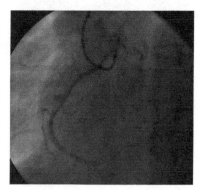

图 8-17 AL 1.0 无法到位

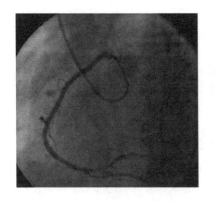 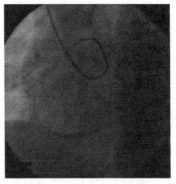

图 8-18　JL 3.5 指引导管顺利到位　　　　图 8-19　顺利完成预扩张

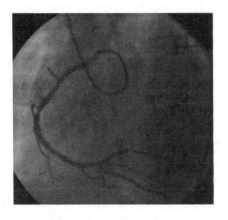

图 8-20　顺利完成支架置入

参 考 文 献

韩雅玲.2001.老年人急性心肌梗死的急诊介入治疗.中华老年心脑血管病杂志.

CM Gibson,JA Lemos,SA Murphy,et al.2001.Combi nation therapy with abciximab reduces angiographically evident thrombus in acute myocardial infarction:a TIMI 14 substudy.Circulation.

F Werf,J Bax,A Betriu.2000.Management of acute myocardial infarction in patients presenting with persistent ST-segment elevation:the Task Force on the Management of ST-Segment Elevation Acute Myocardial Infarction of the European Society of Cardiology.European Heart Journal.

FU Xiang-hua,FAN Wei-ze GU Xin-shun,et al.2007.Effect of intracoronary administration of anisodamine on slow reflow phenomenon following primary percutaneous coronary intervention in patients with acute myocardial infarction.Chinese Medical Journal.

Keeley EC,Boura JA,Grines CL,et al.2003.Primary angioplasty versus intravenous thrombolytic therapy for acute myocardial infarction:a quantitative review of 23 randomised trials.Lancet.

Kushner FG, HandM,Smith SC,et al.2009. 2009 Focused Updates:ACC/AHA Guidelines for the Management of Patients With ST-Elevation Myocardial Infarction (updating the 2004 GuideHine and 2007 Focused Update)and ACC/AHA/SCAI Guidelines on Percutaneous Coronary Intervention (updating the 2005 Guidel.Circulation.

M Gick, NJander, HPBestehorn,et al.2005.Randomized evaluation of the effects of filter-based distal protection on myocardial perfusion and infarct size after primary percutaneous catheter intervention in myocardial infarction with and without ST-segment elevation.Circulation.

Movahed MR,Butman SM.2008.The pathogenesis and treatment of no-reflow occurring during percutaneous coronary intervention. Cardiovasc Revasc Med.

Sebastiaan CAM,Bekkers Walter H,Backes Raymond J,et al.2009.Crijns,SimonSchalla. Detection and characteristics of microvascular obstruction in reperfused acute myocardial infarction using an optimized protocol for contrast-enhanced cardiovascular magnetic resonance imaging.European Radiology.

W Wijns,PKolh,NDanchin,et al.2010.Guidelines on myocardial revascularization:the task force on myocardial revascularization of the European Society of Cardiology (ESC) and the European Association for Cardio-Thoracic Surgery (EACTS).European Heart Journal.

第**9**章

急诊 PCI 术中预扩张和后扩张应注意的事项

广州军区广州总医院　向定成

广东省人民医院　罗建方

急诊 PCI 涵盖了 ST 段抬高型急性心肌梗死(STEMI)的直接经皮冠状动脉介入治疗(PCI)和非 ST 段抬高急性冠状动脉综合征(NSTE-ACS)极高危患者的紧急 PCI 及高危患者的早期 PCI。此类患者的共同特征是病情危重、临床情况不稳定、需要尽快开通梗死相关血管恢复冠状动脉血流灌注以挽救濒临死亡的心肌。同时 STEMI 和 NSTE-ACS 患者的临床特征和病变特征又有显著的差别,反映在急诊 PCI 术中的技术操作层面也有不同的要求,其中预扩张和后扩张的技术要求既不同于择期 PCI,同时上述两类急诊 PCI 之间也存在很大的差别。掌握好急诊 PCI 的上述理论和实战要求对工作在急诊 PCI 一线的介入医师至关重要。因此,本章专门讨论急诊 PCI 术中的预扩张和后扩张问题。

一、STEMI 患者直接 PCI 术中的预扩张与后扩张

(一)STEMI 的病理生理基础及其对直接 PCI 技术操作的基本要求

STEMI 的基本病理基础是冠状动脉内不稳定斑块破裂诱发血栓形成导致冠状动脉完全闭塞,部分患者,尤其是年轻患者可能是冠状动脉痉挛导致的血管完全闭塞基础上继发血栓形成。

总之,血栓形成尤其是以红细胞和纤维蛋白为基础的所谓"红血栓"是绝大多数 STEMI 的病理基础。因此,直接 PCI 治疗的主要目标是要尽可能在发病后早期开通梗死相关血管,恢复梗死区域的血流灌注,以挽救濒临死亡的心肌。因此,"时间就是心肌和时间就是生命"的概念必须始终贯彻在救治全过程之中。这是 STEMI 救治体系建设和直接 PCI 技术操作中必须坚持的基本理念,也就是要以最快的速度开通梗死相关血管为最高原则。在这一总体原则之下,必须高度重视 PCI 技术操作的重点,就是如何快速处理冠状动脉内的血栓。尽管有部分 STEMI 患者并不以大量血栓为基础,但非血栓病变相对容易处理,技术上难度不是很大。因此,可以将"如何以最快的速度解决 STEMI 患者冠状动脉内的血栓对血流的限制问题"作为直接 PCI 的技术操作的核心问题。以下围绕着这个核心问题讨论在直接 PCI 术中如何进行预扩张和后扩张的技术要求。

(二)直接 PCI 术中的预扩张

1. 预扩张与抽吸的选择　前已述及血栓是 STEMI 的主要病理基础。由于血栓与动脉粥样硬化斑块的显著区别在于其质地的松脆柔软性,对于动脉粥样硬化斑块导致的血管狭窄,球囊扩张可以将斑块向血管壁外挤压,使血管腔扩大。但对于质地松脆的血栓,球囊的挤压可能导致血栓碎裂进入血管远段或者附近的分支血管形成远段栓塞,而对于大量血栓负荷者,球囊扩张常常不能有效地开通血管,在球囊撤出后血栓仍旧堵塞在原处,导致血流无法通过血栓段血管形成有效的再灌注。因此,球囊预扩张并不是解决血栓性病变的有效手段。从理论上讲,清除血栓的手段如血栓抽吸技术应该是血栓性病变的首选治疗方法,但遗憾的是,早期的机械性抽吸血栓装置并未能取得理想的降低影像学和临床终点事件率的结果。2008 年发表的 TAPAS 研究显示,STEMI 患者进行直接 PCI 时常规进行血栓抽吸可显著改善心肌再灌注指标(心肌呈色分级、ST 段回落率、持续性 ST 段改变和无病理性 Q 波率),降低 1 年全因死亡、心源性死亡、再梗死事件、心源性死亡或非致命性再梗死事件。然而,2013 年和 2015 年发表的 TOTAL($n=10\ 732$)和 TASTE($n=7244$)研究显示,直接 PCI 术中常规进行血栓抽吸不能减少 1 年心血管死亡、再梗死、心源性休克和心力衰竭事件。鉴于此,2015 年 ACC/AHA 根据这些最新研究结果对直接 PCI 时血栓抽吸的建议进行了修改,并不主张所有 STEMI 患者在进行直接 PCI 前进行常规血栓抽吸,对于补救性使用血栓抽吸的推荐水平也下调到Ⅱ b 级。鉴于上述临床研究结果和指南推荐,似乎血栓抽吸技术在直接 PCI 中已经失去了重要的地位。但绝大多数中国介入医师并不完全接受 TOTAL 和 TASTE 试验的结论,因为上述结果与自身的临床经验相去甚远,绝大多数临床医师的经验是肯定血栓抽吸在降低血栓负荷并改善冠状动脉血流方面的效应的,并认为这种差异主要来自临床试验的设计和实施中存在的诸多缺陷。2015 年更新的中国 STEMI 指南中将冠状动脉造影明确的大量血栓患者使用血栓抽吸作为Ⅱ a 级推荐。因此,笔者认为,现阶段尚不能对血栓抽吸导管在直接 PCI 术中的地位做最终的评价,但可以肯定其在大量血栓患者的应用地位。

鉴于当前的研究证据和临床经验的矛盾性,为方便从事一线急诊 PCI 医师在选择球囊预扩张还是血栓抽吸作为首选干预措施,笔者给出以下 3 点建议供参考:①建议我国介入医师应遵循我国 2015 年 STEMI 诊治指南的推荐,不宜在所有 STEMI 患者进行直接 PCI 时常规进行血栓抽吸。②当冠状动脉造影提示有大量血栓时,应首选血栓抽吸而不是球囊预扩张作为首选干预手段,只有当造影未显示血栓证据(包括提示无血栓或者不能明确是否有大量血栓)时才能首选球囊导管预扩张作为尽快开通血管的措施。③当造影对血栓的判断不明确时,可以先试用球囊导管通过闭塞段血管,如果通过的阻力很大往往提示是以固定性狭窄为主的闭塞性病变,应选择球囊预扩张;若球囊导管通过病变段血管时阻力很小,可以先将球囊导管送过闭塞段,再从远段快速回撤球囊的同时"冒烟"或造影(以下简称"快速回撤球囊冒烟技术"或"快速回撤球囊造影")观察病变段情况,判断是否有大量血栓存在,再根据上述原则确定采用球囊预扩张还是换用血栓抽吸导管作为首选干预措施。

2. 直接 PCI 预扩张技术要领　①球囊选择,应注意以下 3 个方面的问题:一是直径的选择,与择期 PCI 时选择球囊的基本原则相同,应选择与目标血管直径接近或略小的球囊导管进行预扩张。但需要注意的是,STEMI 患者由于低灌注使血管充盈不足、交感神经兴奋使儿茶酚胺分泌增多及大量使用升压药物等因素会导致血管处于不同程度的收缩状态,造影显示的血管直径多偏小,选择球囊直径时可适当偏大。二是长度的选择,在明确了病变长度的患者应根据病变长度选择,不明确时应尽可能选择偏长的预扩张球囊,以减少不必要的反复多次扩张导致的远段栓塞和无复流。三是在选择球囊品牌时应以通过性能为主的原则,因为直接 PCI 时要追求尽可能缩短操作时间以尽快开通闭塞血管,使用通过性能最好的球囊导管可以减少不必要的时间延误。②如果球囊导管通过病变时阻力很小,尽可能充分利用"快速回撤球囊冒烟"技术以获取更多重要信息:一方面最后确认是否存在大量血栓;另一方面可能也有助于判断闭塞段长度和远段血管情况。③尽可能低压预扩张原则:由于血栓性病变及诱发血栓形成的不稳定斑块很容易被挤压粉碎引起远端栓塞,因此,应尽可能降低与扩展的压力以减少无复流的风险。合适的压力应以病变能被充分扩张、球囊无压迹的最低压力为标准。④预扩张的终止标准:尽可能减少球囊扩张的次数是直接 PCI 预扩张的基本原则,根据笔者的经验,建议参考以下条件作为终止预扩张的标准:闭塞段血管及远段病变已被充分扩张、球囊通过无阻力或在较小阻力下通过病变段血管、造影时远段血管显影清晰。

3. 直接 PCI 预扩张注意事项　直接 PCI 预扩张时应注意以

下几个关键问题:①预扩张前确保抗凝达标。由于 STEMI 患者均存在血栓性病变基础,即使造影未见明显血栓影像者亦存在不同程度的血栓病变,如果未经充分抗凝即开始进行预扩张,可能招来更加严重的血栓蔓延和增长。因此,预扩张前确保已经进行肝素化或给予比伐卢定的负荷剂量,对于使用肝素抗凝者,在不影响术者尽快开通血管的操作提前下,可适时检测 ACT 以确保在合适的抗凝范围内。②在导丝通过病变后应常规"冒烟",一方面了解是否已有血流通过病变,确定再灌注的准确时间,并最后确认是否需要进行预扩张,因为部分患者在导丝通过病变后已经恢复较好的血流或者可以采用直接支架置入策略;另一方面确认导丝是否在主支血管远段,以避免导丝在分支血管进行预扩张。③当导丝通过病变后或者预扩张后发现闭塞段血管及其远段有大量血栓时,原则上应该停止继续扩张改为血栓抽吸策略。此时可以选择在冠状动脉内或者静脉注射Ⅱb/Ⅲa受体拮抗剂,强化抗栓治疗措施,同时做好出血风险的防范,如有消化道出血高风险者应尽早开始使用质子泵抑制药及胃黏膜保护剂。④回撤球囊时应注意防止将血栓带回到近段导致近段分支栓塞,建议在完成预扩张后在原地抖动或小范围来回拉动球囊导管 2～3次,然后再缓慢回撤球囊,以防止球囊将血栓带回近段引起分支血管栓塞。

(三)直接 PCI 术中的后扩张注意事项

1. 直接 PCI 后扩张的适应证问题 直接 PCI 与择期 PCI 甚至紧急 PCI 相比,一个显著的不同特点是很容易发生无复流/慢血流,因为其存在血栓性病变基础。因此,对是否需要进行后扩张的决策应特别慎重。通常要求尽可能在支架释放时一次性扩张到位,减少后扩张的机会。只有在具备以下情况之一时方能考虑需要进行后扩张:①支架扩张不充分。有时支架释放压力已经达到最大但支架仍未完全扩张,或者出于对支架与血管直径的比例的考虑不宜使用过高压力释放,导致支架的释放不充分,此时需要选择合适的非顺应性球囊进行后扩张。②如果进行了血管内超声检查且提示有支架贴壁不良，应根据超声结果选择合适的球囊进行后扩张。③支架释放后影像学上可见支架内血栓影，此时是否需要进行后扩张存在争议。笔者的建议是若支架内血栓影响了血流速度，存在明显的血流缓慢则应在加强抗栓药物治疗（包括冠状动脉内使用Ⅱb/Ⅲa受体拮抗剂）的同时积极进行处理局部，若有大量血栓则应先使用血栓抽吸，反复抽吸效果不好时，可以试行低压后扩张。

2. 直接PCI后扩张的技术要领　①球囊选择：直接PCI的后扩张应选择合适的球囊进行，原则上应选择与所使用的支架匹配的直径，多数情况下，尤其是在常规压力释放支架时显示膨胀不完全，又不宜增加释放压力时（如支架与血管直径比例限制、弥漫性病变担心两端夹层等），应尽可能选择与支架直径相同的非顺应性球囊进行后扩张。球囊长度的选择，总体原则要略短于支架的长度，通常短2～3mm为宜，后扩张球囊不能超出支架的长度，即后扩张必须在支架内进行。②压力问题：与择期PCI的后扩张不同，直接PCI的后扩张原则上应尽可能避免使用过高压力，以满足支架贴壁和充分扩张为基本原则，过高压力容易导致无复流或慢血流。同时要注意平衡好球囊直径与压力的关系，若球囊直径选择偏小，则后扩张压力可以适当偏高，反之，若球囊直径与支架（血管）的直径接近，则不宜使用高压后扩张。③后扩张时球囊增压和减压的速度：为了降低后扩张诱发的无复流和慢血流发生率，笔者的个人体会是可以减慢球囊充盈和减压的速度，与快速增压与快速减压相比，压力缓慢上升和降低可能有助于防止因血管内压力骤变引发痉挛的风险。但仅为个人体会，缺乏循证证据，请读者谨慎参考。

3. 直接PCI后扩张应注意的问题　①对所有直接PCI患者均要高度重视后扩张的利弊分析，因为相对而言，后扩展显著增加无复流的风险，不能为了追求影像学上的理想视觉效果而后扩张。②一旦发生无复流,应尽可能优先稳定患者血流动力学,为后续处理创造条件。在血压能够耐受的前提下,尽可能冠状动脉内局部给予充分的血管扩张药,包括硝酸甘油、硝普钠、腺苷等,高度怀疑以血栓栓塞者,应经冠状动脉内注射Ⅱb/Ⅲa受体拮抗剂(详见无复流/慢血流的处理)。

二、NSTE-ACS 患者的紧急 PCI 术中预扩张与后扩张

(一)NSTE-ACS 患者的临床及冠状动脉病变基本特点

NSTE-ACS 人群中绝大多数是高龄、合并多种危险因素和多系统疾病的患者,临床表现差异性很大,不像 STEMI 患者几乎都以突发急性胸痛为首发症状,NSTE-ACS 患者中除了部分患者表现为较典型心肌梗死性胸痛外,多数 NSTE-ACS 患者临床症状不典型,可能以非典型胸痛、胸闷表现为多,不少患者尤其是老年患者多以非特异性症状首发,如精神不振、劳力性气促,甚至消化道症状为主等。临床分类可以从随时威胁患者生命、需要紧急介入治疗的极高危人群到需要借助其他手段才能明确是否存在心肌缺血的低危人群等 4 个不同类别(详见《NSTE-ACS 的再灌注策略》)。冠状动脉造影多数为多支血管病变甚至合并完全闭塞病变,钙化、弥漫性病变多见,极少数为简单或单支血管病变。介入治疗时机选择则以危险分层为依据,属于急诊 PCI 范围的主要是极高危人群的紧急 PCI 和高危人群的早期 PCI,其中重点是紧急 PCI 人群,此类患者介入治疗的基本原则是要尽快解决缺血相关病变所致的高度血管狭窄或闭塞,以恢复心肌供血,若合并心源性休克或心力衰竭,则应尽可能进行完全血运重建。

(二)NSTE-ACS 患者的急诊 PCI 术中预扩张的基本要求

对于极高危人群的紧急 PCI,几乎所有病变均需要进行预扩张处理,部分严重钙化病变者需要预先进行旋磨处理。其中简单病变的预扩张与择期 PCI 无明显差异,但因为复杂病变居多,尤其是钙化和弥漫性病变几乎是绝大多数 NSTE-ACS 患者的基本

特点,所以预扩张应注意以下几个基本要点。

1. NSTE-ACS 急诊 PCI 术中预扩张的技术操作要领　①全面评估临床及血管病变特点,确定干预的目标血管及病变。②分析将要干预的病变明确是否具备以下特点:严重内膜钙化或中度以上弥漫性内膜钙化病变,具备上述特征者应旋磨预处理。③确定预扩张球囊:非钙化性病变选择半顺应性球囊预扩张,轻度钙化或局限性中度钙化选择耐高压的非顺应性球囊。原则上预扩张球囊直径应与目标血管直径接近或略小于目标血管直径0.25～0.5mm,弥漫性病变应尽可能选择长球囊,局限性病变应选择短球囊预扩张。对于高度狭窄合并中度钙化病变或无旋磨条件时又必须及时处理的重度钙化病变,应从小到大逐渐递增球囊直径的原则选用非顺应性球囊逐步扩张,防止球囊破裂和血管夹层及破裂。切割球囊在处理钙化病变中的作用存在争议,但在涉及分支血管开口病变时可积极使用。④预扩张通常应从病变的远段开始逐段向近段扩张,对于弥漫性病变和钙化病变,球囊充盈时应逐渐增压至病变充分扩张、球囊无压迹为止,预扩张时间应维持在 10～20s 为宜,但无保护的左主干病变扩张时间应限制在 5s 左右。⑤终止预扩张指征:残余血管狭窄显著减轻,预扩张球囊重复通过病变无明显阻力。

2. NSTE-ACS 急诊 PCI 术中预扩张的注意事项　①预扩张是此类患者急诊 PCI 很重要的一个环节,鉴于多数 NSTE-ACS 患者病变的复杂性,预扩张应充分,防止支架通过时阻力过大导致支架通过困难或脱载。②对于弥漫性病变及钙化病变,往往需要使用非顺应性球囊高压才能实现对病变的充分预扩张,但高压扩张又容易产生夹层。因此,应注意尽量采用长球囊、逐步增加球囊直径和压力的方法,尽量减少诱发夹层和血管破裂的风险。③对钙化病变进行高压扩张时应全程透视下缓慢增加压力,以减少球囊破裂导致穿孔的风险。④预扩张后尤其是高压预扩张后应低压推注造影剂"冒烟"或造影,避免用力推注造影剂以防使夹层扩大。

(三)NSTE-ACS 患者的急诊 PCI 术中后扩张的基本要求

与 STEMI 患者的直接 PCI 术中需要慎重进行后扩张不同，NSTE-ACS 患者因为病变较弥漫且常合并不同程度的钙化，支架释放后多存在支架贴壁不良、释放不充分，常常需要进行后扩张才能确保支架达到满意的释放效果。该类患者进行后扩张时通常应注意以下原则。

1. 后扩张的适应证　接受紧急 PCI 治疗的 NSTE-ACS 在下列情况下需要进行后扩张：①支架释放压力没有达到命名压。②支架段血管近段与远段落差较大，近段需要使用更大直径球囊进行后扩张以制作"喇叭形支架"。③支架释放过程中或释放后存在影像学上释放不完全的证据，包括支架释放时或造影见压迹、血管内影像学(IVUS 或 OCT)检查见支架膨胀不完全或贴壁不良。

2. NSTE-ACS 急诊 PCI 术中后扩张的技术操作要领　①球囊选择：由于此类患者需要进行高压后扩张，应常规选择非顺应性球囊，直径应与支架扩张后最终要到达的目标直径一致或接近。长度的选择应根据后扩张目的而定，若是单一支架置入且无须制作"喇叭形"，则选择比支架短 2～3mm 的非顺应性球囊进行一次性后扩张；若需要制作"喇叭形"且预期不需要很高压力进行后扩张，则应兼顾近段和远段的血管直径选择与两者平均直径相近的球囊且长度显著短于支架的半顺应性球囊，使用不同压力进行分段后扩张，远段低压、近段高压以使支架到达与血管匹配的直径。②后扩张球囊定位原则：后扩张时应从支架远段开始，保持球囊定位于支架内，不能超出支架外。使用非顺应性球囊扩张时，定位时通常将球囊远端的黄金标记置于支架远端内 0.5～1mm 即可；若使用半顺应性球囊后扩张，且球囊与支架的直径相等或略大于支架直径并需要使用较高压力后扩张，则应将球囊远端的黄金标记定位于支架远段内 1～1.5mm 为宜。③在透视下充盈球囊,直至支架扩张达到满意程度或球囊达到预定的最高充盈压力。除左主干外,后扩张通常应维持 10～15s 以使支架充分扩张并贴壁良好。④撤出球囊前常规"冒烟"观察支架段血管情况,如发现高压后扩张导致血管破裂时可以及时用后扩张球囊低压充盈进行封堵。确认无血管破裂后撤出球囊导管。⑤如果患者血压能够耐受,应经冠状动脉内注射硝酸甘油 100～200 μg 后重复冠状动脉造影,以评价后扩张效果,必要时进行血管内影像学检查进一步评估。若结果不满意可以使用原扩张球囊更大压力或换用更大直径的球囊重复扩张,直至达到满意的结果。

3. NSTE-ACS 急诊 PCI 术中后扩张的注意事项　①由于 NSTE-ACS 患者常为复杂病变,加上后扩张时多采用非顺应性球囊导管,其外径偏大,通过支架性能较差,因此,在对纡曲、成角、长病变置入支架后进行后扩张时可能遇到球囊难以通过支架的问题,常用的解决方案包括:尽可能选择通过性能良好的非顺应性球囊、保持球囊负压下推进、深插指引导管、双导丝技术,极少数情况下需要更加复杂的如锚定技术、5 进 6 技术等。②若涉及支架跨越分叉病变的后扩张时需仔细评估分支保护的必要性及措施,防止后扩张导致分支的急性闭塞,对于支架置入后分支血管开口受累严重、濒临闭塞时,应在分支保护措施下进行支架内后扩张(详见分叉病变的处理)。对于需行对吻扩张的病变,应先完成支架内充分的高压后扩张,再进行对吻扩张。③涉及左主干的后扩张通常使用较大直径的球囊,应将充盈球囊的造影剂按照 1:2 稀释,以保证能在 5～10s 完成球囊的快速充盈和快速减压,以减少因左主干血流中断造成的对血流动力学的不良影响。④对于合并心源性休克或急性左心衰竭的紧急 PCI 患者,应尽可能在主动脉内球囊反搏支持下完成,并应尽量缩短球囊扩张时间以减少对血流动力学的不利影响。

参 考 文 献

Abdi S, Rafizadeh O, Peighambari M, et al. 2015.Evaluation of the Clinical and Procedural Predictive Factors of no-Reflow Phenomenon Following Primary Percutaneous Coronary Intervention. Res Cardiovasc Med, 4(2): e25414.

Frobert O, Lagerqvist B, Olivecrona GK, et al.2013. Thrombus aspiration during ST-segment elevation myocardial infarction. N Engl J Med, 369: 1587-97.

Jolly SS, Cairns JA, Yusuf S, et al. 2015. Randomized trial of primary PCI with or without routine manual thrombectomy. N Engl J Med, 372:1389-98.

第**10**章

急性心肌梗死合并心源性休克的急诊 PCI：什么时候该做治疗

广州军区广州总医院　肖　华　向定成

　　导致急性心肌梗死患者死亡的原因包括恶性心律失常、急性心力衰竭、心脏破裂、心源性休克等,其中心源性休克是急性心肌梗死患者的首要死亡原因。随着 ST 段抬高型急性心肌梗死(STEMI)早期再灌注治疗尤其是早期直接 PCI 的应用,急性心肌梗死的死亡率已经显著降低。但即使采取了积极再灌注治疗措施,合并心源性休克的急性心肌梗死患者的死亡率仍高达 30％～50％。如何正确地处理合并心源性休克的急性心肌梗死患者,常常是临床医师面临的重大挑战。本章结合当前指南精神、文献资料及笔者的临床实践经验,就该类患者的处理原则和细节问题进行讨论,以便为一线工作的临床医师提供可供借鉴的建议。

一、急性心肌梗死合并心源性休克的定义及诊断标准

　　急性心肌梗死合并心源性休克是指由于急性心肌梗死导致的心排血量急剧减少,引起血压下降,不能维持组织及器官代谢所需最低限度的血液灌注,使重要脏器和组织供血严重不足,引起全身性微循环功能障碍,从而出现一系列以缺血、缺氧、代谢障碍及重要脏器损害为特征的病理生理过程。通常由于大面积心肌坏死(＞40％)或合并严重机械性并发症(如室间隔穿孔、游离壁破裂、乳头肌断裂)或以往存在心功能不全导致。其主要临床

表现为低灌注状态,包括四肢湿冷、尿量减少和(或)精神状态改变;严重持续低血压(收缩压<90mmHg 或平均动脉压较基础值下降≥30mmHg)伴左心室充盈压增高(肺毛细血管嵌入压>18mmHg,左心室舒张末期压>10mmHg),心脏指数明显降低[无循环支持时<1.8L/(min·m²),辅助循环支持时<2.0～2.2L/(min·m²)]。同时伴尿量<20ml/h。须排除其他原因如低血容量、药物、心律失常、心脏压塞或下壁合并右心室梗死引起的低血压。其中下壁合并右心室梗死引起的低血压主要原因是右心室梗死后出现右侧心力衰竭,导致左心室前负荷减少,左心室充盈受限,心排血量降低,从而导致低血压。体征上表现为双肺无啰音,无肺淤血的征象。因此,其与真正的心源性休克并不相同。如未合并左心室梗死,处理上给予快速补液治疗即可纠正低血压状态及部分组织灌注不足的表现。

二、急性心肌梗死合并心源性休克的预后

对于 STEMI 患者,心源性休克多发生在症状起始之后的初期,入院后约 50% 的患者在 6h 之内发生,75% 在 24h 发生。根据不同报道,心源性休克在急性心肌梗死患者中的发生率为 6%～10%,但这一数据常常被低估,原因是许多患者在到达医院前已经死亡。瑞士 AMIS 注册研究对 1997～2006 年急性心肌梗死合并心源性休克的数据分析发现,随着直接 PCI 比例的增加,院内心源性休克的发生率从 10.7% 降低至 2.7%。然而入院时的发生率 10 年间没有变化,仍然维持在 2%。另一项研究对过去 20 年的 10 000 例 STEMI 患者进行观察,发现>75 岁的患者心源性休克的发生率有显著下降,然而年轻患者的发生率没有变化。女性患者则呈下降趋势。分析认为这一结果可能与更多患者接受了介入手术有关。

尽管心源性休克患者的病情凶险,但多数患者在入院时尚未进展到心源性休克阶段,多数心源性休克发生于急性心肌梗死后

48h 左右。以往的研究显示,给予常规药物治疗,其死亡率可达 80%~90%,而给予早期开通血管治疗,其死亡率仍高达至 50%。可见,早期识别心源性休克并给予干预能显著改善预后。对临床医生而言,早期识别休克前征象,尽早在发生心源性休克之前进行干预显得尤为重要。预测的因素包括:年龄、入院时心率超过 75 次/分、糖尿病、既往心肌梗死病史、既往冠状动脉旁路移植术病史、入院时有心力衰竭征象及前壁心肌梗死。同时研究表明,临床症状、体征和血流动力学改变的程度与心源性休克的表现和严重程度相关,并与短期预后相关。因此,临床医生必须在收缩压>90mmHg 时候就注意低灌注征象,尤其是广泛前壁心肌梗死的患者。

非 ST 段抬高型急性心肌梗死(NSTEMI)患者在住院期间发生心源性休克的比例约为 3%,与 STEMI 患者相似的是,心源性休克也是此类患者院内死亡的主要原因。这些患者往往既往有左心功能不全,超过 2/3 的患者合并有多支血管病变,极少数患者可能与机械并发症相关。

三、急性心肌梗死合并心源性休克的再灌注治疗策略的选择

(一)临床研究结果

对于 STEMI 合并心源性休克的患者而言,无论胸痛发生的时间多久,尽可能实施早期再灌注治疗、恢复有效血流灌注,有助于挽救濒临死亡的心肌、缩小梗死面积,是降低心源性休克病死率的最有效措施。相对于溶栓治疗,采用直接 PCI 或者冠状动脉旁路移植术进行血运重建是急性心肌梗死合并心源性休克的首选治疗方式。早期的荟萃分析发现,对于心源性休克患者,溶栓治疗可能会导致 0~1d 的死亡率增高,尤其是症状发生超过 12h 的患者,但这一害处大大低于随后在 2~35d 的获益;但后期的研究表明,溶栓可改善心源性休克患者生存率且越早行溶栓治疗,

获益越明显,0~6h 最佳,7~12h 次之。随着 PCI 的技术的日益成熟,溶栓的地位在下降,实际接受溶栓治疗的比例也随之越来越低。早期的 SHOCK 研究纳入了 1993 年 4 月~1998 年 12 月间的 30 个中心的 302 例 STEMI 合并心源性休克患者,比较早期接受血运重建(初始 6h 之内的 PCI 或者冠状动脉旁路移植术)治疗的 152 例患者与 150 例接受药物治疗的患者,若无禁忌证,对照组患者均接受溶栓治疗。结果显示,急诊血运重建组 30d 死亡率为 46.7%,而对照组为 56%,绝对危险性降低 9.3%,相对危险性降低 17%。直接 PCI 成功者死亡率为 38%,而不成功者为 78%,冠状动脉旁路移植术组死亡率为 42%。血运重建组 6 个月死亡率为 54%,而对照组为 68%。1 年的死亡率急诊血运重建组为 50.3%,而药物治疗组为 63.1%。6 年随访结果显示,急诊血运重建组的死亡率为 67.2%,药物组的死亡率为 81.4%。在所有 143 例出院生存者中,6 年死亡率为急诊血运重建组 37.6%,药物组为 55.6%,每年死亡率分别为 8.3% 和 14.3%。早期急诊血运重建可以提高 6 年绝对生存率 13.2%,相对生存率提高 67%。亚组分析结果显示,年龄<75 岁组获益较大,死亡率较低(48% vs 69%,$P<0.01$)。而对该研究中对照组的分析发现,150 例行药物治疗的患者中有 63%接受了溶栓治疗,与未接受溶栓治疗的患者相比,溶栓治疗同样提高了 12 个月的生存率,且与紧急血运重建组相比,没有显著差异。另一项早期的美国急性心肌梗死国家注册研究 NRMI 纳入了 1995~2004 年 293 633 例患者,其中 29%发生了心源性休克。发现 10 年间直接 PCI 的比例从 27.4%上升至 54.4%,但紧急冠状动脉旁路移植术的比例没有明显变化(2.1%~3.2%),多因素分析显示直接 PCI 和院内死亡率明显相关;同时心源性休克患者住院期间死亡率从 1995 年的 60.3%降低至 2004 年的 47.9%。提示在能血运重建的中心积极进行直接 PCI 能显著提高心源性休克的生存率。

(二)心源性休克患者的血运重建策略——指南推荐

由于急性心肌梗死分为 STEMI 和 NSTEMI 两种类型,两类患者均可以合并心源性休克,但两者的冠状动脉病变特点及病理生理机制存在一定的差异,指南对其血运重建策略的推荐亦不完全相同。

1. STEMI 合并心源性休克的血运重建策略　早期的各国指南均强调应在 STEMI 发病后的 36h 内及休克发生后 18h 内进行血运重建,2010 年之后更新的欧美 STEMI 指南中已经取消了急性心肌梗死合并心源性休克患者进行血运重建的上述两个时间限制。2010 年欧洲心脏病协会和心胸外科协会(ESC-EACTS)联合发布的急性冠状动脉综合征血运重建指南中率先取消了上述两个时间限制,强调对于 STEMI 合并心源性休克患者,无论休克和心肌梗死发生的时间多久,也不管是否已经溶栓治疗,均应实施急诊 PCI 治疗,并应对所有限制血流的血管进行同期血运重建。之后,在 2012 年 ESC 的 STEMI 诊治指南中明确,在合并严重心力衰竭或心源性休克的患者,应积极实施直接 PCI,除非预计 PCI 相关的延迟时间长并且患者是在症状发作后早期就诊(Ⅰ B)可以采用溶栓治疗。2013 年 ACCF/AHA 的 STEMI 诊治指南则明确提出:①对于 STEMI 合并心源性休克患者,在心肌梗死发生后的任何时候,推荐行紧急的 PCI 或冠状动脉旁路移植术再灌注治疗(Ⅰ B);②不适合行 PCI 或冠状动脉旁路移植术的患者,如果没有溶栓禁忌证,则可行溶栓治疗(Ⅰ B)。我国 2015 年 STEMI 指南推荐伴心源性休克或心力衰竭的 STEMI 患者,即使发病时间超过 12h 也要行直接 PCI(Ⅰ B);如果冠状动脉解剖特点不合适行直接 PCI 或出现机械并发症需要外科修补时,可选择急诊冠状动脉旁路移植术。如果不适宜血运重建的患者,可给予静脉溶栓治疗(Ⅰ B)。但静脉溶栓治疗对合并心源性休克的患者的血管开通率低,住院期病死率高。由于我国能开展急诊冠状动脉旁路移植术的医院极少,绝大多数医院只能选择急诊 PCI 作为首选的再灌注治疗手段,本章未详细介绍冠状动脉旁路移植术的具体选择适应证、禁忌证和相关技术操作。

2. NSTEMI合并心源性休克的血运重建策略　欧美指南比较一致的意见是应针对NSTEMI患者的危险分层决定早期采用保守治疗还是介入治疗策略,但相比之下,笔者认为欧洲指南给出的建议更加具体、实用,可操作性更强。该指南根据患者临床表现和相关的检查结果将NSTEMI/UA患者分为极高危、高危、中危和低危人群,其中心源性休克患者属于极高危特征之一,建议在入院后的2h内进行紧急血运重建,并需要同期完成限制血流的多支病变血管的血运重建(ⅠC)。建议所有医院应遵循此推荐进行NSTEMI/UA患者的管理和治疗,但需明确的是,此类患者由于多为高龄、存在多支血管病变、既往心肌梗死病史、合并多种危险因素等,常常也是PCI手术的复杂和高危人群,术前应充分利用入院后的2h进行积极的术前准备,包括负荷量的双联抗血小板治疗、抗凝治疗、稳定血流动力学的处理、并发症的预防及知情同意等,其中最重要的是要尽可能在术前保持重要脏器的基本灌注压,通常需要进行主动脉内球囊反搏甚至ECMO进行循环支持、必要时的呼吸支持等措施,以提高PCI术中安全性。

四、临床实战中的决策——哪些患者应该接受急诊PCI治疗

对于急性心肌梗死合并心源性休克,不论是临床试验结果还是指南推荐,均要求更加积极地进行急诊PCI治疗或者紧急外科旁路移植术。由于我国能够开展紧急外科旁路移植术的医院极少,而急诊PCI已经成为应用最广泛、绝大多数地区甚至是唯一的紧急血运重建技术。但在临床实践中,心肌梗死合并心源性休克患者中真正能够接受急诊PCI治疗的比例很低。导致患者未能接受急诊PCI治疗的原因有很多,既有病情发展太快来不及进入导管室、患者及家属不愿意接受手术治疗的因素,也有介入医

师不愿意承担此类患者面临的 PCI 术中、术后高风险的原因。尤其是在现有的医疗环境下,后者所占的比重可能更大,也可能是影响当前我国高危急性心肌梗死再灌注治疗比例低下的主要原因。鉴于此,笔者拟从我院多年开展急诊 PCI 的实战体会出发,谈谈当面临急性心肌梗死合并心源性休克患者时,介入医师应该选择哪些患者进行积极的干预、什么时机进行干预、什么时候应该选择放弃等实际问题。

从 SHOCK 研究结果来看,与溶栓基础上的药物治疗及 IABP 血流动力学支持的保守治疗相比,积极并成功实施急诊 PCI 治疗可以使心源性休克患者 30d 死亡率从 56% 降至 38%,绝对死亡率降低 18%,而相对死亡率下降 32%。因此,对此类患者进行积极的急诊 PCI 治疗理应成为毫无争议的选择。但也要从另一方面看问题,那就是即使进行了积极而成功的早期急诊 PCI 治疗,30d 内的死亡率仍高达 38%。这难免会让临床医师想到能否事先甄别出这些可能难以从急诊 PCI 中获益并生存下来的患者、尽可能避开哪些可能是高危死亡风险的患者呢? 很显然这是非常关键的一个临床问题,但很遗憾至今尚无针对心源性休克患者致死性高危因素分析的研究报道,因此,无法根据循证医学证据做出选择。作者根据自己多年从事急诊 PCI,尤其是开展胸痛中心以来所积累的心源性休克患者急诊 PCI 的临床体会,提出几点建议以供临床医师参考。

(一)哪些患者应该积极干预

凡具备以下特征者,建议应持积极的态度,尽可能进行早期实施急诊 PCI 治疗,以最大限度地挽救患者的生命和未来的生活质量。但这些因素应进行综合考量,而不是仅强调其中一个因素而忽视其他因素。由于之前并无可供参考的资料,以下建议完全来自笔者所在医院的单中心经验,仅供读者参考。

1. 发病早期的心源性休克患者　在 2010 年之前的 STEMI 指南明确要求只对 STEMI 发病在 36h 以内、心源性休克发病在

18h以内的患者进行急诊PCI,从2010年之后的指南已经取消了上述两个发病时间的限定,要求只要是心源性休克患者,不管发病时间多久,均应积极进行急诊PCI治疗。但笔者的临床体会是发病时间越短的患者从急诊PCI中的获益越大,只有早期进行血运重建治疗才能使休克患者的血流动力学逆转,这也符合急性心肌梗死的病理生理机制,因为只有在还有存活心肌时进行血运重建才有价值。因此,从理论上讲,STEMI患者多无侧支循环保护,绝大多数缺血中心区心肌在6h后将完全坏死,12h后几乎无残存心肌,延迟开通已不具有任何价值;但对于缺血边缘区的心肌,由于处于急性缺血导致的"顿抑"状态,从顿抑到坏死的时间可能较长,延迟开通梗死相关血管对挽救此部分心肌可能仍具有价值。因此,笔者建议,对于STEMI合并休克的患者,若心肌梗死发病在6h以内,应竭尽全力积极进行抢救,尽可能创造条件尽早实施急诊PCI治疗,因为此类患者逆转的可能性较大;若心肌梗死发病在12h以内且在休克发病的早期,仍应积极救治,尽早实施急诊PCI仍能挽救边缘地带的"顿抑"心肌,此类心肌恢复功能需要较长时间,因此,PCI术后可能需要较长时间的辅助循环支持。对于NSTEMI患者,由于多数患者有侧支循环保护或为非完全闭塞性病变所导致,不似STEMI的心肌供血完成中断,心肌逐步发生缺血性坏死,常常是大面积心肌"顿抑",但心肌坏死缓慢。因此,指南对此类患者的急诊PCI时间要求是在首次医疗接触后2h内完成,但并未对发病时间做出明确的规定。作者认为对于NSTEMI合并心源性休克患者而言,是否能从急诊PCI获益主要取决于休克发生的时间,因此,在决策时应更多地关注休克发生的时间,对急性心肌梗死的发病时间不一定做太严格的限定,因为即使超过12h甚至24h,仍有"顿抑"心肌能从血运重建中获益。但由于此类患者常常合并多脏器功能不全,休克状态下的低灌注使业已功能不全的脏器受到更大打击,诱发更加严重的多脏器功能衰竭。由于NSTEMI患者的临床异质性很大,应根据对各器官功能的评价作为决策的重要依据，不宜对发病时间给出明确的建议。

2. 既往有劳力性心绞痛病史的患者　既往有心绞痛病史意味着冠状动脉病变可能是逐渐加重的过程，可能已经有缺血预适应甚至有侧支循环的保护，心肌对缺血的耐受能力往往比没有劳力性心绞痛发作史的患者更强，除了急性缺血导致的"顿抑"心肌外，可能存在慢性缺血诱导的"冬眠"心肌，因此，从积极的急诊PCI中挽救的心肌更多。

3. 血流动力学对药物及循环支持治疗有良好反应的患者　对于心源性休克患者，原则上应先通过适当补充血容量、使用血管活性药物等处理使血压、血氧饱和度、末梢灌注等情况得到一定程度改善的同时或之后进行急诊 PCI 治疗，对于经过短时间处理后不见明显改善的患者应尽快采用 IABP 或者 ECMO 等辅助循环及呼吸支持，以改善血流动力学、纠正缺氧状态，若对上述处理措施完全无反应的患者，往往难以逆转，但笔者也有在持续心肺复苏状态下进行紧急 PCI 后成功生存的病例。此点需要与发病时间紧密结合起来考虑，若是发病后早期的血流动力学不稳定，往往是大面积心肌"顿抑"所导致，尽快实施紧急血运重建有可能迅速逆转血流动力学状态；而在发病后延迟出现的严重血流动力学紊乱且对干预措施无反应者，即使进行血运重建，存活的机会可能很低，不宜太过积极。

4. 目前仍有心绞痛的患者　此类患者往往提示仍有存活心肌，因此，即使合并有心源性休克也应积极并且尽快实施急诊 PCI 开通梗死相关血管，术后多数患者的血流动力学会得到不同程度的好转。

5. 无严重多脏器功能衰竭的患者　多脏器功能衰竭既增加急诊 PCI 术中死亡风险，也是术后死亡的主要预测因子。因此，术前应尽可能从当前的症状和体征、过去病史、能够获取的检验和检查等资料对患者的心、肾、肺及脑功能进行简单评估，以便尽快做出决策。但对于在再灌注时间窗内的 STEMI 合并休克患者，仍应坚持尽快开通血管的基本原则，不能因为等待对多脏器功能的全面评估而耽误实施急诊 PCI 的时间。而对于超过最佳再灌注时间窗的 STEMI 患者及 NSTEMI 患者合并休克者，应尽可能经过上述评估后做出决策，无明显多脏器功能衰竭者应积极进行急诊 PCI 治疗，否则应慎重些。

6. 年轻的心源性休克患者　很显然绝大多数年轻患者各脏器功能的储备更好，预后主要单纯取决于心脏功能恢复的情况，若能在再灌注时间窗内实施急诊 PCI，往往生存的机会远远高于高龄患者，因此，应持更加积极的态度。但也应注意的是，年轻患者往往是由不稳定斑块破裂或冠状动脉痉挛导致的血管完全闭塞，多数既往无反复心绞痛发作病史，梗死相关血管亦多无侧支循环保护，因此，发病后血流动力学紊乱通常也更加严重，此类患者必须强调早期，要尽可能在有存活心肌的时间内实施急诊 PCI。

(二)什么时候应该选择放弃

上述给出的 6 条建议主要是帮助一线介入医师在急性心肌梗死合并心源性休克患者中如何选择急诊 PCI 的适应证，但并非具备适应证的患者均应进行急诊 PCI 治疗。在了解适应证的基础上，必须同时熟练掌握禁忌证，才能为患者选择最合适的治疗手段。同上述适应证的选择一样，由于之前并无可供参考的资料，以下建议完全来自笔者所在医院的单中心经验，仅供读者参考。

1. 进入休克晚期的患者　如果发生休克时间已经很长，多脏器功能进入不可逆损伤阶段，则即使能够顺利完成急诊 PCI 过程，常常也难以度过多脏器功能衰竭期。由于休克时血压水平及末梢灌注压的差异性很大，原有的各脏器基础功能的不同，可能对休克的耐受程度不一致，因此，很难给出非常明确的时间界限，建议参照适应证中关于多脏器功能评估方法进行判断。唯一能够肯定的是一旦进入弥散性血管内凝血阶段，能够逆转的可能性几乎为零,此类患者应为绝对禁忌证。

2. 经药物治疗及循环辅助支持血流动力学无改善的患者
如果经过规范的血管活性药物治疗、IABP 支持甚至 ECMO 支持
后仍难以维持平均动脉压接近 70mmHg 和血氧饱和度 90% 以上
者,往往提示预后不良,此类患者不宜太积极,但需除外发病早期
患者。

3. 已经发生出血(除外皮肤、黏膜等小出血)或具备出血高危
因素。

4. 合并其他重要疾病、预期寿命不到 1 年的患者　如器官功
能衰竭终末期、恶性肿瘤晚期、难以控制的严重感染等。

5. 其他非医学因素　主要是与家属之间的沟通和理解情况,
是否能让家属充分理解患者面临的巨大危险和急诊 PCI 可能带
来的获益及风险。在充分介绍上述情况后要评估家属的愿望与
实际可能达到的效果之间是否存在巨大的差距,是否能接受最坏
的结果等。不能取得家属充分理解和同意的患者不宜实施急诊
PCI。凡是急性心肌梗死合并心源性休克的患者,不论家属是否
接受急诊 PCI 治疗,均应签署知情同意书,不同意者需签署不同
意手术的知情同意书,以完善法律上的医疗保护措施。

**(三)初诊于不具备急诊 PCI 能力医院的急性心肌梗死合并
心源性休克患者的处理**

对 SHOCK 注册研究中的 969 例心源性休克患者行转运血
运重建的分析显示:和直接就诊于 PCI 医院后行直接 PCI 的患者
相比,转运患者在心源性休克发生后长时间才接受血运重建
(7.3h vs 3.9h);但校正的住院死亡率相似(55% vs 56%)。所有
转运患者中,早期行血运重建者住院死亡率较不行或晚期行血运
重建者明显降低(41% vs 53%);多重回归分析显示住院死亡率
与年龄、平均动脉压升高等相关,但与转运无关。提示尽管开通
血管的时间相对较长,心源性休克患者如果初诊医院于不具备
PCI 能力的医院,必须立即转运实施转运 PCI。不同于不合并心

源性休克的患者,血运重建的时间窗更宽泛,可延长至心肌梗死发病后 54h,休克发生后 18h。2013 年 ACCF/AHA 更新的 STE-MI 指南建议心源性休克或者严重心力衰竭患者首诊于非 PCI 医院的,应立即转院至 PCI 中心行直接 PCI 治疗,而不论心肌梗死及休克发生的时间(Ⅰ B)。

上述临床试验结果和指南均对急性心肌梗死合并心源性休克患者的转运 PCI 做了积极的推荐,但在临床实践中需要注意的是,此类患者在转运途中的安全性至关重要。由于我国的院前急救体系差异性较大,救护车上所配备的急救设备和人员资质多难以独立胜任心源性休克的转运任务。因此,应强调加强区域协同救治体系建设,将不具备急诊 PCI 能力的医院和院前急救系统纳入 PCI 医院的统一管理之中,由 PCI 医院的医师帮助非 PCI 医院实施转运 PCI。笔者所在医院在建立区域协同救治型胸痛中心过程中,将提高救护车的抢救能力作为重要的内容,将除颤器、临时起搏器、呼吸机、IABP 等设备装备在救护车上,转运途中由 PCI 医院医师通过远程实时传输系统实施连续监护,指挥救护车人员进行车上救治,并将此种移动救治模式称之为"移动 ICU"。在过去几年中,利用"移动 ICU"已经成功转运了数十例心源性休克患者,大大提高了转运成功率。建议在有条件的医院应建立此种模式以提高急性心肌梗死合并心源性休克的转运成功率。

五、急性心肌梗死合并心源性休克患者的 PCI 技术策略

急性心肌梗死合并心源性休克患者的急诊 PCI 是一个系统工程,绝对不能当成一个常规的急诊 PCI 手术看待,因为要想使这种极度高危的患者存活下来,必须从术前准备、术中策略到术后管理等环节进行全面周密的计划。

(一)术前准备

除了急诊 PCI 的常规术前准备外,重点是要尽可能稳定血流动力学以提高术中安全性。应常规静脉注射并持续泵入血管活

性药物以尽可能维持脏器的基本灌注压,常用药物如多巴胺、多巴酚丁胺、肾上腺素、去甲肾上腺素、甲氧基肾上腺素等。如果药物疗效不理想应尽早开始使用 IABP 和(或)ECMO 进行血流动力学支持。

(二)术中技术策略

多数合并心源性休克的急性心肌梗死患者是由多支血管病变或者左主干急性闭塞所致,其中左主干的急诊介入治疗原则详见"左主干急性闭塞的急诊介入治疗原则"。对于多支血管病变的心源性休克患者的急诊介入治疗,其基本原则与未合并心源性休克的急性心肌梗死患者的急诊 PCI 不同之处是:心源性休克患者在完成梗死相关血管干预后应尽可能同期解决限制血流性病变,最大限度恢复缺血心肌的供血以改善心脏功能。一项多中心回顾性临床研究共纳入 210 例急性心肌梗死并心源性休克患者,探讨影响生存率的预测因素,结果显示,多支血管病变的完全血运重建是提高生存率的因素。因此,对急性心肌梗死并心源性休克的患者,需要完全血运重建。可见同期行非罪犯血管的严重病变的血运重建是心源性休克患者临床最佳策略。

(三)急性心肌梗死合并心源性休克急诊 PCI 术后处理

对于急性心肌梗死合并心源性休克患者急诊 PCI 术后的管理至关重要,术后除了急诊 PCI 的常规术后处理外,重点是血流动力学及多脏器功能监测和评估,并据此调整药物及器官功能保护措施。详见第 19 章,其中最关键是要尽快恢复并维持基本灌注压和及时发现多脏器功能衰竭的早期征兆并采取相应的措施。

综上所述,急性心肌梗死并发心源性休克的死亡率极高,早期进行完全血运重建,并给予积极的药物、机械支持,同时给予多器官功能支持,才能降低死亡率。

参 考 文 献

Babaev A,Frederick PD,Pasta DJ,et al.2005.Trends in management and outcomes of patients with acute myocardial infarction complicated by cardiogenic shock.JAMA,294(4):448-454.

Dzavik V,Sleeper LA,Cocke TP,et al.2003.Early revascularization is associated with improved survival in elderly patients with acute myocardial infarction complicated by cardiogenic shock:a report from the SHOCK Trial Registry.Eur Heart J,24(9):828-837.

Fibrinolytic Therapy Trialists' (FTT) Collaborative Group.1994.Indications for fibrinolytic therapy in suspected acute myocardial infarction:collaborative overview of early mortality and major morbidity results from all randomised trials of more than 1000 patients.Lancet,343(8893):311-322.

French JK,Feldman HA,Assmann SF,et al.2003.Influence of thrombolytic therapy,with or without intra-aortic balloon counterpulsation,on 12-month survival in the SHOCK trial.Am Heart J,146(5):804-810.

Goldberg RJ,Spencer FA,Gore JM,et al.2009.Thirty-year trends (1975 to 2005) in the magnitude of,management of,and hospital death rates associated with cardiogenic shock in patients with acute myocardial infarction:a population-based perspective.Circulation,119(9):1211-1219.

Hasdai D,Califf RM,Thompson TD,et al.2000.Predictors of cardiogenic shock after thrombolytic therapy for acute myocardial infarction.J Am Coll Cardiol,35(1):136-143.

Hochman JS,Sleeper LA,Webb JG,et al.2006.Early revascularization and long-term survival in cardiogenic shock complicating acute myocardial infarction.JAMA,295(21):2511-2515.

Hochman JS,Sleeper LA,Webb JG,et al.1999.Early revascularization in acute myocardial infarction complicated by cardiogenic shock.SHOCK Investigators.Should We Emergently Revascularize Occluded Coronaries for Cardiogenic Shock.N Engl J Med,341(9):625-634.

Hochman JS,Sleeper LA,White HD,et al.2001.One-year survival following early revascularization for cardiogenic shock.JAMA,285(2):190-192.

Holmes DR,Berger PB,Hochman JS,et al.1999.Cardiogenic shock in patients with acute ischemic syndromes with and without ST-segment elevation.Circulation,100(20):2067-2073.

Hussain F,Philipp RK,Ducas RA,et al.2011.The ability to achieve complete revascularization is associated with improved in-hospital survival in cardiogenic shock due to myocardial infarction: Manitoba cardiogenic SHOCK Registry investigators.Catheter Cardiovasc Interv,78(4):540-548.

Jeger RV,Radovanovic D,Hunziker PR,et al.2008.Ten-year trends in the incidence and treatment of cardiogenic shock.Ann Intern Med,149(9):618-626.

Jeger RV,Tseng CH,Hochman JS,et al.2006.Interhospital transfer for early revascularization in patients with ST-elevation myocardial infarction complicated by cardiogenic shock--a report from the SHould we revascularize Occluded Coronaries for cardiogenic shocK? (SHOCK) trial and registry. Am Heart J,152(4):686-692.

Nguyen HL,Saczynski JS,Gore JM,et al.2011.Long-term trends in short-term outcomes in acute myocardial infarction.Am J Med,124(10):939-946.

Picard MH,Davidoff R,Sleeper LA,et al.2003.Echocardiographic predictors of survival and response to early revascularization in cardiogenic shock.Circulation,107(2):279-284.

第**11**章

左主干闭塞的急诊 PCI 原则

首都医科大学附属北京朝阳医院心脏中心

王乐丰　张大鹏

左主干急性闭塞是急性心肌梗死(acute myocardial infarction,AMI)中最严重的临床类型,占接受冠状动脉造影的 AMI 患者的 1% 左右,实际发病率可能高于此比例,因为不少左主干急性闭塞患者发病后早期即已猝死,来不及送进导管室接受冠状动脉造影。对于进入导管室接受造影确诊后的无保护左主干急性闭塞患者,常常在开通左主干时因再灌注损伤诱发循环崩溃,并最终因不可逆的心源性休克导致死亡。因此,此类患者的急诊 PCI 术中和围术期的风险极高,实施急诊 PCI 的医师除了应具备熟练的介入诊疗技术外,还必须具备丰富的急危重症临床处置经验,能够预见再灌注治疗前后的病理生理机制及其临床表现,提前进行相应的预防性处理,有可能使更多的患者获得生存的机会。

一、左主干闭塞病变及其特点

左主干病变是指左冠状动脉主干的病变,通常由动脉粥样硬化、多发大动脉炎、纵隔放疗或医源性所致,主干开口病变斑块多延续至主动脉壁,具备所有开口病变的特点,富含弹性纤维,近年来越来越多见到由于前降支或回旋支近端/开口支架置入术后血栓形成所导致左主干急性闭塞。左主干病变分为有保护主干病变及无保护左主干病变,前者是指以前经冠状动脉旁路移植至左冠状动脉一支或多支主干通畅的血管桥或自身存在右向左的良好侧支循环;无保护左主干病变是指不存在上述移植血管桥和自身的侧支循环者。无保护左主干闭塞所导致的急性心肌梗死,后果极其严重,几乎均合并心源性休克,极易出现心室颤动、心脏骤停,病死率极高。左主干远端病变,即前三分叉(左主干、前降支及回旋支)病变,具备所有分叉病变的特点,左主干病变具有血管直径较大、病变长度较短及较少扭曲、大部分为复杂病变的特征。对于无保护的左主干急性闭塞,急诊经皮冠状动脉介入治疗(PCI)术中开通闭塞的左主干时多会发生严重的再灌注损伤,需要在辅助循环支持下进行 PCI 治疗。

二、左主干闭塞的急诊 PCI 及其效果

由于大部分该类患者存在严重的心源性休克等血流动力学紊乱,溶栓治疗往往不能获得满意的再灌注效果,而急诊冠状动脉旁路移植术在国内极少开展,因此,急诊 PCI 治疗往往成为左主干急性闭塞的唯一选择,在具备外科条件的医院,如果急诊 PCI 不能获得满意的灌注,可考虑急诊冠状动脉旁路移植术。不少研究显示,即使接受急诊 PCI 治疗,病死率仍高达 30%～50% 甚至更高。左主干急性闭塞或严重狭窄所致的 AMI 患者病情凶险,其中部分患者可能没有机会到达医院接受急诊冠状动脉造影,真实的发生率并不明确。Lee 等的回顾性研究显示,左主干急性病变导致的 AMI 在入院时发生心源性休克者高达 80%。即使接受了再灌注治疗,其病死率仍可高达 50% 以上。Vis 等的一项荟萃分析共纳入 977 例无保护左主干的急诊 PCI 病例,其中 252 例(26%)合并心源性休克,统计分析显示 30d 的死亡率在心源性休克组为 55%,在非心源性休克组为 15%($P < 0.001$)。LEMANS 注册研究对 252 例合并左主干病变的患者(其中 58% 为非 ST 段抬高型急性冠状动脉综合征患者)行 PCI,并比较药物洗脱支架与裸金属支架的疗效。结果显示:PCI 干预左主干病变有较好的远期效果,尤其是对于左主干远端病变者;药物洗脱支架的远期主

要不良心血管事件发生率低于裸金属支架。根据 SHOCK 试验结果,美国心脏病学会(ACC)/美国心脏协会(AHA)介入诊治指南建议 AMI 发病 36h 内,休克 18h 内行直接 PCI。近年来的指南更新中已经取消了 STEMI 合并心源性休克患者急诊 PCI 的上述两个时间限制,也就是说,对于所有 STEMI 合并心源性休克患者,不论心肌梗死和休克发生的时间多长,均应尽快进行急诊 PCI 治疗。

由于左主干急性闭塞或严重狭窄所致的 AMI 患者不论是否接受再灌注治疗均有较高病死率,因此,探讨此类患者的危险因素,从而早期识别极高危患者,具有现实的临床意义。不少研究显示:对于梗死相关动脉为左主干的 AMI 患者,发病后存活者多为左主干非完全闭塞,或存在较好侧支循环,或为右冠状动脉优势;急诊 PCI 有可能降低病死率,并提高远期预后。Lee 等的研究结果亦表明,对术前血流为 TIMI 2 级以上者行急诊 PCI 可以降低病死率。北京朝阳医院心脏中心的单中心研究显示,28 例左主干急性闭塞或严重狭窄所致的 AMI 患者中有 15 例(53.6%)患者在入院时合并心源性休克,28 例患者中院内死亡共 10 例(病死率 35.7%),合并心源性休克的 15 例患者院内死亡共 8 例(病死率 53.3%);术后 3 个月的累积生存率为 64.3%;与存活组比较,死亡组入院时即处于休克状态的比例较高,无侧支循环的比例也较高。值得注意的是,该研究中有 4 例患者在血流恢复 TIMI 3 级后反而在短时间内病情急剧恶化,均于术后 1h 内死于导管室(4 例患者术前血流均≤TIMI 1 级,其中 3 例患者在入院时存在心源性休克),这说明入院时合并心源性休克的患者在开通左主干后,可能会出现严重再灌注损伤,而策略性地开通血管,给予患者适当的缺血后适应,有利于减轻再灌注损伤,避免严重再灌注损伤,以减轻心肌顿抑和恶性心律失常。已经有研究显示,再灌注后即刻使用球囊低压力扩张阻断血流 30s,继而灌注 30s,反复 2~4 次,然后长时间灌注,如此能够显著减少梗死面积,提高心肌微循环灌注。尽管近期发表的 DANAMI-3 iPOST 研究纳入 1234 例接受直接 PCI 的 STEMI（非左主干）患者，随机分组进行常规 PCI 或常规 PCI 技术加后适应处理，结果并不支持在 STE-MI 患者直接 PCI 术中进行后适应处理。但左主干急性闭塞患者急诊 PCI 术中后适应的价值尚待进一步评价。北京朝阳医院的经验表明，对于没有侧支、血流差、前三叉、病变复杂的左主干合并 AMI 患者、应该高度重视、要合理运用血小板Ⅱb/Ⅲa受体抑制剂、血栓抽吸术、缺血后适应、IABP 和 ECMO 技术。

左主干病变所致 AMI 急诊 PCI 术后常常会出现上消化道出血或应激性溃疡（应用替罗非班者更多见）、急性肾衰竭、肺部感染等并发症，这些都是增加院内死亡的重要原因。因此，对于此类患者，需要积极抗感染、应用质子泵抑制剂、无创呼吸机或床旁血滤，IABP 的使用最好在 2 周以上，以最大程度提高其生存率。

三、左主干闭塞病变的急诊 PCI 技术细节

左主干闭塞病变的急诊 PCI，要求术者有丰富的经验、娴熟的技巧与良好心理素质，术中操作宜果断、沉稳、简洁、流畅及快速。

左主干开口病变是最危险的病变，也是最容易被忽视的病变，通常在头位显示更清楚，根据在左冠状动脉窦内开口位置的不同可以选择左或右前斜或正位投照，尤其是短左主干者，在左冠状动脉造影时应首先观察该部位情况，如发现病变更应轻柔操作并尽快结束造影。左主干体部/主干段病变是较容易显示和发现的，头位和足位均可清楚暴露该部位病变。左主干末端病变往往累及前降支和回旋支开口，通常在足位会显示更加清楚，蜘蛛位仅能清楚显示主干末端三分叉部位，而前降支和回旋支近段在此位置上是短缩的，如上述位置均受累，在右前斜足位应该能充分显示整个病变情况。

一旦怀疑是左主干急性闭塞所导致的急性心肌梗死，急诊 PCI 入路上尽量采用股动脉路径，因其操作简单、迅速，血管较少

痉挛与变异,可保证手术顺利、快速完成,而且一旦需要更换特殊器械可不受导管和路径的限制。如股动脉入路困难也可选择桡动脉或肱动脉入路。但当病变累及左主干分叉时,桡动脉入路将会使介入手术受到很大限制。

PCI操作时一般不推荐直接支架术,除非病变经仔细观察除外钙化。省略预扩张可能增加支架不能充分释放的手术风险,影响支架术后的即刻最小腔径,造成支架贴壁不良。预扩张宜选用直径为 2.0~2.5mm 的半顺应性球囊,扩张的时间<10s,压力 6~8kPa,不宜高压,防止造成内膜撕裂乃至夹层等并发症。支架扩张释放的时间<10s,压力 12~16kPa,用于开口病变的压力宜较大,为了支撑延至主动脉窦壁上的动脉粥样硬化斑块,左主干开口和主干段应选择强支持力的管状闭环支架而分叉处可选用开环、柔软性好的管状、环状支架或缠绕支架。支架的长度,在不影响分支的前提下,应尽量长地覆盖所有病变,支架释放宜采取短暂高压力释放,释放时应同时推注对比剂,判断支架释放直径与参考血管直径是否相匹配,如小于参考血管直径,应增大压力直至两者相匹配。压力泵内对比剂应经过≤1∶1(对比剂∶水)的稀释,使扩张后球囊能够迅速回缩,减少对血流的影响。支架释放务必使其贴壁良好,一旦出现血栓形成,则危害巨大。

左主干远端分叉病变的 PCI 策略,单支架抑或双支架,需要根据前三叉病变的形态与特点灵活决定,以保证优势血管的前向血流为目的,而不宜过于追求完美,以免术式复杂化、操作时间增加、术中风险增加(图 11-1 和图 11-2)。

四、有关主动脉内球囊反搏的应用建议

对于左主干闭塞的 AMI 患者,应用主动脉内球囊反搏(intra-aortic balloon pump,IABP)辅助循环是必要的,尤其对于左主干完全闭塞且无侧支循环者。

虽然最新的 IABP-SHOCK 2 研究结果不支持在接受早期血

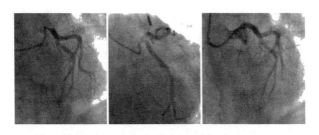

图 11-1　左主干高度狭窄合并心源性休克患者急诊 PCI
　　男性,59 岁,NSTE-ACS 合并心源性休克患者,心电图除了 aVR 导联 ST 段抬高外,其余导联 ST 段均压低,血压 83/55mmHg,在 IABP 支持下完成急诊 PCI,术中采用简单处理策略,左主干-前降支支架置入,回旋支开口残余狭窄 80% 但血流速度 3 级,未做进一步处理

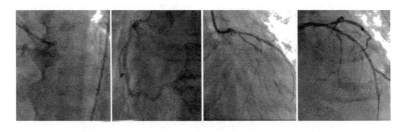

图 11-2　无保护急性左主干闭塞的直接 PCI 治疗
　　男性,49 岁,因突发胸痛 3h 入院,心肺复苏 2 次,心电图示全部胸前导联和 I 及 aVL 导联 ST 段抬高,血压 78/67mmHg。在呼吸机和 IABP 支持下紧急冠状动脉造影显示右冠状动脉无明显狭窄,左主干完全闭塞。即刻行左主干介入治疗,球囊扩张后见左主干中段血栓,血栓抽吸后在前降支-左主干置入支架,回旋支开口狭窄约 85% 但血流正常

运重建的心源性休克患者中常规置入 IABP,但是在 2013 年 AC-CF/AHA 的 STEMI 指南中,仍建议对药物治疗难以很快稳定的心源性休克患者置入 IABP(Ⅱa 推荐)。对于无保护左主干的急

诊 PCI,尤其是并发心源性休克的患者,置入 IABP 支持应该有助于改善心功能和冠状动脉灌注。对于部分术前尚未发展为心源性休克的患者,也应预防性置入 IABP,有助于避免快速恢复血流后,因为可能的严重再灌注损伤导致短时间内血流动力学急剧恶化,从而使患者失去进一步治疗时机。

此外,由于国内尚无 Impella、Tandem Heart 等左心室辅助装置,部分泵功能严重障碍 IABP 亦无法维持足够循环时,可考虑使用体外膜肺氧合(extracorporeal membrane oxygenation,EC-MO)技术,详见急诊 PCI 术中血流动力学支持章节。IABP 的使用最好在 2 周以上。

参 考 文 献

王乐丰,徐立,杨新春,等.2006.左主干急性闭塞或狭窄所致急性心肌梗死的急诊介入治疗.中华心血管病杂志,34:5-7.

王乐丰,张大鹏,杨新春,等.2012.左主干急性病变所致急性心肌梗死急诊介入治疗的效果.中华心血管病杂志,40(10):813-816.

徐立,王乐丰,杨新春,等.2007.急性左主干闭塞所致急性心肌梗死的临床特点.中华急诊医学杂志,16(9):980-982.

徐立,王乐丰,杨新春,等.2015.无保护左主干病变导致急性心肌梗死合并心源性休克的临床分析.中华急诊医学杂志,24(7):735-740.

Buszman PE,Buszman PP,Kiesz RS,et al.2009.Early and long-term results of unprotected left main coronary artery stenting: the LE MANS (Left Main Coronary Artery Stenting) registry.J Am Coll Cardiol,54:1500-1511.

Laskey WK,Yoon S,Calzada N,et al.2008.Concordant improvements in coronary flow reserve and ST-segment resolution during percutaneous coronary intervention for acute myocardial infarction: a benefit of postconditioning.Catheter Cardiovasc Interv,72:212-220.

Lee SW,hong MK,Lee CW,et al.2004.Early and late clinical outcomes after primary stenting of the unprotected left main coronary artery stenosis in the setting of acute myocardial infarction.Int J Cardiol,97:73-76.

Neri R,Migliorini A,Moschi G,et al.2002.Percutaneous reperfusion of left main coronary disease complicated by acute myocardial infarction.Catheter Cardiovasc Interv,56:31-34.

Pappalardo A,Mamas MA,Imola F,et al.2011.Percutaneous coronary intervention of unprotected left main coronary artery disease as culprit lesion in patients with acute myocardial infarction.JACC Cardiovasc Interv,4:618-626.

Pedrazzini GB,Radovanovic D,Vassalli G,et al.2011.Primary percutaneous coronary intervention for unprotected left main disease in patients wih acute ST-segment elevation myocardial infarction the AMIS (Acute Myocardial Infarction in Switzerland) plus registry experience.JACC Cardiovasc Interv,4:627-633.

Vis MM,Beijk MA,Grundeken MJ,et al.2013.A Systematic Review and Meta-Analysis on Primary Percutaneous Coronary Intervention of an Unprotected Left Main Coronary Artery CulpritLesion in the Setting of Acute Myocardial Infarction,J Am Coll Cardiol Intv,6:317-324.

第12章

急诊 PCI 术中分叉病变的处理原则

福建医科大学附属协和医院

福建省冠心病研究所　陈良龙

急诊经皮冠状动脉介入治疗(PCI)包括 ST 段抬高型急性心肌梗死(STEMI)的直接 PCI、溶栓后的补救性 PCI 及非 ST 段抬高型急性冠状动脉综合征极高危患者的早期紧急 PCI,由于直接 PCI 和补救性 PCI 的分叉病变处理的基本原则相似,都是以尽可能减少血栓病变的不良后果为主,可以统称为 STEMI 患者的急诊 PCI,而非 ST 段抬高型急性冠状动脉综合征的紧急 PCI 则多数是以不稳定斑块、复杂钙化病变为主,其分叉病变的处理要点不同于 STEMI 患者。因此,本章在简单介绍分叉病变的分类基础上分别介绍两类急诊 PCI 术中对分叉病变的处理的技术要领和注意事项。

一、分叉病变的分型

分叉病变的分型方法有很多,文献中报道和被引用的至少有6 种,其中获得国际公认并通用的是 Medina 分型和 Lefevre 分型。两种分型标准如下。

(一)Medina 分型

依据主支近、远侧及分支顺序,按有(1)无(0)病变分别进行编码,如 1,0,1 即为主支近侧和分支有病变,主支远侧无病变。见图 12-1。

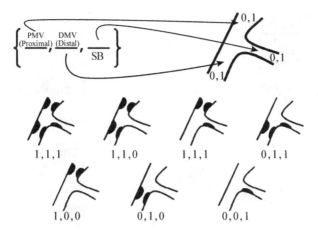

图 12-1　分叉病变的 Medina 分型

(二)Lefevre 分型标准

1 型:病变涉及主支近侧和远侧及分支开口。

2 型:累及主支,但未累及分支开口。

3 型:病变位于主支的分叉近侧。

4 型:病变累及分叉的各分支开口,而不累积主支分叉的近侧。

4a 型:病变累及主支的分叉远侧。

4b 型:病变累及分支开口处。见图 12-2。

二、急诊 PCI 术中分叉病变的处理

(一)梗死相关血管为分叉病变时急诊 PCI 面临的挑战

1. 分叉病变介入治疗及其挑战性　在临床实践中,分叉病变约占 PCI 病例的 20%。与非分叉病变比较,分叉病变介入治疗耗时、耗材、技术难度较高、并发症发生率较高、长期疗效较差。分叉病变介入治疗策略可分为:简单、复杂及介于两者之间的必要时边支 T 支架术 3 种策略。迄今多数临床试验未能证实

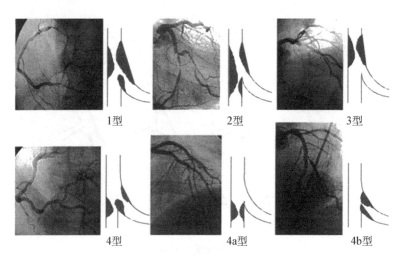

1型　2型　3型

4型　4a型　4b型

图 12-2　Lefevre 分型

复杂的双支架策略具有更佳的长期疗效,故现行指南推荐以单支架或必要时 T 支架作为大多数分叉病变的首选治疗方法。然而,对于复杂高危的分叉病变,复杂的双支架术式仍是临床医生必要的选项。

2. 急诊 PCI 罪犯血管为分叉病变时介入治疗更具挑战　若 STEMI 梗死相关动脉为分叉血管,则病变和病情将更加复杂,体现在:①病变更复杂,病变涉及两分支血管、血栓骑跨分支血管、斑块复杂且更不稳定等。②病情更复杂,血流动力学障碍、心电不稳定、精神状态不稳定等。由此决定分叉病变发生 STEMI 时介入治疗技术更为复杂,体现在:①可能需要同时处理两分支血管。②可能需要复杂的支架术式。③处理血栓时要防止血栓的移位及异位、防止两分支血管同时发生无复流及慢血流。④处理斑块时也要防止两分支血管同时发生无复流及慢血流。此外,患者病情重对手术耐受性差,还要防止血流动力学障碍及恶性心律失常的发生。

3. 现行指南缺乏对分叉病变急诊 PCI 的推荐　迄今为止,由于大多分叉病变的临床研究排除了急诊 PCI 的患者,所以纵观国内外急诊 PCI(STEMI 和 NSTE-ACS)的相关指南,均未明确提出对罪犯血管为分叉病变的介入治疗推荐。实际上,STEMI 患者罪犯血管为分叉病变者在临床实践中并非少见。笔者参考相关文献、结合临床实践,初步对此类病变提出 PCI 治疗意见,仅供参考。

4. 分叉病变急诊 PCI 的临床研究　国内外对急诊 PCI 分叉病变的临床研究不多,并且基本上都是单中心、回顾性研究。法国 Hamkin 和沈阳军区总院的王耿等均发现急诊 PCI 处理分叉病变(必要时 T 支架术)和非分叉病变,患者 1 年后 MACE 事件均无明显的区别。加拿大 Frangos 等发现急诊 PCI 分叉病变采用必要时 T 支架和非分叉病变治疗时,前者使用了更多的造影剂、需要更长的手术时间。DKCRUSH II 对急诊 PCI 分叉病变不同术式进行了比较,发现必要时 T 支架术和 DK CRUSH 术式术后 1 年 MACE 事件均无明显的差别。因此,从临床试验的总体结果来看,倾向于在急诊 PCI 术中采用简单策略可能具有更多优势。

(二)急诊 PCI 分叉病变的治疗原则、策略与技术

1. 分叉病变急诊与择期 PCI:处理原则与差异　急诊患者应以尽快恢复梗死相关血管血流为第一目的,以挽救濒死的心肌、维持生命体征的稳定,故急诊 PCI 原则是:简单一点更好! 首选术式应为单支架或必要时 T 支架。而对于病情稳定的择期分叉病变 PCI 的原则是:缜密一点更好! 也就是说应根据病变情况制定相关的分叉治疗策略,以改善相关血管血液供应、减少支架内再狭窄和支架内血栓的发生率为目的,故根据病变的复杂性、危险性选择单支架、双支架、必要时 T 支架术。

2. 分叉病变急诊 PCI:简单处理的优势　为什么分叉病变急诊 PCI 时以单支架或必要时 T 支架的简单处理为原则呢? 因为

其优点在于：①简单、省时、及时开通血管；②减少造影剂用量和对比剂肾损伤的发生率；③减少无复流与慢血流的发生，复杂术式需要对吻扩张，可能增加无复流、慢血流风险；④可能减少其他并发症的发生。必要时 T 支架提供介于单双支架之间的一种策略与技术选择，无论是稳定性、NSTEMI 或 STEMI 的分叉病变，均应或均可作为首选方法。

3. 分叉病变急诊 PCI：复杂术式的选择　在某些特殊情况下，如边支开口闭塞、边支 TIMI 血流持续低于 3 级，或分支粗大伴病变严重、闭塞风险较高可能导致严重后果时，才采用主支、边支双支架置入术。对这类患者术式的选择原则应该是：①选择术者最熟悉的双支架术式。②可视术者对术式掌握的熟练程度和病变特点而定，优选 DK Mini-Crush 或 DK Mini-Culotte 术式。③以单支架或 Provisional T 支架作为初始策略者，若术中确需补救性置入边支支架，优选 TAP 术式；而是否补救性置入边支支架，则视边支的 TIMI 血流是否正常而非其残余狭窄程度，仅在 TIMI 血流降低且边支重要性较大时才考虑置入支架。

4. 分叉病变急诊 PCI：技术操作与注意事项　不同类型分叉病变的急诊 PCI 处理技术存在显著差异，但通常应遵循以下基本操作原则。

(1)预处理：STEMI 患者的直接 PCI 多以血栓性病变为主，预处理强调以去除血栓负荷为主，应尽可能通过抽吸导管将造影可见的血栓抽吸干净或显著减少，尤其是在分支部位的血栓应尽快清除后再进行支架置入，否则容易发生慢血流、无复流或血栓移位导致边支闭塞；对于 NSTE-ACS 患者的紧急 PCI 而言，由于多数患者是高龄，病变相对更复杂，钙化、弥漫性病变居多，应尽可能进行充分的预扩张，严重钙化者应进行旋磨、切割球囊预扩张等处理。基本原则与择期 PCI 的分叉病变处理相同，但更强调快捷、简单原则。技术上应在对分支血管直径在 2mm 以上、开口有严重狭窄(Medina 分型为 1,1,1 或 1,0,1)、预计分支开口闭塞可能性较大的病变,应常规对边支进行保护。边支保护的基本策略和技术取决于边支闭塞的风险,若分支开口本身的狭窄程度较重,但不宜或不准备置入边支支架时,首选在边支进行小球囊低压预扩张(尽可能避免发生夹层)再在主支置入支架的策略;必要时可采用拘禁球囊的技术进行边支保护;对于闭塞风险低的边支可以采用简单导丝保护技术。对于主支远段与边支直径和供血范围相当且病变为 1,0,1 类型者,可以考虑从主支-边支置入支架策略,以降低边支闭塞的风险并简化技术操作,但不适用于主支远段直径大而分支较小的血管。

(2)支架选择:选择适当长一点支架,目的是为可能需要的对吻扩张预留足够的对吻段,并可充分覆盖残余血栓。首选边支网孔扩张大的支架,利于支架贴壁。圆形支架丝的支架剐蹭发生率低,更易于重穿导丝进行分支血管的后续处理。

(3)支架释放:原则上尽可能不要使用过高压力释放支架,应在全程透视下观察,若支架达到预定的血管直径时即可,同时要注意缓慢扩张且缓慢减压以防血栓或斑块碎片脱落导致无复流。对于预留边支保护导丝或球囊者,应充分预估导丝、球囊回撤的难度,原则上应以命名压力释放支架,在完成边支重穿导丝后进行后扩张解决支架贴壁等问题。

(4)主支支架释放后边支的评估及处理:急诊 PCI 术中主支支架释放后,若边支血流良好原则上不对边支进行后处理,不论边支的狭窄程度如何,不宜为追求影像学上的完美及"好看"而增加不必要的操作时间及对比剂用量。对于边支血流在 2 级以下者,应根据边支直径的大小及是否属于梗死相关血管而定。较大的边支及在梗死相关病变近端的分支血管,由于其支配区域并未发生心肌梗死,应尽力挽救分支的血流,可尽快重穿导丝进入边支,对边支进行扩张后做最后的对吻扩张,若发生夹层或不能有效恢复边支血流应考虑边支置入支架;对于在梗死相关病变以远的分支血管,由于在梗死区域,则不宜追求一定要恢复 3 级血流,原则上只要保持边支有接近2级血流即可,其中由血栓移位所导致的病变受累多在继续抗栓治疗之后血流逐步恢复,不宜针对残余血栓进行过多处理。

(三)几个特殊问题与对策

1. 分叉病变高血栓负荷的处理

(1)血栓负荷:若梗死的分叉病变血栓负荷高,PCI时处理则较复杂;若PCI过程中发生无复流,则涉及两分支供血范围、危害较大,故恰当地处理很重要。

(2)血栓抽吸:尽管疗效存疑,但对于分叉部位梗死且高血栓负荷者,建议血栓抽吸,以减少无复流、慢血流及相关心肌损害。抽吸后血栓负荷明显降低者可同期置入支架(图12-3),部分患者血栓抽吸后无严重残余狭窄,甚至不需要进行支架置入。

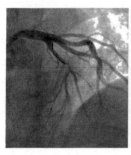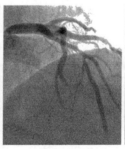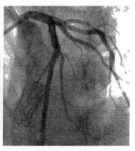

图 12-3　抽吸血栓后同期置入支架

男性,53岁,急性胸痛3h就诊,心电图 $V_1 \sim V_5$ 导联 ST 抬高 $0.2 \sim 0.5mV$,造影见前降支近段发出 D1 支前血栓影,经抽吸后血栓负荷明显减少,同期置入支架。由于血栓位于分叉前,且 D1 支开口无狭窄亦无血栓,未对 D1 支实施保护,支架置入后边支未受影响

(3)延迟支架:对于分叉病变高血栓负荷和(或)斑块不稳定者,血栓抽吸并延迟支架置入可能是较好的治疗选项,而非即刻置入支架。在充分血栓抽吸恢复 TIMI 血流3级或接近3级的前

提下,分叉部位特别是较大边支开口或近端仍有明显的残余血栓者,应考虑延迟支架置入。理由:①高血栓负荷影响分叉病变的判断,延期 PCI 可能可以避免边支不必要的支架置入;②高血栓负荷情况下,即刻行主支支架置入可能更易造成血栓向边支的挤压,从而导致边支闭塞;③经过充分的抗栓和强化调脂(1 周左右),绝大多数病变血栓溶解、斑块更加稳定、临床病情稳定,支架置入的并发症大大减少甚至可避免支架置入。对于延期 PCI,DEFER-STEMI 研究认为,延期 PCI(6~12h)可以减少无复流的发生,挽救更多的心肌;然而,DANAMI 3-DEFER 研究在平均长达 42 个月的随访中却并没有观察到延期 PCI(48h)可以减少死亡、心力衰竭、心肌梗死和再次血运重建。相反,MINI 研究甚至观察到延期 PCI 组(24~48h)的微血管阻塞发生率甚至更高。然而,上述 3 个研究延期 PCI 的时间均较短(48h 或以内),与我们建议的 1 周左右的延期 PCI 还是有着较大的区别。此外,应该特别强调的是:在 1 周的延期过程中,应强化抗栓(加用 Ⅱb/Ⅲa 受体拮抗剂 12~24h)和强化调脂治疗。

(4)其他选择:若血栓团块远离边支开口,倾向于仅主支置入支架,注意无复流、慢血流的发生;若血栓团块邻近或骑跨于分叉部位,则倾向于双支架或延迟支架置入(deferred stenting);若边支开口有严重的血栓团块、主支血流正常,则倾向于延迟支架置入。

2. 闭塞部位和边支的关系　在急诊 PCI 分叉病变处理时,也应该考虑到闭塞部位和边支开口位置的关系。当闭塞部位位于边支开口的下游时,由于边支供血范围非本次受累部位,故边支保护显得特别重要。建议主支处理可能累及边支时尽量用导丝保护,防止边支受累或血栓栓塞,避免造成梗死区域的扩大及致命性并发症,此时最好是先使用血栓抽吸技术减少接近分支部位的血栓负荷,以降低边支受累的风险。当闭塞部位位于边支开口的上游时,由于边支供血区域受累,主支血管开通的重要性胜于边支血管,一般不过分考虑边支的受累而以处理主支血管为主(图 12-3 病例所示)。

3. 主支与边支功能意义换位 若主支闭塞伴供血区心肌坏死、边支较大且未闭塞,则可视边支为功能性主支,为重点保护对象;此外,如有向重要结构(如房室结动脉)供血的分支也应等视为主支,也是重点保护对象之一。

综上所述,分叉病变急诊 PCI 的总原则应该是:简单为主,以必要时 T 支架术为首选;在高血栓负荷累及分叉或重要边支开口时,可考虑延迟支架置入并加强抗栓治疗。

参 考 文 献

王耿,韩雅玲,荆全民,等.2011.急诊介入治疗急性心肌梗死患者分叉病变的疗效.中国介入心脏病学杂志(3):121-124.

Abdel-Hakim DE,Garot P,Champagne S,et al.2008.Impact of bifurcation lesions on clinical outcome and prognosis of primary angioplasty in acute myocardial infarction.EuroIntervention,4(1):93-98.

Belle L,Motreff P,Mangin L,et al.2016.Comparison of Immediate With Delayed Stenting Using the Minimalist Immediate Mechanical Intervention Approach in Acute ST-Segment-Elevation Myocardial Infarction:The MI-MI Study.Circ Cardiovasc Interv,9(3):e003388.

Carrick D,Oldroyd KG,McEntegart M,et al.2014.A randomized trial of deferred stenting versus immediate stenting to prevent no-or slow-reflow in acute ST-segment elevation myocardial infarction(DEFER-STEMI).J Am Coll Cardiol,63(20):2088-2098.

Frangos C,Noble S,Piazza N,et al.2011.Impact of bifurcation lesions on angiographic characteristics and procedural success in primary percutaneous coronary intervention for ST-segment elevation myocardial infarction.Arch Cardiovasc Dis,104(4):234-241.

Kelbæk H,Høfsten DE,Køber L,et al.2016.Deferred versus conventional stent implantation in patients with ST-segment elevation myocardial in-

farction (DANAMI 3-DEFER)：an open-label，randomised controlled trial.
Lancet，387(10034)：2199-2206.

Kwan TW，Gujja K，Liou MC，et al.2013.Bifurcation stenting in patients with
ST-segment elevation myocardial infarction：an analysis from dkcrush Ⅱ
randomized study.Catheter Cardiovasc Interv，82(3)：E133-137.

第13章

STEMI 合并多支病变和(或)
CTO 的急诊 PCI 处理原则

首都医科大学附属北京朝阳医院心脏中心　　王乐丰　　张大鹏

急性 ST 段抬高型心肌梗死(ST-segment elevation myocardial infarction,STEMI)是造成急性死亡的重要原因。中国心血管病年度报告显示,中国每年新发 STEMI 患者为 50 万～70 万人。冠状动脉造影发现,急性心肌梗死的病例中,有 40％～65％ 的患者存在多支血管病变(multivessel disease),多支冠状动脉病变患者往往过去病史较长,并发症较多,远期预后较差,多合并糖尿病、陈旧性心肌梗死、多次 PCI 史及心、肾功能不全等,部分患者合并心源性休克,而合并心源性休克的患者多为单支/双支慢性完全闭塞(chronic total occlusion,CTO)病变或双支/三支急性闭塞病变,不仅病情更加凶险,急性期死亡率更高,治疗上亦更加棘手。

一、STEMI 合并多支血管病变和(或)CTO 的定义

根据 APEX-AMI 亚组研究、PRAMI 试验及 CvLPRIT 等研究的定义,目前多将除了罪犯血管之外,非此次梗死相关的另外两支血管存在 1 或 2 支血管管腔直径狭窄＞50％～70％ 的病变称为多支血管病变,其中非梗死相关血管中有 1 支以上血管呈慢性闭塞者称之为 STEMI 合并 CTO 病变。约有 10％ 的 STEMI 患者为合并非罪犯血管 CTO 病变。

二、STEMI 合并多支病变和(或)CTO 的治疗策略

STEMI 合并多支病变和(或)CTO 的病例往往合并心源性休克,治疗上往往需要积极的 IABP 辅助,如果患者拒绝 CABG 治疗,或术者认为病变需要急诊 PCI 治疗,治疗上有 3 种策略:①仅梗死相关血管干预策略(culprit-only PCI,single-vessel PCI)。②同时多支血管干预策略(multi-vessel PCI,onetime PCI,complete PCI)。③分次干预策略(staged PCI)。以下就三种策略的优缺点分别进行介绍。

三、同时干预多支血管策略的风险

对于非梗死相关血管,尤其存在明显狭窄病变的血管,是否需要同时进行 PCI,是目前颇具争议的一个热点。通常认为,急诊 PCI 时同时干预非梗死血管往往存在以下风险。

(1)急性心肌梗死患者往往处于高凝状态,血小板和凝血系统被激活(易损血液),且可能存在多处不稳定病变,非梗死相关血管介入术后慢血流/无复流及支架内血栓形成的概率较高,而一旦发生则可能造成心肌梗死面积及部位的扩大,往往恶化血流动力学与临床症状。

(2)在心肌梗死急性期,非梗死相关血管易发生痉挛导致其功能性狭窄的程度往往被高估,不该干预的给干预了,而选择支架的直径往往被低估,大血管放了小支架。

(3)干预非梗死相关血管会导致操作时间延长、曝光时间延长、增加对比剂用量和对比剂肾病的发生率。

(4)处理完梗死相关血管后,紧急干预非梗死相关血管的 CTO 病变有可能使患者获益,但此时开通 CTO 病变的可行性常受到质疑,因为绝大多数 CTO 的开通需要较长时间,急性心肌梗死患者常常难以耐受长时间的介入治疗时间;加上使用大剂量对比剂对急性心肌梗死患者的心、肾功能均有不利影响。

(5)斑块引起的血管狭窄程度与斑块的稳定性之间并非直接相关,重度狭窄的病变并不一定会导致缺血事件的发生,对非梗死相关血管的严重狭窄病变进行 PCI 治疗并无太多的证据支持,预防性 PCI 并未减少死亡和心肌梗死的发生率。

APEX-AMI 研究回顾性亚组分析纳入 2201 例合并多支血管病变的 STEMI 患者,有 217 例(9.9%)在接受直接 PCI 的同时,还接受了非罪犯病变(直径狭窄>70%)的 PCI 治疗,其余 1984例(90.1%)仅接受梗死相关动脉的 PCI,统计分析显示,同时多支血管干预策略与仅梗死相关血管干预策略相比,90d 内死亡与总的 MACE 发生率均明显升高(12.5% vs 5.6%,$P<0.001$;以及 18.9% vs 13.1%,$P=0.011$)。该研究提示,同时多支血管干预策略在一定程度上增加了 STEMI 患者的死亡风险。但该试验也有一些不足之处,比如未能提供左心室射血分数,同时处理的非罪犯血管大多是左前降支(63%),还有该研究为非随机对照设计。HORIZONS-AMI 研究回顾性亚组分析将多支血管病变接受 PCI 的 668 例 STEMI 患者分为同时多支血管干预组(275 例)与分次 PCI 组(393 例),随访 1 年比较发现,前者在总死亡(9.2%与 2.3%,$P<0.0001$)、明确的支架内血栓形成(5.0% vs 1.6%,$P=0.01$),以及 TIMI 严重出血(4.0% vs 1.3%,$P=0.02$)方面均显著高于后者。此外,诸多荟萃分析结果亦不支持对血流动力学稳定的急性心肌梗死患者在急诊 PCI 时采取同时干预多支血管的策略。因此,目前国内外有关 STEMI 的指南均不建议对血流动力学稳定的患者在直接 PCI 时同时干预非梗死相关血管的病变。

四、同时多支血管干预策略的优势

但以上研究及荟萃分析均存在患者选择偏倚的局限性,很难保证两种治疗策略中患者临床情况的真正可比性,纳入多支血管干预组的患者大多临床情况更差,血流动力学或心电状态更不稳定,其死亡率较高的必然性对结果可能造成明显的影响,可能不应当将多支血管干预策略的高死亡率,均归咎于对非罪犯血管进行 PCI。对于存在显著不稳定狭窄或者存在同时急性闭塞的其他血管病变,多支血管干预策略在理论上仍具有一定积极意义,尤其对存在心源性休克状态的患者,这些好处包括如下。

(1)成功的完全血运重建可较好地改善心功能,改善心源性休克的预后,提高急性期存活率。

(2)可能预防性治疗了其他可能破裂的不稳定斑块,避免再次心肌梗死及减少再次介入治疗。

(3)有时识别罪犯血管困难,或者同时为多个罪犯血管,完全血运重建后可较好改善症状。

(4)减少住院时间,减少手术次数,降低手术费用,患者接受程度提高。

胸痛中心"真实世界"RESEARCH/T-SEARCH 注册研究亚组分析显示,对于急性心肌梗死的急诊 PCI,多支血管 PCI 策略与仅对梗死相关血管 PCI 策略相比,其 4 年内的全因死亡率显著下降(14.3% vs 18.9%,$P = 0.01$)。2013 年 ESC 会议公布的 PRAMI 研究入选 465 例合并多支血管病变(直径 50%~99% 狭窄)的急性 STEMI 患者,随机接受仅梗死相关血管 PCI 治疗(234 例)或多支血管 PCI 治疗(231 例),主要研究终点是 5 年内(中位数 2.3 年)包括心源性死亡、非致死性心肌梗死或顽固性心绞痛在内的复合终点。结果显示多支血管 PCI 组较仅梗死相关血管 PCI 组主要复合终点显著减少(91% vs 77%,$P < 0.001$),其中非致死性心肌梗死和难治性心绞痛的发生风险明显降低,其风险比分别为 0.32 和 0.35(P 均 < 0.001)。虽然同时多支血管 PCI 组的曝光时间、对比剂用量及操作时间较仅对梗死相关血管 PCI 组均有所延长,但对比剂肾病、大出血以及脑卒中的发生率两组间的差异并不显著。2014 年 ESC 会议公布的 CvLPRIT 研究共纳入 296 例拟行急诊 PCI 的 STEMI 患者,随机分为仅梗死相关血

管 PCI(146 例)和同时多支血管(直径＞70％狭窄)PCI 组(150
例),结果显示,术后 1 年时多支血管 PCI 组患者预后显著优于仅
梗死相关血管干预者,包括全因死亡、再发心肌梗死、心力衰竭和
缺血驱动血运重建在内的主要心脏不良事件(MACE)复合终点
发生率降低了 55％(10.0％ vs 21.2％,$P=0.009$),安全性方面,
多支血管 PCI 组的卒中、大出血和对比剂肾病的发生率并未显著
升高。

　　CvLPRIT 与 PRAMI 研究结果类似,均显示急诊 PCI 时进行
完全血运重建所致不良事件的风险并不高于仅梗死相关血管
PCI,在一定程度上证实了前者的安全性,这提示在临床实践中,
对于部分存在可能导致较大面积心肌缺血的非梗死相关血管重
度不稳定狭窄病变的患者,可以考虑在急诊 PCI 时同时干预非梗
死相关血管。但是由于样本量均偏小,仅基于这两项研究还不足
以改变指南。ESC 2014 年 PCI 指南推荐,对急性心肌梗死患者
的急诊 PCI,如果存在非梗死相关血管的重度不稳定狭窄病变还
是应当予以干预,但建议分次干预;然而如果存在心源性休克,或
者在开通梗死相关血管后仍然存在持续性缺血,则建议同时进行
非梗死相关血管的 PCI。2015 年美国 STEMI 指南更新中建议对
STEMI 合并多支病变,血流动力学稳定情况下可考虑干预非梗
死相关动脉(可同时或择期完成),推荐级别由Ⅲ类变为Ⅱb 类。
2015 年《中国 STEMI 诊断与治疗指南》建议急诊 PCI 时应仅对
梗死相关动脉病变部位行直接 PCI,但合并心源性休克或梗死相
关动脉 PCI 后仍有持续性缺血的患者除外(Ⅱa,B),无血流动力
学障碍的患者,不应对非梗死相关动脉进行急诊 PCI。2016 年
《中国经皮冠状动脉介入治疗指南》则建议 STEMI 多支病变患者
在血流动力学稳定情况下择期完成非梗死相关动脉的 PCI(Ⅱa,
B),或可考虑同时完成非梗死相关动脉的 PCI(Ⅱb,B)。

　　尽管目前指南推荐在行急诊 PCI 的同时可处理非梗死相关
动脉,2015 年 TCT 会议报道的 COMPARE ACUTE 研究初期结

果显示,应用 FFR 评价非梗死相关动脉中造影显示狭窄＞50％的病变,大部分(57％)是不影响冠状动脉血流的。2015 年 PCR 会议报道的 PRAGUE 13 研究显示,对于合并多支病变的 STE-MI 患者,在急诊 PCI 之后的 3～40d 再次干预非梗死相关血管,平均 38 个月内的 MACE 事件与未再干预组相比并无显著差异;2015 年 TCT 公布的 EXPLORE 研究亦提示对于合并 CTO 病变的 STEMI 患者,1 周内行 CTO 病变的介入干预,虽然安全可行,但是并未提高 4 个月内的心功能,仅对 LAD 的 CTO 病变患者可以改善心功能。

五、关于 STEMI 合并多支病变的临床处理建议

(1)再灌注治疗的目的仍然是尽早、充分、持续地恢复梗死相关血管的 TIMI 3 级血流,现有的循证医学仍然强力支持目前的指南建议,即仅对梗死相关血管 PCI 策略,对非梗死相关血管进行 PCI 可能有益,但大多数临床医师建议延期、分次进行,治疗决策应取决于非罪犯病变的复杂性及其非梗死相关血管的供血范围,对左心室功能影响越大的病变同期干预获益越大,但需要认真评估病变复杂程度和手术医师的介入操作技术能力是否达到处理该病变的水平,尤其是预先评估一旦发生非梗死相关血管急性闭塞时,术者是否具备紧急处理的能力,若在不具备上述能力的条件下盲目干预非梗死相关血管,一旦发生严重并发症,可能招致不可挽回的严重后果(见病例 1 及病例 2)。

(2)随着术者操作技术、介入器械和抗栓药物的不断发展进步,对于合并心源性休克的多支血管病变患者行"one-time PCI"有一定合理性,尤其对于存在明显不稳定狭窄病变,或者存在同时急性闭塞的其他血管,然而这种做法仍然具有较高风险,应由具备熟练处理复杂病变能力的操作者进行,并应事先做好血流动力学支持或准备,一旦发生非梗死相关血管的急性闭塞,能够及时进行血流动力学支持,并能在短时间内完成紧急技术操作以恢

复血流灌注。

(3)对部分血流动力学稳定的 STEMI 患者急诊 PCI 时进行非梗死相关血管的 PCI 也是可行的,尤其存在明显不稳定狭窄病变,或者靶血管判断困难时,但需要由具备丰富介入治疗经验的医师完成,且应在充分的抗栓基础和冠状动脉病变并不复杂的前提下进行。

(4)如果非梗死相关血管为 CTO 病变,不管是否合并心源性休克,考虑到此时急诊 PCI 干预的成功率与可行性,除非判断为成功率较高且不会需要太长时间者可试行同期干预,否则仍建议延期、分次进行为主。

(5)对于目前随机对比试验结果的理解,由于研究的样本量小、入选标准与真实世界的差异性,不宜推广到所有多支病变患者,目前仍然不宜主张采用一次干预策略。

(6)所有 STEMI 患者在处理非梗死相关血管病变时应遵循"越简单越好"的基本原则,以恢复 3 级血流为主要目标,在此前提下尽可能简化技术操作,避免复杂技术方案和追求完美,尽可能缩短手术操作时间、节省对比剂用量,以最大限度地降低术中风险和术后心脏及肾脏并发症。

(7)对于一线工作的急诊 PCI 医师,在技术和经验尚不足够时尽可能仅行梗死相关血管的介入治疗,若遇血流动力学不稳定的多支病变需要干预时,尽可能在有经验丰富的上级医师指导或支持下进行。

六、多支病变实战病例及经验教训

病例 1:患者男性,59 岁,急性 ST 段抬高型下后壁、前壁心肌梗死,入院血压 85/70mmHg,心率 95 次/分;急诊冠状动脉造影显示回旋支中段血栓形成并完全闭塞,前降支中段 95% 狭窄,TIMI 血流 2 级,右冠状动脉无明显狭窄。急诊干预回旋支病变,术后患者血压 75/50mmHg,心率 110 次/分,持续 IABP 辅助,多巴胺泵入,间断呼吸困难,入院第 5 天干预前降支病变,术后患者心功能仍进行性恶化,EF 35%,LVEDD 57mm,出现肺部感染、肾功能不全、血小板下降,术后第 7 天患者死亡(图 13-1 至图 13-4)。

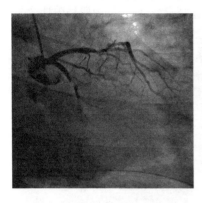

图 13-1　回旋支中段血栓形成并完全闭塞

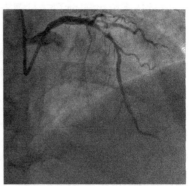

图 13-2　前降支近中段高度狭窄

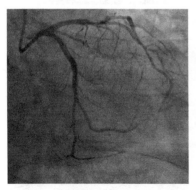

图 13-3　回旋支 PCI 术后

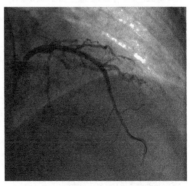

图 13-4　5d 后择期完成前降支 PCI

病例 2：患者女性,84 岁,急性 ST 段抬高型前壁心肌梗死,入院血压 80/70mmHg,心率 115 次/分,IABP 支持下急诊冠状动脉造影,见右冠状动脉近段完全闭塞,可见 TIMI 1～2 级左向右侧支循环,前降支近段完全闭塞,远段未见侧支循环显影,回旋支中段局限性 70% 狭窄。急诊同时干预前降支及右冠状动脉病变,术后患者胸痛症状缓解,心电图 ST 段回落,第 7 天拔除 IABP,第 10 天转入普通病房,第 14 天出院,随访 1 年,无明显不适(图 13-5 至图 13-8)。

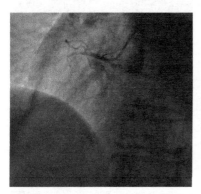

图 13-5　右冠状动脉完全闭塞

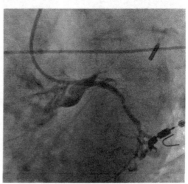

图 13-6　前降支近段完全闭塞

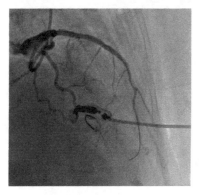

图 13-7　前降 PCI 术后

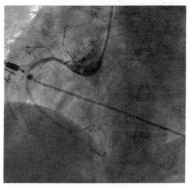

图 13-8　同期完成右冠状动脉 PCI 术

病例点评:尽管病例 1 患者为多支病变合并心源性休克患者,但入院后经过积极的处理一般状况明显好转,说明患者并未进入心源性休克的终末期。如果能在急诊 PCI 的同期将对患者心功能影响最大的前降支高度狭窄病变一并处理,达到完全血运重建,患者的预后可能完全不同。而病例 2 本身病变和临床情况均比病例 1 更严重,但采取了一次性完全血运重建的策略,这是患者预后良好的主要原因。因此,对于合并血流动力学不稳定的患者,应遵循指南建议,在急诊 PCI 时尽可能达到完全血运重建。

参 考 文 献

中华医学会心血管病学分会,中华心血管病杂志编辑委员会.2015.急性 ST 段抬高型心肌梗死诊断和治疗指南.中华心血管病杂志,43(5):380-393.

中华医学会心血管病学分会介入心脏病学组,中国医师协会心血管内科医师分会血栓防治专业委员会,中华心血管病杂志编辑委员会.2016.中国经皮冠状动脉介入治疗指南(2016).中华心血管病杂志,44(5):382-400.

Bainey KR,Mehta SR,Lai T,et al.2014.Complete vs culprit-only revascularization for patients with multivessel disease undergoing primary percutaneous coronary intervention for ST-segment elevation myocardial infarction: A systematic review and meta-analysis.Am Heart J,167:1-14.e2.

Brener SJ,Ertelt K,Mehran R,et al.2015.Predictors and impact of target vessel revascularization after stent implantation for acute ST-segment elevation myocardial infarction:lessons from HORIZONS-AMI.Am Heart J, 169(2):242-248.

Hannan EL,Samadashvili Z,Walford G,et al.2010.Culprit vessel percutaneous coronary intervention versus multivessel and staged percutaneous coronary intervention for ST-segment elevation myocardial infarction patients with multivessel disease.JACC Cardiovasc Interv,3(1):22-23.

Kelly DJ,McCann GP,Blackman D,et al.2013.Complete versus culprit-Lesion only PRimary PCI Trial (CVLPRIT):A multicentre trial testing management strategies when multivessel disease is detected at the time of primary PCI:Rationale and design.EuroIntervention,8:1190-1198.

Levine GN,Bates ER,Blankenship JC,et al.2016.2015 ACC/AHA/SCAI Focused Update on Primary Percutaneous Coronary Intervention for Patients With ST-Elevation Myocardial Infarction:An Update of the 2011 ACCF/AHA/SCAI Guideline for Percutaneous Coronary Intervention and the 2013 ACCF/AHA Guideline for the Management of ST-Elevation Myocardial Infarction.J Am Coll Cardiol,67(10):1235-1250.

Mozid AM,Mohdnazri S,Mannakkara NN,et al.2014.Impact of a chronic total occlusion in a non-infarct related artery on clinical outcomes following primary percutaneous intervention in acute ST-elevation myocardial infarction.J Invasive Cardiol,26:13-16.

Onuma Y,Muramatsu T,Girasis C,et al.2013.Single-vessel or multivessel PCI in patients with multivessel disease presenting with non-ST-elevation acute coronary syndromes.EuroIntervention,9(8):916-922.

Toma M,Buller CE,Westerhout CM,et al.2010.Non-culprit coronary artery percutaneous coronary intervention during acute ST-segment elevation myocardial infarction:insights from the APEX-AMI trial.Eur Heart J,31(14):1701-1707.

Vlaar PJ,Mahmoud KD,Holmes DR,et al.2011.Culprit vessel only versus multivessel and staged percutaneous coronary intervention for multivessel disease in patients presenting with ST-segment elevation myocardial infarction:A pairwise and network meta-analysis.J Am Coll Cardiol,58:692-703.

Wald DS,Morris JK,Wald NJ,et al.2013.PRAMI Investigators Randomized trial of preventive angioplasty in myocardial infarction.N Engl J Med,369:1115-1123.

第14章

急诊冠状动脉介入治疗的困难和对策

沈阳军区总医院　荆全民

营口市中心医院　杨　明

急性心肌梗死(AMI)是冠状动脉在粥样硬化的基础上破裂形成血栓,导致血管闭塞而引起心肌缺血坏死的一系列临床表现。AMI患者的致死原因多与心脏泵血功能衰竭或与其相关的恶性心律失常、心脏破裂相关,而这些情况是大面积心肌坏死损伤的结果。因此,AMI挽救心肌坏死最有效的方法是早期恢复或重建冠状动脉血流灌注。急诊经皮冠状动脉介入治疗(PCI)是降低病死率、改善远期预后的有效方法。但在急诊冠状动脉PCI操作过程中会碰到各种困难,正确应对和处理各种困难是确保急诊PCI成功的前提条件,下面总结了一些临床常见的困难和应对策略。

一、穿刺困难

冠状动脉介入治疗的第一步就是选择合适的介入治疗路径,并且穿刺成功,才能为顺利完成手术打下良好的基础。

(一)桡动脉

桡动脉径路行急诊PCI已经获得国际指南推荐,但AMI患者的桡动脉搏动可能会较细弱,如果伴有收缩压低于90mmHg,可补液或应用血管活性药物后再次评价,往往脉搏会改善。若为老年女性,体格瘦小且脉搏细弱建议改为股动脉途径。穿刺桡动脉时,有时血液从针尾流出,而导引钢丝却不能顺利插入,原因可能为穿刺针未完全进入血管腔,针面顶在管壁上。桡动脉血管容易痉挛,桡动脉变异或有狭窄性病变,此时应耐心小心仔细调整针的角度、深度、方向,同时轻柔地用导丝试探,直至顺利插入,如仍有困难,可将导丝头端制成"J"形,以利于调整导丝的方向。有时证实穿刺针在管腔内,但导丝仍不能顺利插入,原因多为血管纡曲或严重痉挛所致。肱动脉和腋动脉通常仅作为不得已时的备用路径,很少用,其附近神经分布较多,操作时应避免损伤,这里不进行赘述。

(二)股动脉

穿刺要避免穿透血管,以免在插入导引钢丝进入时造成血管夹层分离,同时也避免血肿发生。推送导引钢丝过程中不应有任何阻力,如遇阻力,可能是导引钢丝进入分支血管或进入夹层内,也可能血管过度纡曲,此时不可盲目向前推进,应退出导引钢丝,观察导引钢丝是否损伤或变形,穿刺针尾部血流应该喷射而出,而不应缓缓流出。在导丝进入不顺利时,应该重新穿刺,或者在确认导丝进入真腔血管时,逐渐调整穿刺针深浅来了解导丝走行。少见情况是由于穿刺部位过低或者局部血管闭塞,穿刺针可能进入分支血管,造成分支血管损伤。换用亲水涂层的导引钢丝较易穿过扭曲的血管。如髂动脉明显扭曲,最好使用长动脉鞘及长的交换导引钢丝。

二、入径严重纡曲痉挛

桡动脉的远端更易痉挛,若造影导管进入有阻力,造影证实为桡动脉远端痉挛所致,经过使用硝酸甘油等抗痉挛药物无效时,可用 23cm 长鞘缓慢通过痉挛段,多可以完全覆盖桡动脉全程,可以减少痉挛所致的送管困难。为防止桡动脉痉挛,我们术前可给予患者镇静,如口服地西泮,或舌下含服硝酸甘油,进导管前经动脉鞘注射 0.1~0.2mg 硝酸甘油和 5~10mg 利多卡因或维拉帕米 0.5~1mg。缓慢轻柔地进动脉鞘、导丝、导管,尽量减少导管的操作,在插管过程中,发生血管痉挛时,术者可能感觉到操纵导管困难,严重时甚至不能抽动导管,此时可将导管退至肱动脉内,并通过注射硝酸甘油和维拉帕米的混合液,可反复给予,同时注意血压变化,用药后等待数分钟再进行操作;如果手术结束退出导管很困难时,避免强力拉出,往往可能造成内膜剥脱。此时可以非常缓慢并轻柔的用力,往往可以退出。极为困难时,则保留导管,数小时后可以退出。

桡动脉环状纡曲较为常见(图14-1),换用"J"形涂层导丝多可通过,很困难情况下,可以用 PCI 冠状动脉导丝来通过。然后缓慢通过导管多可以成功。有时可遇到无名动脉近端扭曲(图14-2 和图14-3),而导丝不能进入升主动脉,嘱患者深吸气时推送导丝可能有帮助,如仍无效,可换用弯头的有亲水涂层的加硬导丝再试。有时导丝虽到达升主动脉,但导管却不能到达,原因多为痉挛或纡曲,在充分抗痉挛处理后,可能成功。注意此后导管交换均应使用长交换导丝。有时导丝总进入降主动脉而不进入升主动脉,此时可采用左前斜体位,插入 JR 或多功能或猪尾巴导管帮助调整导丝方向及换用亲水涂层导丝的方法解决。

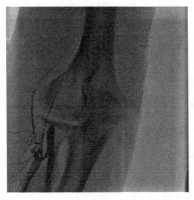

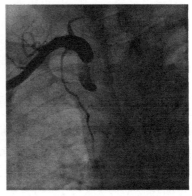

图 14-1　桡动脉近心端严重纡曲　　图 14-2　无名动脉近心端严重纡曲

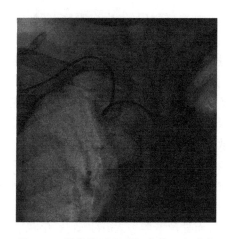

图 14-3 导管通过严重纡曲的无名动脉

　　股动脉较粗大,一般较容易推送导丝和导管,如遇到阻力,可能为髂动脉纡曲、狭窄病变,或腹主动脉有严重狭窄,此时不要用力推送导引钢丝,要沿着导引钢丝推送导管到容易到达的位置,退出导引钢丝,推注造影剂,明确阻力形成的原因,如髂动脉纡曲,导引钢丝不易通过,可更换亲水涂层的导引钢丝,也可更换长动脉鞘管。若腹主动脉严重狭窄,改换亲水涂层导引导丝小心通过病变处,避免损伤斑块,造成脱落,引起栓塞,操作要轻柔,避免粗暴。

三、造影导管或指引导管难以到位

　　造影导管或指引导管不能顺利到达冠状动脉口部,有以下几种情况:一是导管选择问题,左冠状动脉导管进入升主动脉后导管尖端进入冠状动脉窦部,也就是说在冠状动脉开口下部,一般说明导管型号太大了,应酌情选小号导管;若管尖朝上,并有折回的倾向,说明导管选小了,应酌情选大号导管。二是冠状动脉开口异常,左冠状动脉开口高位较常见,推送常规导管只能送入冠状动脉窦内而不能进入左冠状动脉口,在这种情况下可把导管退到主动脉弓部,然后再次送入导管,多数可获得成功。左冠状动脉口朝下开口时,有时候普通造影管难以进入,可以选用EBU3.0。右冠状动脉异常,常见的有,右冠状动脉口朝下,可用多功能导管,开口朝上可用多功能导管或 Amplatz 导管,发自左冠状动脉窦可用左冠状动脉 JL3.5 导管或多功能导管。三是手术径路的动脉纤曲、狭窄,这时要注意的是不要让导管打折,紧盯压力曲线变化,避免过度扭曲导管,若发生导管扭曲,要反向转动导管,使之松开,送入导丝,避免导管再次打折,退出体外,若不能松开,只能将导管慢慢拉入动脉鞘内,连动脉鞘一起拉出。若主动脉弓纤曲,常见于高血压患者,可嘱患者深吸气,憋住,此时主动脉弓可伸展,弯曲度减小,送导管进入升主动脉或送导管进入冠状动脉口部。

四、导丝不能通过病变

一般 AMI 病变多为软斑块破裂出现血栓导致,选择普通导丝很容易通过闭塞病变,如果普通导丝不能通过病变,需注意几个常见的问题:导丝是不是进入小分支? 靶血管是不是走行异常或者很纤曲? 靶血管是否判断正确,所做的是不是 CTO 病变?进入小分支,依据术者经验和对冠状动脉血管走行的掌握程度,重新调整导丝即可;如果冠状动脉血管走行异常或纤曲,建议使用亲水涂层导丝,通过病变能力强;如果碰到 CTO 病变或者是高度狭窄后闭塞的病变,需要按 CTO 病变处理,但通常在急诊 PCI时并不主张做非常复杂的 CTO 病变,应尽可能简化手术,解决最关键的病变血管问题即可。首选亲水涂层并且可通过血管微通道导丝如 Fielder XT(图 14-4 和图 14-5,LAD 急性血栓。RCA造影可见向 LAD 发出的侧支,考虑为 LAD 近段高度狭窄后闭塞的病变)。如果这类导引导丝不能通过闭塞病变,则根据病变解剖特点选用 Miracle 系列、Pilot 系列或 Conquest Pro 系列等

CTO 专用导丝。笔者的经验是采用新型微导管及导丝后,导丝通过率明显增加,所以 CTO 病变 PCI 操作成功率逐渐提高也和新型 CTO 专用导丝的使用密切相关。需要注意的是,在导丝没有完全通过病变到达血管远端,或者不能完全确认导丝在真腔血管时,坚决反对试探用小球囊扩张的方法,这样可能导致严重并发症发生。

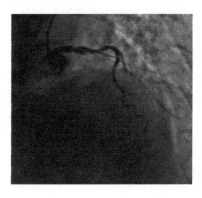

图 14-4　前降支近段闭塞

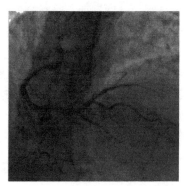

图 14-5　右冠状动脉造影可见右向左的侧支循环

五、球囊不能通过病变

急诊 PCI 时如果能判断导丝在血管真腔内,一般球囊都会很容易通过病变,偶有球囊不能通过病变的情况发生,原因可能是导丝不在真腔,需要重新调整导丝;或者闭塞段是一个高度狭窄的病变,需要使用更小外径的球囊,若改用最小外径的球囊扔无法通过病变,可使用双导丝技术,若仍不能通过,则需要考虑使用处理 CTO 病变的一些更加复杂的技术,如近端锚定技术、子母导管技术,也可以多导丝挤压斑块技术来松解斑块。

多导丝斑块挤压技术:即保留原导丝在真腔内,沿原导丝再插入 1～2 根导丝进入真腔使斑块受到挤压,然后撤出其中 1～2

根导丝,使高度狭窄或闭塞处缝隙变大,有利于球囊通过病变。多导丝斑块挤压技术具有较为安全、效果好(成功率可达 75％以上)、且受血管本身条件限制少、对设备要求不高的特点。

六、支架不能通过病变

支架不能通过病变常见于非 ST 段抬高型急性冠状动脉综合征的急诊 PCI 时,ST 段抬高型急性心肌梗死的直接 PCI 时相对少见。其原因大多为指引导管支撑力不足、预扩张不充分、血管纡曲、钙化病变等。对于指引导管支撑力不足,则应适时更换指引导管,如已经进行预扩张并有夹层形成时需慎重。预扩张不充分时可以加大压力扩张或选大号球囊充分扩张,血管纡曲时可以选择短支架或者再送血管内一根导丝进入增加顺应性。如果是钙化病变就较困难了,严重钙化病变通常使球囊和支架通过困难,增加支架脱载的风险,导致支架不能充分扩张,亚急性血栓形成的发生率增高。可应用双导丝球囊或切割球囊切开斑块组织再扩张病变,如果不成功,可通过旋磨治疗,不仅增加球囊的通过性,还可增加血管内腔面积,特别是对于有严重钙化病变的患者,旋磨术后内膜撕裂的发生率低于单纯球囊扩张,有利于支架贴壁。

但是在急诊 PCI 时,术者应该首选适合的超支撑导管,尤其在支架或者球囊通过不顺利时,尽早换用超支撑导管。如果是病变过硬或者严重钙化,则避免在急性期做复杂的血管操作。必要时使用 5 进 6 系统,尤其波科公司的 Guidezilla 指引导管,导管尖端柔软,在冠状动脉内安全性较好。

七、首选球囊扩张还是血栓抽吸

对于 STEMI 患者的直接 PCI,是首选球囊扩张还是首选血栓抽吸作为首次干预治疗手段仍存争议,血栓抽吸技术目前尚没有统一的标准操作方法。荟萃分析显示,与多中心研究相比,单中心研究更容易得出支持血栓抽吸装置的结论,这可能与术者经验、医院级别和入选人群偏差有关。笔者认为,对于 STEMI 患者应首先进行靶病变血栓负荷的评估,对血栓负荷重的患者,可有选择性地进行血栓抽吸,以防止无复流并改善心肌灌注。

采用血栓抽吸导管抽栓时需注意以下要点。

(1)对于高血栓负荷病变,即使导丝通过后血流恢复 TIMI 3 级,也建议在球囊预扩张之前进行血栓抽吸,以尽量减少无复流与远端栓塞的发生。

(2)抽吸导管头端接近闭塞段时就需要开始负压抽吸;不仅在闭塞段,在其远段血管也要进行血栓抽吸;血栓抽吸要有足够耐心,反复认真抽吸,可间断造影检验罪犯血管血栓抽吸效果。

(3)血栓抽吸过程中如停止回血或回血缓慢,常提示导管可能贴壁或有较大血栓阻塞抽吸导管,可略微后撤抽吸导管,待恢复回血后再推送导管进行抽吸,如果回撤导管后扔不能恢复回血,则说明导管被较大血栓块堵塞,需在负压状态下撤出导管,用肝素盐水反复冲洗后再行血栓抽吸。

(4)为防止抽吸导管将血栓推动至远端形成远端栓塞,建议采用边推进边回撤导管的技术,即"啄木鸟"式的抽吸方式,推进一段再回撤一小段,尽可能将近端血栓抽吸完全后再往前推进。

(5)回撤抽吸导管时要保持负压状态,避免抽吸导管内血栓脱落至闭塞血管段近端,甚至引起其他血管栓塞。

(6)在残余血栓量较大时或远端血管痉挛时需在反复冲洗抽吸导管后沿抽吸导管向冠状动脉内病变处注射硝酸甘油和替罗非班(什么情况下是否应该说明),以解除血管痉挛并加强抗栓效果,已经发生无复流/慢血流时,如果血压允许,应及时经抽吸导管向冠状动脉病变处注射硝普钠。

(7)机械抽吸可能是未来大血栓抽吸的有效手段。

(8)对于冠状动脉近端的大块血栓,可以直接旋转深插指引导管直接抽吸。

另外,对于血栓负荷巨大,应用上述措施效果欠佳、无法有效清除血栓、判断血管大小置入支架,而病变血管远端在介入治疗后已经有血流向远端灌注时,应该及时停止进一步的介入操作,以免造成无复流及其他不良事件,积极抗栓治疗,待7~10d后择期造影和介入治疗。最后,急诊PCI时应尽量选用短支架,尽量避免不必要的预扩张和高压后扩张,以最大程度减少因病变处内皮功能障碍导致的无复流/慢血流发生。

八、罪犯血管判断困难

对于合并多支血管病变STEMI患者如何确定靶病变有时也是急诊介入医生面临的问题,而对患者病史及相关检查结果尤其是心电图的综合分析,有利于确定靶血管,制定正确的介入治疗策略。

(一)询问病史

详细地询问患者病史包括是否有心肌梗死病史、哪个部位的心肌梗死、是否有PCI或CABG史、心脏功能状况等,这些资料可帮助医生对患者冠状动脉病变做出初步的判断。

(二)心电图

根据患者发病初始心电图ST段改变状况可以判断心肌梗死区域,而心电图也是用于判断冠状动脉靶血管最简单、最常用的方法。但是优势的冠状动脉血管可能表现出多导联面的心肌梗死图形来。在心电图提示多导联面的心肌梗死时,造影检查时一定要仔细确定相应血管形态。笔者遇到1例急性广泛前壁、下壁心肌梗死病例,术中术者只注重了前降支近端闭塞病变,忽略了右冠状动脉中段锐缘支遮挡下的右冠状动脉血栓病变,结果在术后前降支急性血栓形成时,右冠状动脉也再次急性闭塞,导致患者死亡。另外下壁导联改变时经常合并回旋支和右冠状动脉的同时闭塞,这样心电图就需要结合有无传导阻滞,是否合并右心室导联改变来辅助判断。

(三)冠状动脉造影的病变

病变平头伴有血栓病变或者呈鼠尾状改变的血管通常是STEMI 的靶血管,急性闭塞的血管多没有侧支循环,有侧支显影的闭塞血管常是慢性闭塞病变或者相对急诊安全血管。由于提供侧支循环的供血血管病变而导致的慢性闭塞血管供血区的急性缺血,心电图上可表现为多个导联部位的 ST 段和 T 波改变,特别是提供侧支循环的供血血管完全闭塞时,确认靶血管就变得更为困难,此时患者的病史可能会提供有利的帮助。对于多支非闭塞血管病变,病变狭窄程度常是判断靶血管的依据,狭窄程度越重导致的血管供血区心肌缺血越重。结合病变特点如血栓影像、溃疡、局部夹层等再结合患者病史及心电图有助于确定靶血管。

要重视冠状动脉双支血管闭塞病变的高危性。双支血管闭塞,也就是剩余单支开放血管往往预示着患者死亡的高危性,在开放血管时慢血流或任何严重心律失常都会造成患者台上猝死或者泵衰竭。在 IABP 保护下可先行对心脏供血即功能较为重要血管进行急诊 PCI,同时要考虑到开通血管时患者是否可以度过再灌注心律失常阶段,要充分考虑到再灌注损伤的影响。

九、大量血栓的处理

冠状动脉造影显示梗死相关动脉有下列特征之一提示为高血栓负荷:①大于参照血管内径两倍以上的长条形血栓。②闭塞近端存在漂浮的血栓。③闭塞近端有>5mm 长条形血栓。④闭塞近端血管没有逐渐变细的突然齐头闭塞。⑤梗死相关动脉的参照管腔内径>4mm。⑥闭塞远端对比剂滞留等。急诊血栓负荷重,如何合理地处理高血栓负荷病变是进一步改善 STEMI 患者近远期预后的关键问题。

冠状动脉内血栓负荷大时建议应用血栓抽吸导管(证据水平B)。但是需要关注的是,局部血栓分为腔内血栓和斑块内血栓或者粥样碎沫,抽吸装置仅能将腔内的血栓取出,而斑块内的血栓或者碎沫则无效,会随着球囊扩张或者支架置入被动挤出,会形成新的碎沫雨造成远端的毛细血管床的再次淤积导致慢血流。因此血栓抽吸并不能解决所有的问题。比较适合的是在抽吸以后,再在血管远段置入球囊封闭式的保护装置,这样保证在支架完全释放后,将洒落远段的碎沫完全吸出。

所以对于血栓抽吸后仍遗留大量血栓时,延期支架术可能是个选择。延期支架术或可定义为:急性闭塞的冠状动脉自发再通,或者在采用药物或介入治疗获得再通后,暂不给予置入支架,而先给予充分抗栓治疗,等待数小时或数日后再置入支架,以避免急诊支架置入导致的冠状动脉远端栓塞、无复流或慢血流等不良事件。延期支架术已显示了多方面的优势,并有可能最终转换为硬终点方面的获益。然而,延期支架术也存在一定的局限性。首先,该策略并非适合于所有的 STEMI 患者,它最适合于 PCI 术前冠状动脉血流已恢复为 TIMI 2 级以上的高血栓负荷患者,而对于抽吸并且应用了球囊扩张的患者,可能存在血管再次急性闭塞的风险。笔者即遇到类似病例,病人下台即发生心室颤动,马上复查造影发现血管急性闭塞,重新放置了支架。而对于大量血栓反复抽吸处理不好的,或者反复抽吸及反复扩张血流均不能恢复,在临时起搏器或 IABP 的保护下,择期行冠状动脉造影及介入治疗。但近期发表的 DINA-MI-DEFER 研究并不支持延迟支架置入策略。

十、急诊支架大小的选择

支架的直径选择可以指引导管的直径为参考,6F 指引导管直径约 2mm,对于急诊 PCI 而言,需要考虑靶血管实际直径,因为急性缺血、低血压及升压药物的使用均可导致血管痉挛,在开通血管后,即使用硝酸甘油、硝普钠等扩张血管药物仍不能恢复至正常管腔。如果患者血压能够耐受,应尽可能冠状动脉内直接给予硝酸甘油或硝普钠充分扩张冠状动脉,再评估血管直径。至于病变血管需要覆盖的长度,可以参照预扩张球囊的长度选择。如果用的是抽吸导管开通闭塞病变,也可以选择使用数字减影设备中的内置程序测量血管直径。但是在急诊 PCI 时,也要避免选择过大的支架,因为急诊血管存在有大量的血栓附着,尤其是斑块破裂的心肌梗死,过度挤压会导致软杂质大量溢出,导致无复流更严重后果。

十一、高危患者的急诊 PCI 策略

(一)高龄患者

年龄定义为>75 岁,多数高龄患者常合并有多种疾病,血管病变支数相对较多,病变钙化程度、弥漫程度较重,因此风险很高,对于多支复杂病变的高龄患者,PCI 主要着眼于罪犯血管,不要苛求完美,手术力求提高成功率,稳定临床症状和改善心功能,减少射线曝光和手术时间,减少对比剂用量,注重患者术中的容量和血压动态改变,避免手术对脑和肾功能的影响。

(二)心源性休克

即使完成血运重建,此类患者死亡率也相当高,应用 IABP 优于不用者。如存在非梗死相关动脉严重狭窄并影响到其他心肌供血,需要同时对这样非梗死相关动脉行 PCI,以力求达到相对有效的血运重建。对于>75 岁患者,一旦合并心源性休克的急性心肌梗死,如果患者身体条件差,合并有其他脏器的功能障碍、曾有过心肌梗死病史等不利因素,急诊 PCI 受益较小。对于>75 岁,身体条件较好,既往无心肌梗死及其他重要脏器的功能疾病并有能力接受 PCI 者,仍建议早期血运重建。心源性休克急诊 PCI时,手术策略的制定一定要简洁明了,解决最关键问题即可,恋战或者追求完美手术,最终可能导致更加不利的结果。

十二、支架内急性血栓处理

支架内血栓形成是支架置入术后最严重的并发症,特别是极

易发生在前降支,导致心源性休克,患者预后极差。血栓形成可由多种因素造成:①支架的致血栓源性,支架的材料、结构设计及表面覆盖物均可导致血栓的形成;②患者的病变因素,靶血管管径细小、长病变、血栓性病变、不稳定斑块、局部血小板聚集活性高、射血分数低及ACS患者易致支架内血栓形成;③操作因素,钙化严重预扩张不良、支架膨胀不完全,贴壁不良、分叉支架术后的支架结构变形及病变覆盖不完全或夹层撕裂也可导致支架内血栓形成;④药物治疗因素:部分可能由阿司匹林和(或)氯吡格雷抵抗所致,除了避免上述原因导致支架内血栓外,对于已经发生支架内血栓形成的患者,除了应及时强化抗血栓药物治疗外,还应及时进行再次血运重建。技术手段如下。

(一)单纯球囊扩张

由于相当一部分支架内血栓形成是由于急性心肌梗死期,血管处于痉挛状态,术者经验不足,支架容易选择偏小,或者支架膨胀不完全及支架贴壁不良者,使用略大于支架的球囊反复高压力扩张,挤碎血栓,扩大支架直径,如果单纯球囊扩张可以恢复正常冠状动脉血流,则不需要置入支架,如果不能恢复,可以再次置入支架,后抗血小板、抗凝即可。需要注意是,很多时候球囊扩张后恢复了血流,但是局部有血栓附着,导致局部形态不好,很多时候就补放了支架,实际这是没有必要的,笔者经验中,这种情况不要再置入支架,单纯抗栓治疗,1周后复查造影结果多很好。

(二)再置入支架

部分患者血栓发生原因是支架两端损伤了血管造成夹层撕裂或者原支架没有覆盖病变,也有血栓来源于支架内网眼的斑块沉淀,往往单纯球囊扩张后效果不好,可能存在再次闭塞的可能,这种患者需要再置入支架完全覆盖病变及夹层。支架置入后,再用球囊在支架内充分后扩张。如果能行IVUS检查,支架置入前的IVUS评估很有必要。

(三)积极抗血小板治疗

对于阿司匹林及氯吡格雷抵抗的,可以通过测定血小板聚集率来进行界定,也可以检测抵抗基因,阿司匹林及氯吡格雷抵抗的患者可以联合应用西洛他唑,近来替格洛瑞是首选。

典型病例:

男性,54 岁,既往史:高血压病史 3 年,吸烟史 20 余年。10d 前于 LAD 及 LCX 各置入支架 1 枚,术后常规戒烟/限酒,适量运动,少脂/少盐/适量新鲜蔬菜水果。拜阿司匹林 100mg,1/d,长期。玻立维 75mg,1/d,1 年。立普妥 20mg,1/d,长期。常规降压药物。本次因胸痛 1h 入院。

造影见 LAD、LCX 支架内血栓形成,RCA 大致正常(图 14-6 和图 14-7)。应用 EBU3.5 指引导管,Fielder 导丝,Maverick 2.5/15mm 球囊 12～14ATM 扩张后结果(图 14-8 和图 14-9)。Whisper 导丝入 LCX-OM,Maverick 2.5/15mm 球囊 10～16ATM 扩张后结果(图 14-10 和图 14-11)。未再次置入支架。术后查基因型:中等代谢型(1*、3*)血小板聚集率:ADP 79.3%,AA 42.1%。常规予以阿司匹林、替格瑞洛口服。

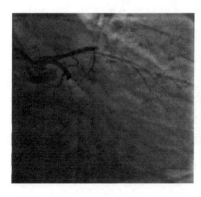 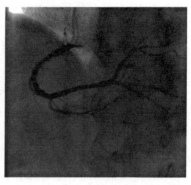

图 14-6　左冠状动脉前降支和回旋支均急性闭塞,可见血栓影　图 14-7　右冠状动脉未见明显狭窄及向左侧的侧支循环

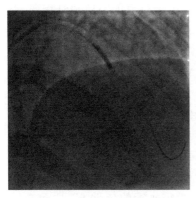

图 14-8　前降支球囊扩张

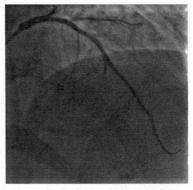

图 14-9　前降支球囊扩张后

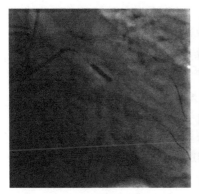

图 14-10　回旋支球囊扩张

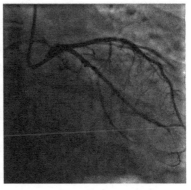

图 14-11　回旋球囊扩张术后

十三、累及左主干的急性病变

冠状动脉左主干(left main coronary artery,LMCA)急性完全闭塞导致的急性心肌梗死(AMI)也较常见,有相当部分的患者在到达医院之前就已经死亡。一旦发生 LMCA 急性完全闭塞,侧支循环还来不及建立,所有由 LMCA 供血的心肌缺氧坏死,面积广泛,容易发生心源性休克,病死率极高。即使进行血运重建,也可能发生严重的再灌注损伤,预后极差。冠状动脉旁路移植术(coronary artery bypass graft,CABG)一直作为 LMCA 病变治疗的 I 类推荐,但 LMCA 急性完全闭塞导致的 AMI,发生突然、病情危重,血管开通需争分夺秒。目前国内外心外科和心导管联合手术室并不多见,如果再将患者转运至心外科手术室进行紧急冠状动脉旁路移植手术,可能会延误血运重建时机。

2015 年美国心脏病学会(ACC)/美国心脏协会(AHA)介入诊治指南建议,对于 LMCA 作为罪犯血管的急性 ST 段抬高型 AMI,PCI 可以改善患者的生存率(II a 类推荐)。根据患者临床表现、体征、心电图判断是否为左主干病变,若考虑左主干病变,建议用股动脉为手术入路,桡动脉径路中无名动脉纡曲可能造成指引导管损伤左主干。冠状动脉造影时注意,造影管不要直接进入左主干口部,应该在监测压力情况下进行造影,如有压力下降,立即撤出,可以在口部造影,以避免左主干未完全闭塞,阻断血流引发心室颤动或心搏骤停事件,如果是口部病变,可以采用指引导管漂浮或在指引导管进入主干开口前预先将指引导丝送至接近指引导管头端备用,推送指引导管到位后快速送导丝进入血管远端支撑,再将指引导管撤离冠状动脉口部,避免堵塞血流。

由于左主干急性完全闭塞病变时,往往合并心源性休克或者休克代偿期,建议术前无论患者血压状况如何,都应先置入 IABP 保护再行介入治疗。开放完全闭塞的左主干要求术者明确思路,尽量"短、平、快"处理左主干,不能追求手术细节的完美。也就是说,打开血管后,简单支架处理,不要强调分叉大血管的完美。手术时间越长,预后可能越差。术后全力维护心功能。

对于合并左主干病变的分支血管开口闭塞病变,如前降支开口闭塞,建议急诊不处理左主干病变,术中除了小心前降支血栓被带入回旋支外,更需要注意处理前降支时避免损伤左主干,造成术中、术后左主干急性闭塞。因此,不建议前降支开放后同时置入支架。单纯小球囊扩张恢复前降支血流也是个有效安全的方法。

典型病例:

男性,66 岁。因急性胸痛 3h 入院。既往史:冠心病、高血压病史 10 年,2 型糖尿病,皮下注射胰岛素;吸烟史 30 余年。心电图:avR 导联抬高 0.1mV,其余导联均压低。立即给予拜阿司匹林 300mg,1/d,玻立维 600mg 负荷量,立普妥 20mg。

造影见 LM 末端 95% 狭窄伴白色血栓影,LAD 近中段 70%~80% 狭窄,LCX 口部 50% 狭窄,RCA 大致正常(图 14-12)。应用 EBU3.5 指引导管,Fielder 导丝,Maverick 2.5/20mm 球囊 12~14ATM 扩张后结果(图 14-13 至图 14-17)。Whisper 导丝入 LCX 内保护,EXCEL 2.5/33mm、3.0/24mm、3.5/18mm 分别置于 LM-LAD 内,支架内后扩张,并用 3.0/15mm 与 2.5/15mm 球囊行对吻扩张。

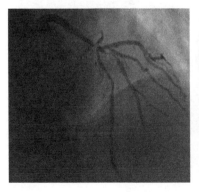

图 14-12　非 ST 段抬高型急性心肌梗死患者左主干末端病变

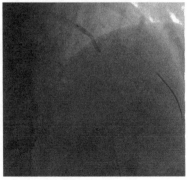

图 14-13　球囊扩张

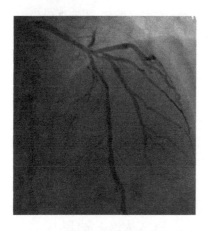

图 14-14 预扩张后左主干及前降支
近段高度狭窄

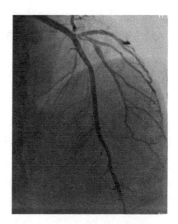

图 14-15 左主干-前降支支架
置入后

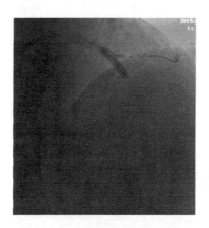

图 14-16 支架内后扩张及分支血管
对吻扩张

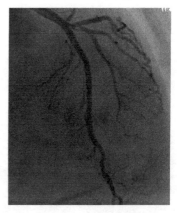

图 14-17 最后结果

十四、血管开放后的低血压

早期再灌注诱导的低血压大多数是一过性的,并且多数患者应用血管活性药物后血压很快能够恢复,但有一些患者的低血压较重,持续数天且治疗反应差,甚至死亡。再灌注后的低血压有时危及生命,增加了患者的死亡率。因此,预防介入术中梗死相关动脉再通后的低血压对于急诊 PCI 患者具有极其重要的意义。PCI 之前 Killip 分级≥2 级者再灌注后更易发生低血压,这可能与老年 AMI 患者心功能相对较差及再灌注损伤引起心肌顿抑有关。目前,国内外资料已证实:无论是溶栓疗法还是PCI,成功再灌注所诱导的低血压大多在右冠状动脉病变,右冠状动脉比左前降支及回旋支病变患者更为多见,右心室梗死的患者再灌注后更易发生低血压,考虑除了可能与心血管抑制反射相关,还与右心室梗死导致心排血量急剧减少及此类患者剧烈胸痛、焦虑、呕吐等引起血容量不足有关。冠状动脉近段闭塞后再灌注较中段及远段更易发生低血压,原因可能与近段冠状动脉内径较大,支配心肌范围广有关,所以出现右心室心肌梗死,要适量补液,并根据血压情况,应用升压药物,以保证全身器官供血,维持生命体征。

应对冠状动脉开放后的低血压,应该明确急性心肌梗死患者由于发病剧烈疼痛出大汗,以及焦虑、呕吐等原因,均存在低血容量。因而在冠状动脉介入中注意补充液体很必要,尤其发生低血压反应时。首选经鞘管内灌注 200～300ml 液体,配合患者不断的深咳嗽有助于血压的提升。若鞘管内无法注射,则可略回撤指引导管离开冠状动脉开口后,经导管内灌注液体。必要时应用间羟胺 1mg 静脉推注,相对于多巴胺而言,不引起心率加快和呕吐。但当患者合并左心室心肌梗死可能伴有泵衰竭时,补液量应小心控制。

十五、心脏破裂（机械性并发症的处理）

AMI 尤其是 ST 段抬高型 AMI 的救治需要分秒必争开放闭塞血管，往往医生多关注患者的心电图、血压、心率及心肌酶学情况，而忽略了心脏的仔细听诊检查，而且我国多数医院很难急诊对 AMI 患者进行超声心动图的评估，很容易忽略 AMI 导致的机械并发症。左心室游离壁破裂、室间隔破裂穿孔、乳头肌功能不全或断裂是最常见的严重机械并发症，一旦发生，患者预后极差，内科的急症 PCI 开放血管治疗往往收益不大，需要外科急诊处理。虽然现在室间隔破裂穿孔可以通过介入方法处理，但是也需要等待 3 周左右才能介入。

急诊手术前对患者进行常规标准的体格检查很有必要性，一旦发现有心脏杂音出现，要提高警惕，进行进一步的鉴别诊断。并对合并机械并发症的患者停止冠状动脉介入治疗，给予 IABP 或者左心室辅助装置等治疗，并积极请外科医生决定外科手术时机。

十六、心搏骤停、心肺复苏后冠状动脉介入治疗策略

1. 欧美最近更新的 STEMI 指南对院外发生心搏骤停（OHCA）存活者的处理提出了建议　①对于成功复苏的心搏骤停患者，心电图显示 STEMI，且有再灌注治疗指征，旨在施行 PCI 的急诊冠状动脉造影为选择策略（I/B）；②鉴于 OHCA 患者冠状动脉堵塞的发生率高，且心搏骤停后的心电图难以做出肯定性解释，对于高度疑诊急性冠状动脉综合征患者应考虑急诊冠状动脉造影（Ⅱa/B）。

临床实践中应关注的问题：如何正确处理 OHCA 患者，临床医生应关注以下问题：①所有 OHCA 存活的 STEMI 患者均应行急诊冠状动脉造影吗？是否应根据入院时的神经状态和预后指标（循环未恢复持续时间、初始心脏节律、年龄和发病前的伴发疾

病)来选择? ②非 STEMI 患者也应直接送入导管室吗? 送入导管室前是否需要进行快速评估除外非心脏原因? ③急诊仅处理罪犯病变还是所有堵塞性病变? ④在 OHCA 患者使用心脏辅助循环装置的指征是什么?

2. 临床实践中的建议　到达医院的 OHCA 复苏患者有两类明显不同的群体,即清醒患者和昏迷患者。

(1)清醒患者:应遵循 STEMI 和 NSTE-ACS 指南建议,急诊或尽早进行冠状动脉造影及 PCI。

(2)昏迷患者:常规进行急诊冠状动脉策略争议较大,原因是目前的证据力度不强和缺氧性脑损伤是否可恢复不可预知。根据心电图改变分为两方面处理。①心电图符合 STEMI 标准且有再灌注治疗指征,应进入"STEMI 绿色通道",直接送心导管室。②心电图不符合 STEMI 标准,除冠状动脉病变外尚有许多其他原因,这些患者应暂住急诊科或监护病房,通过适当的诊断程序迅速除外非冠状动脉原因。由于患者在复苏时可能有长时间的胸外按压,可能造成胸肋骨骨折,在复苏成功,准备做 PCI 时,应该评估复苏的影响,如果有明显的骨伤存在,PCI 大量抗凝可能造成局部大出血或者血肿压迫重要器官。

参 考 文 献

Abdelaal E, Plourde G, MacHaalany J, et al.2014. Effectiveness of low rate fluoroscopy at reducing operator and patient radiation dose during transradial coronary angiography and interventions. JACC Cardiovasc Interv, 7(5):567-574.

Gellen B, Lesault PF, Canou? -Poitrine F, et al. 2013.Feasibility limits of transradial primary percutaneous coronary intervention in acute myocardial infarction in the real life (TRAP-AMI). Int J Cardiol, 168(2):1056-1061.

Gibson MC, De Lemos AJ, Murphy SA, et al.2001. TIMI study group. Combination therapy with abciximab reduces angiographically evident thrombus in acute myocardial infarction. A TIMI 14 substudy. Circulation, 103: 2550-2554.

Hong LF, Luo SH, Li JJ. 2013.Percutaneous coronary intervention with a-nomalous origin of right coronary artery: case reports and literature re-view. J Geriatr Cardiol, 2013,10(2):205-209.

Kelbæk H, Høfsten DE, Køber L, et al.2016. Deferred versus conventional stent implantation in patients with ST-segment elevation myocardial in-farction (DANAMI 3-DEFER): an open-label, randomised controlled tri-al. Lancet,387(10034):2199-2206.

Lee MS, Wolfe M, Stone GW. 2013.Transradial versus transfemoral percu-taneous? coronary intervention in acute? coronary syndromes: re-evalua-tion of the current body of evidence. JACC Cardiovasc Interv, 6(11):1149-1152.

Michael TT, Alomar M, Papayannis A, et al. 2013.A randomized compari-son of the transradial and transfemoral approaches for coronary artery by-pass graft angiography and intervention: the RADIAL-CABG Trial (RA-DIAL Versus Femoral Access for Coronary Artery Bypass Graft Angiogra-phy and Intervention). JACC Cardiovasc Interv, 6(11):1138-1144.

第15章

急诊 PCI 常见并发症

西安交通大学第一附属医院

袁祖贻　郭　宁　张卫萍　高　渊　乌宇亮　张　勇

广州军区广州总医院　向定成

第四军医大学唐都医院　郭万刚

急诊经皮冠状动脉介入治疗(PCI)包括针对 ST 段抬高型急性心肌梗死患者的直接 PCI 术和针对非 ST 段抬高型急性冠状动脉综合征极高危患者的紧急 PCI 术,因能显著降低高危患者的死亡率与不良事件发生率、改善预后,已成为当前急性心肌梗死患者的主要治疗手段。但是,急诊 PCI 过程中常见急性冠状动脉闭塞、冠状动脉无复流、心律失常、低血压等并发症。此外,还可见冠状动脉穿孔、支架内血栓、支架脱载及周围血管并发症。如何预防及处理这些并发症,是急诊 PCI 术是否成功的重要条件之一,临床上不乏尽管 PCI 手术很成功但因术中、术后并发症预防和处理不当而功亏一篑的病例。因此,所有从事急诊 PCI 工作的一线医师必须在自身的临床综合技能和介入技术均日臻成熟的基础上,熟练掌握上述并发症的预防和处理方法,才能确保自身和患者的风险最小化。

一、急性冠状动脉闭塞

(一)概念

急性冠状动脉闭塞是冠状动脉介入术中和术后早期的主要致死性并发症之一,通常是指冠状动脉造影术中或者 PCI 术中或术后靶血管血流 TIMI 0～2 级,其发生率在 2%～11%,在多支血管病变患者中明显升高。急诊 PCI 术中和术后的急性冠状动脉闭塞则通常是在已经开通梗死相关血管、恢复血流灌注后再次出现靶血管突然闭塞导致血流灌注降低或消失,也可见于同期干预非梗死相关血管时发生的急性闭塞,常常是由 PCI 技术操作所导致,偶由冠状动脉造影时导管损伤引起。

(二)急性冠状动脉闭塞的发生机制及危险因素

急性冠状动脉闭塞的发生机制包括冠状动脉夹层、血栓形成、冠状动脉痉挛、冠状动脉及微循环栓塞。某些临床情况、冠状动脉解剖和介入操作技术因素会增加急性冠状动脉闭塞发生的危险性,预先识别和相应的预防措施有助于预测和降低冠状动脉急性闭塞的发生率。Ellis 等通过对 4772 例手术患者多变量分析显示,7 个因素与冠状动脉急性闭塞独立相关,包括血管狭窄长度、性别(女性)、血管纡曲(45°或以上)部位的狭窄、冠状动脉分叉部位的狭窄、狭窄部位血栓形成或血管充盈缺损、同一血管支架之外的狭窄处被扩张及多支血管疾病。但是风险性最高的病变则是长且纡曲的血管节段或者含有血栓的病变。除了以上病变因素,还识别了 PCI 手术相关的 3 个因素,包括 PCI 后残余狭窄百分率、血管内膜撕脱或夹层、预扩张压力梯度＞20mmHg 以上。结合上述文献研究结果和笔者的经验,将与急诊 PCI 术中、术后发生急性冠状动脉闭塞的危险因素总结如下:①临床高危因素:主要包括糖尿病患者、高龄、女性。②冠状动脉解剖因素:冠状动脉纡曲、病变成角、弥漫性多支病变及长病变、斑块负荷重、血栓及溃疡性病变、严重内膜钙化病变、累及开口的分叉病变。③介入操作相关的因素:造影导管及指引导管(包括技术不熟练、操作粗暴、导管选择不当等)损伤冠状动脉开口及近段、导丝进入夹层、高压扩张、反复多次扩张、球囊及支架直径过大、后扩张球囊超出支架以外、边支缺乏有效保护、预扩张后导丝误撤出、血栓病变处理不当、抗凝不足诱发血栓形成等。

(三)急性冠状动脉闭塞的预防和处理

1. 预防　急诊 PCI 术中、术后急性冠状动脉闭塞的后果往往很严重,因此,应强调重在预防的观念。根据笔者的临床体会,提出以下几点建议供从事急诊 PCI 的一线医师参考:①加强对高危人群的术前准备:对于具备上述危险因素的女性、糖尿病、高龄等患者,应尽可能术前进行规范的抗血小板、他汀等药物和心理安慰等准备,以减少术中的情绪紧张,防止因紧张、躁动所导致的导管损伤、导丝等器械的脱出;术中应进行严格的抗凝监测,既要防止抗凝不足,也要避免抗凝过度。②强化介入技术操作的规范性:主要包括从冠状动脉造影及介入治疗的操作规范化及器械选择的规范性,防止粗暴和非正规操作导管、导丝等介入器械诱发急性冠状动脉闭塞,在操作导丝通过纡曲血管、高度狭窄/闭塞病变、血栓/溃疡性病变时应轻柔旋转下推进,防止导丝进入夹层;操作指引导管进入冠状动脉开口或深插指引导管时应在确保同轴性良好并在透视下轻轻推送。在器械选择上,应尽可能避免在经验不足或无明确适应证时采用容易导致冠状动脉损伤的各类器械,如超强支撑力导管、超硬导丝等;对于钙化病变,应尽可能避免多次反复高压扩张,在常规扩张不满意时应适时改用旋磨技术。此外,对于高危人群和高危病变患者,应更加重视术者和助手之间的配合,避免配合不当导致导丝脱出等事故。

2. 急性冠状动脉闭塞后的紧急处理　多数急性冠状动脉闭塞后若不能及时恢复血流灌注将导致急性心肌梗死其至死亡,因此,对于急诊介入医师而言,掌握正确的紧急处理措施至关重要。为方便工作在一线的急诊介入医师在短时间内掌握急性冠状动脉闭塞的紧急处理方法,笔者将多年的临床工作经验总结为图 15-1 所示的流程图。

早期的资料显示几乎 2/3 冠状动脉急性闭塞的患者都需要心脏旁路移植手术处理,随着介入技术的发展,目前绝大多数急性血管闭塞可以通过再次紧急介入技术处理,需要外科手术干预

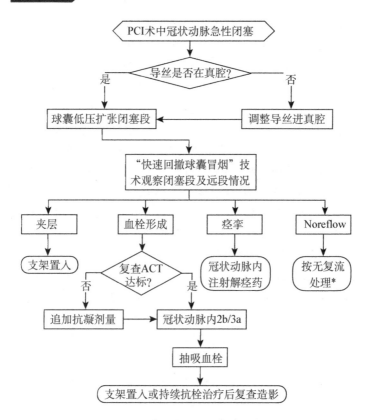

图 15-1　PCI 术中发生急性冠状动脉闭塞时的处理流程

＊参见本章二

的比例逐渐降低。除非合并冠状动脉穿孔等其他并发症,或者夹层患者导丝脱出无法再进入真腔,或者严重纡曲血管的重度钙化病变不适合进行旋磨治疗等患者需要转为外科紧急处理,绝大多数急性冠状动脉闭塞患者可以根据上述流程恢复闭塞血管的血流灌注。

(四)预后

急性冠状动脉闭塞的后果取决于血管再开放的时间和急性

闭塞所影响的缺血范围。如果不能迅速缓解急性心肌缺血,则大量心肌缺血及功能丧失将带来严重后果甚至即刻死亡。研究显示,在超过 8000 例的 PCI 治疗过程中,294 例出现急性闭塞事件,13 例死亡。分析显示,性别(女性),扩张血管的侧支通路,心肌缺血损伤程度的评分,左心室肥厚,术前高血压,糖尿病,以及多支血管病变都可用于预测致死性后果。当急性闭塞发生时,心源性死亡最有可能发生于急性冠状动脉闭塞导致大面积心肌缺血的女性患者,闭塞后低血压是致死性事件的常见前驱征兆。

二、冠状动脉无复流

(一)概念

无复流(no-reflow)现象指冠状动脉介入治疗中,冠状动脉原狭窄或闭塞病变处经球囊扩张或支架置入后,冠状动脉造影血流明显减慢(TIMI 0～1 级),心肌组织无灌注的现象,若血流为 TIMI 2 级,则称为慢血流(slow-flow),无复流和慢血流的诊断必须排除冠状动脉夹层、血栓形成、血管痉挛或严重的残余狭窄所导致的血流障碍。冠状动脉无复流的分类尚不统一,有学者曾将无复流分为结构性无复流(structural no-reflow)和功能性无复流(functional no-reflow)。前者强调坏死心肌中微血管壁结构的不可逆损伤,后者则强调微血管解剖结构完整情况下,微血管发生可逆的痉挛或微血栓。

经皮冠状动脉介入治疗(PCI)是急性心肌梗死(AMI)首选的治疗方案,可以早期开通梗死相关动脉(IRA),恢复心肌血流灌注,改善患者的预后。冠状动脉无复流或慢血流多见于急性冠状动脉综合征的急诊 PCI 尤其是急性 ST 段抬高型心肌梗死的直接PCI 时、旋磨术引起冠状动脉痉挛和微动脉栓塞、对血栓病变使用机械性装置进行血运重建时、退行性大隐静脉旁路血管 PCI 或将空气误推入冠状动脉。冠状动脉直接支架时,无复流发生率略低于球囊预扩张后支架术时。无复流现象一旦发生,多数患者出现胸痛、心率减慢、心电图 ST 段抬高,可出现严重的心肌缺血,导致低血压、休克、完全房室传导阻滞和心室颤动而危及生命,甚至发生心血管崩溃立即致死。

(二)无复流或慢血流现象的发生机制和危险因素

早在 1966 年,Krug 等在猫的冠状动脉上观察到了再灌注时血流不稳定的状况,并认为是心室内压力变化导致前向血流变慢,到 1974 年,Kloner 等在狗的冠状动脉闭塞灌注模型上才真正地将前向血流减慢的原因归结于微循环的改变,同时 Kloner 等也发现了在无复流的发生同时,邻近区域有严重的心肌损伤和轻微的内皮细胞受损。在对这一过程的深入研究中,Klone 观察到无复流发生的超微结构损伤首先见于心肌细胞,继而发生于微血管结构,而在无复流中受损的心肌细胞同样不可逆。无复流现象是一个复杂和多因素的病理生理过程,其确切机制尚未清楚,可能的机制如下。

1. 微栓子栓塞 微循环栓塞是无复流发生的重要机制之一。在支架、球囊或前向血流等因素作用于冠状动脉时,血栓或斑块内物质随前向血流流向微循环,导致微循环功能障碍。随着冠状动脉介入器材,如抽吸导管等得进一步发展,对冠状动脉血流成分的研究逐渐兴起,Heusch 等通过收集冠状动脉血流中的碎屑进行分析,发现其中包含泡沫样巨噬细胞,聚集的血小板团,内膜碎屑及血栓碎片等。这些物质除了可以栓塞冠状动脉远端外,还可以诱导血小板释放缩血管物质,加剧无复流的过程。

2. 缺血性损伤 心肌缺血时间和面积是无复流发生的重要预测因子。冠状动脉阻塞缺血导致微血管内皮损伤,内皮细胞肿胀突起,使管腔狭窄,血流减速,并且可导致内皮坏死和内皮细胞间隙形成,使血细胞在血管外聚集;反过来,血管外聚集的血细胞可以对微血管形成血管外压迫,使缺血加重。损伤的内皮细胞释放一氧化氮减少,导致内皮依赖性血管舒张功能受损,引起微血管收缩,进一步加重缺血,形成恶性循环。由于长时间缺血,心肌细胞氧气及代谢物消耗,心肌细胞 ATP 不足,Na^+-K^+ 泵功能障碍,直接导致心肌细胞肿胀,间接导致钙超载,引起心肌细胞过度收缩,加重血管外压迫。减少缺血-再灌注时间可以显著减少无复流的发生。此外,较大面积的心肌缺血区域与无复流的发生也密切相关。

3. 再灌注损伤　再灌注损伤促使无复流发生的过程非常复杂,其中炎性介质中性粒细胞、血小板和内皮细胞扮演着重要角色。心肌缺血-再灌注时,大量中性粒细胞和血小板浸入冠状动脉微循环,释放氧自由基和炎性因子等,引起内皮和间质损伤,损伤的内皮细胞、中性粒细胞和血小板释放大量因子,促进微血管持续强烈收缩,导致无复流的发生。内皮素-1 又可增强中性粒细胞向血管内皮黏附,诱导促使无复流发生的关键因子——弹性蛋白酶的释放。再灌注还可以导致心肌细胞不可逆性损伤,使心肌细胞钙负荷增加,触发血管过度收缩和线粒体膜通道孔的开放,线粒体膜通道孔阻滞剂环孢素可减少 PCI 患者 20% 的梗死面积。

4. 神经体液因素　球囊扩张等导致的血流中断、支架牵拉等对血管壁的刺激、再通后的灌注压上升及冠状动脉急性闭塞等均可刺激心脏交感神经反射,包括肾上腺 α 受体与肾素-血管紧张素-醛固酮(RAAS)系统等共同作用导致冠状动脉发生痉挛,在一定程度上加重无复流的发生。

(三)危险因素

1. 心肌梗死范围及梗死时间　心肌梗死的范围是影响冠状动脉无复流的重要因素之一,罪犯血管所供应的心肌区域越大术后发生无复流的可能性就越高。文献报道前降支近端的病变发生无复流的情况要显著高于其他血管的病变。围急性心肌梗死期内行介入治疗(急诊 PCI、延迟 PCI)是冠状动脉无复流高发时间段,所以梗死时间也是冠状动脉无复流的重要危险因素之一。长时间的心肌缺血使得心肌坏死的范围增大,进一步加重微循环功能障碍,缺血再灌注的损伤更加突出,从而导致无复流发生比例的增高。

2. 临床危险因素　所有冠心病的高危临床因素包括：吸烟、高血压、糖尿病、高脂血症均是冠状动脉无复流的高危因素。烟草通过降低了前列环素及 NO 的分泌从而影响冠状动脉微循环功能，同时烟草本身的毒副作用能够进一步损伤血管内皮细胞加重氧化应激反应。高血压、糖尿病、高脂血症是冠心病发病高危因素，这些疾病本身会导致冠状动脉血管的硬化、内皮功能不全、脂质沉积等多种病理生理改变。急诊冠状动脉血流再通后这类患者的无复流情况则会显著高于其他患者。

3. 冠状动脉病变及介入治疗技术相关的危险因素　主要包括血栓性病变、斑块负荷过重、反复多次预扩张、高压后扩张、支架选择过大等。

(四)急诊 PCI 术中无复流或慢血流的诊断方法

很多侵入性或非侵入性技术被用作评价心肌血流灌注，但在 PCI 术中诊断无复流的主要手段仍是冠状动脉造影及基于冠状动脉造影的影像学分析，近年来，心肌超声造影、心脏磁共振成像、冠状动脉微循环血流和阻力评估及 ST 段回落分析等技术在评价心肌血流灌注方面取得了显著进步，为丰富心肌血流灌注和微循环研究提供了有效手段，但仍难以取代冠状动脉造影的简单、实用地位。

1. 冠状动脉造影　冠状动脉造影是急性心肌梗死再灌注治疗疗效评判的"金标准"，它可以直观地显示冠状动脉内的血流情况，直接或间接反映心肌组织灌注水平，但常用 TIMI 血流分级(0～4 级)评价冠状动脉血流速度，但仅能评价心外膜血管的血流速度，无法判断远端微血管的血流和心肌血流灌注情况。因此，单纯依靠 TIMI 血流分级诊断无复流现象的发生是不准确的。同样基于冠状动脉造影的校正的 TIMI 帧数计数(corrected TIMI frame count,CTFC)是评估冠状动脉血流速度的更加精确的定量方法，与经典的 TIMI 血流分级相比，CTFC 可从冠状动脉微循环水平进一步量化评估无复流程度,低水平 CTFCs 患者较高水平者的心脏功能恢复明显提高,且并发症发生率降低。心肌呈色分级(myocardial blush grade,MBG)是评价心肌灌注水平的方法,当对比剂进入心肌组织时会使相应区域的心肌呈现对比剂所显示的黑色,若微循环功能正常,则进入心肌的对比剂很快被排空,对比剂染色的心肌很快消失。基于此原理对冠状动脉造影所显示的心肌呈色进行分级以评价心肌的血流灌注水平。无复流患者注射对比剂后,通过无复流周围区的侧支回流进入心脏微循环,因此,可通过对比剂回流的密度和分布判断心肌再灌注情况,它有助于对 TIMI3 级血流患者进一步分类。

目前广泛认为,梗死相关冠状动脉开通后,TIMI 血流≤2 级、CTFC<40 或 TIMI 血流 3 级但 MBG 分级<2 诊断为心肌无复流。

2. 其他判断无复流的方法

(1)ST 段回落率(ST segment resolution,STR):是最简便的判断冠状动脉尤其是心肌是否恢复血流灌注的非创伤性方法,通常以心电图上梗死相关导联 ST 段回落<70% 为无复流的诊断标准。

(2)心肌超声造影:心肌声学造影是指含有微气泡的声学对比剂随血液循环到达心肌组织,对比剂背向散射能力增强,产生心肌超声造影效应。心肌显影范围和对比剂在心肌内排空的速率可评价危险心肌、梗死心肌、侧支循环和冠状动脉的储备能力。梗死动脉再通前超声所示对比剂缺损区为危险心肌,成功再通后的缺损区为无复流区域。心肌声学造影可以检测出 PCI 术后 26%～67% 的患者存在无复流现象。然而,其检测的空间分辨率差,不能完全检测整个左心室(如外侧壁),以及其对微血管灌注只能进行半定量等都限制了其在无复流诊断中的应用。

(3)心脏磁共振成像:无创性心脏磁共振成像是评价心脏结构和功能的"金标准"。它通过心肌首次通过和延迟对比增强技术检测微血管梗死判断"无复流现象"的发生。对比剂钆可自由通过血管壁,渗入组织间隙,但其不能通过完整的细胞膜。正常心肌组织可以在 1~2min 迅速清除对比剂,而梗死心肌对钆的清除则相对缓慢,通常需要 30min。心脏磁共振成像技术在诊断无复流现象的准确率上明显高于其他检测方法,且能够反映梗死早期左心室功能和心肌存活情况,为临床治疗方案的选择提供重要信息。但不适合在急诊 PCI 术中进行判断。

(4)冠状动脉微循环血流和阻力评估:通过多普勒压力导丝,可以测量冠状动脉血流储备情况和微循环阻力指数。若存在无复流,可以观察到舒张期血流减速、收缩期前向血流减弱或者血流逆行,但是冠状动脉血流储备不具备微血管特异性,它还受心外膜血管的影响。通过压力导丝测定冠状动脉微循环阻力指数,也可以评估微血管功能。冠状动脉微循环阻力指数具有可重复、定量、准确的特点,且不受心外膜血管影响,可以真实反映微血管功能状态。但由于目前的测量方法比较烦琐且需要使用较大剂量的腺苷等工具药物,会在一定程度上对急性心肌梗死患者也已不稳定的血流动力学产生不利影响,很难在急诊 PCI 术中常规开展,目前多用于研究目的。

(五)无复流现象的预防和处理

1. 预防　对无复流或慢血流的处理原则是预防重于治疗,主要措施包括:①急诊 PCI 前规范使用抗栓药物,如标准负荷剂量阿司匹林、替格瑞洛或氯吡格雷,明确诊断后尽早开始抗凝治疗,冠状动脉造影显示较大血栓负荷时尽早开始使用血小板糖蛋白 Ⅱb/Ⅲa 受体拮抗剂等;②冠状动脉造影显示血栓性病变时尽可能使用血栓抽吸导管或机械抽吸装置减轻血栓负荷,在冠状动脉斑块旋磨或对静脉桥血管介入治疗时应用远端保护装置,能降低无复流发生率;③急性心肌梗死伴心源性休克时,尽早使用药物和循环支持措施维持血流动力学稳定,保持足够的冠状动脉灌注压。

2. 治疗　由于无复流现象是多种临床因素综合作用的结果,

故目前尚无单一有效的治疗方法,急诊 PCI 中,一旦发生无复流或慢血流,就应立即处理。可供选择的治疗如下。

(1)冠状动脉内注射扩张血管药物:最常使用硝酸甘油:每次 $0.1 \sim 0.2$ mg,可重复使用。若效果不理想可改为冠状动脉内注射维拉帕米或地尔硫䓬每次 $0.1 \sim 0.2$ mg,和(或)硝普钠每次 $50 \sim 100 \mu g$,或腺苷(右冠状动脉内 $20 \sim 100 \mu g$、左冠状动脉内 $20 \sim 200 \mu g$,从小剂量逐步递增)。部分患者的冠状动脉及心肌内血流灌注可以逐步得到改善。冠状动脉内药物注射途径:常规经指引导管内注射,但由于是选择性较差,不易将所有药物注射进病变血管内,且常常容易影响血压,若将微导管或抽吸导管置于靶病变近段局部或者病变内进行注射,有可能减少注射剂量且效果更明显。

(2)冠状动脉内注射血小板膜糖蛋白 GPⅡb/Ⅲa 受体拮抗剂:迄今为止,GPⅡb/Ⅲa 血小板抑制剂是效果最肯定的防止无复流的药物。该类药物的作用机制是在血小板聚集的共同通路中起抑制作用,阻断血小板及纤维蛋白栓塞的形成,具有强大的抗血小板聚集作用。应用于介入治疗中可明显减少无复流导致的损害。但 GPⅡb/Ⅲa 的出血风险在临床中不应被忽略。

(3)山莨菪碱:PCI 中,球囊扩张、支架置入可以使冠状动脉血管扩张,再灌注压升高,对血管壁产生牵拉刺激,兴奋冠状动脉迷走神经,神经末梢释放乙酰胆碱,可以直接使冠状动脉痉挛,尤其是微血管痉挛,导致无复流。山莨菪碱为 M 型胆碱酯酶抑制药,抑制乙酰胆碱与突触后膜 M 型受体结合,缓解微血管痉挛。傅向华等研究表明,冠状动脉内预防性应用山莨菪碱可减少急性心肌梗死 PCI 后无复流的发生。对于已经发生慢血流的患者,冠状动脉注射山莨菪碱 $500 \mu g$ 可以显著改善心肌血流灌注。

(4)主动脉内球囊反搏(IABP):对血流动力学不稳定的无复流患者,应常规使用,经过上述处理大多数无复流都能逆转,恢复冠状动脉微血管的再灌注、缓解心肌缺血和促进血流动力学稳定。

(5)加速血栓或栓塞物的清除：可将微导管沿导引导丝推送至血管远端或通过指引导管加压注入动脉血或盐水，帮助清除血栓及微血管的栓塞物(如斑块碎屑)。

需要注意的是，一旦发生无复流，切忌反复进行冠状动脉造影，对比剂十分黏稠，可加重无复流或慢血流。

总之，冠状动脉无复流是急性心肌梗死再灌注治疗后最常见的不良事件之一，对于患者的近期和远期预后均具有显著的不良影响。虽然目前诊断手段繁多，但作为临床医师仍应当根据患者的不同情况从影像学及功能学上多方位的进行诊断及评估。同时，在争取尽早开通梗死相关冠状动脉的同时也应当积极预防无复流的发生，一旦在急诊 PCI 术中出现无复流，应当在第一时间及时治疗，从而进一步提高急性心肌梗死患者的救治成功率及远期预后。

三、急诊 PCI 术中的低血压及处理

急诊 PCI 术中术后常出现低血压，有的为一过性，预后较好；有的为顽固性，甚至引起致死后果，以下就发病原因、危险因素、处理策略、预防做一简述。

(一)发病原因

1. 假性低血压　导管打结、嵌顿、压力监测系统连接错误或泄漏等。

2. 低血容量　急性心肌梗死患者大量出汗及呕吐导致的容量不足、禁食、术中使用大量对比剂导致的渗透性利尿效应、失血、大量出汗，穿刺或导丝损伤股动脉、腹腔动脉致出血等。

3. 其他　急性心肌梗死本身的大面积心肌缺血、恶性心律失常导致的心脏排血功能降低是急诊 PCI 术中低血压的主要原因之一。

4. 手术相关　急诊 PCI 术中并发症加重心肌缺血如冠状动

脉夹层、痉挛、无复流、非梗死相关血管栓塞等使心脏收缩功能降低、冠状动脉穿孔致心脏压塞使心脏舒缩功能受限;此外,术中对比剂剂量过大,推注时间过长、力量过大常引起一过性血压降低。

5. **血管张力减低**　手术应激、情绪应激及穿刺部位的疼痛刺激致迷走反射、硝酸酯类等血管扩张药过量。

6. **再灌注后低血压**　血管再通后,缺血组织恢复血流灌注,再灌注损伤使再灌注区心肌组织损伤进一步加重可致血压降低,多伴有再灌注心律失常。

7. **过敏反应**　对比剂、局部麻醉药物、肝素及鱼精蛋白等引起的过敏,常伴有其他过敏表现,如皮疹等。

(二)危险因素

(1)高龄,尤其是年龄＞75 岁。

(2)PCI 术前 Killip 分级≥2 级,特别是心源性休克患者。

(3)伴右心室梗死患者。

(4)无保护的左冠状动脉主干急性闭塞或等同主干的前三叉病变;右冠状动脉近端闭塞;急性心肌梗死合并多支血管病变。

(5)梗死相关动脉开通即刻 TIMI 血流≤1 级患者。

(6)既往有心肌梗死、心功能不全病史者。

(三)急诊 PCI 术中低血压的处理策略

1. **早期发现**　注意持续血压监测,观察临床症状,包括打哈欠、出汗、意识改变、淡漠等,排除假性低血压。

2. **低血容量患者**　①补充血容量。②检查是否存在穿刺部位损伤并行对症止血处理。③使用血管活性药物,常使用多巴胺、肾上腺素静脉推注或静脉滴注,伴心率偏慢者可联合使用阿托品静脉推注维持平均动脉压不低于 65mmHg,既往有高血压者可提升至更高。④药物效果不理想可使用 IABP 支持。⑤维持呼吸道通畅,纠正酸解平衡及电解质紊乱。

3. **迅速处理手术相关原因**　经上述一般升压处理后升压效果不明显,应积极寻找手术相关原因。①判断心律失常并予对症处理。②心脏压塞:透视下心影搏动减弱,可通过冠状动脉造影明确。可使用鱼精蛋白中和抗凝血药物,球囊低压压迫破口,心包穿刺,急诊外科修补,使用带膜支架等。③新出现的冠状动脉闭塞、冠状动脉夹层者:应积极开通病变血管,支架覆盖夹层血管,警惕夹层血管进展。④冠状动脉痉挛、无复流:行造影明确,静脉或冠状动脉内注射硝酸酯类药物、钙离子拮抗剂和(或)GPⅡb/Ⅲa拮抗剂。⑤支架内血栓形成:强调预防。如造影明确,应对症治疗。

4. 血管张力减低 常伴心率缓慢,处理:①镇静;②术中轻柔操作;③一般升压处理如补液(合并右心室心肌梗死者应先快后慢地大量补液)、间断静脉推注阿托品,使用多巴胺、去甲肾上腺素;④管理硝酸酯类药物。

5. 再灌注后低血压 右冠状动脉再通后多见,常表现为心肌顿抑,心脏搏动减弱,常伴再灌注心律失常。处理包括:①一般升压处理,如静脉注射多巴胺、肾上腺素等升压药物;②积极处理心律失常,视心律失常类型及伴随的血流动力学紊乱情况及时处理。心律失常所导致的低血压,包括:伴有严重血流动力学紊乱的室性心动过速、心室颤动等立即进行电复律并进行心脏按压,以维持基本循环灌注,复律成功后继续按压直至血压恢复到有效灌注水平。使用抗心律失常药物,通常首选利多卡因 $50\sim100mg$ 静脉注射,有效者可以 $1\sim4mg/min$ 持续静脉滴注或泵入维持治疗,无效者改为胺碘酮 $150mg$ 静脉注射并以 $1\sim3mg/min$ 持续静脉滴注;对于持续性"电风暴"者应尽快静脉注射 β 受体阻滞剂;缓慢型心律失常通常让患者用力咳嗽、静脉注射阿托品多可以恢复,必要时置入经心内膜心脏临时起搏器。详见第 17 章。

6. 尽早使用 IABP 凡有心源性休克高危因素及经常规处理血压不能维持在有效灌注水平者应尽快置入 IABP 进行循环支持,尽管 IABP 对急性心肌梗死合并心源性休克患者的价值在临床试验中受到质疑,但临床实践表明,IABP 仍是心源性休克及严重低血压患者的必备措施。根据笔者的经验,关键是要尽早使用,而不应等到休克发生时间较长、器官功能损害已经发生之后再使用。

7. 过敏反应导致的低血压 患者常为过敏体质,可出现荨麻疹、口唇水肿、流涕、喷嚏、流泪、呼吸困难等。根据患者的具体情况,给予组胺受体拮抗剂、糖皮质激素、钙剂、维生素 C、肾上腺素等。

(四)预防措施

1. 药物预防 术前已有低血压倾向或合并右心室心肌梗死的患者应在术前开始补液,根据血压及周围灌注情况决定是否使用升压类血管活性药物,有条件时可选择性使用他汀类等抗氧化应激药物、血小板 GP Ⅱb/Ⅲa 受体拮抗剂等;其中强调升压类血管活性药物使用,ESC 指南推荐 STEMI 患者使用多巴胺作为血管活性药物(Ⅱa),对多巴胺反应欠佳或心率偏快时可考虑去甲肾上腺素。

2. 非药物预防 高危患者中,特别是心源性休克倾向患者中,推荐预防性使用心脏辅助装置,包括 IABP。

总之,急诊 PCI 术前术中及时识别急诊 PCI 术前诱发低血压的高危因素,积极采取预防性措施,防止术中低血压至关重要;术中应加强监护,及时发现低血压并采取相应的应对措施,防止持续性低血压导致重要脏器灌注不足诱发多脏器功能衰竭,上述措施对提高急诊 PCI 手术成功率、降低急性心肌梗死的死亡率和致残率至关重要。

四、冠状动脉穿孔

冠状动脉穿孔(coronary artery perforation,CAP)是经皮冠状动脉介入治疗(percutaneous coronary intervention,PCI)中少见但严重的并发症之一,是因球囊扩张、支架释放、旋磨或导丝操作等过程中机械性损伤使血管壁破裂,导致血液外渗至心包腔、心外膜下或心腔内,严重者可引起急性心脏压塞、急性心肌梗死或需紧急行冠状动脉旁路移植术等。有报道显示其发生率在0.1%～3.0%,但多数报道显示在 PCI 人群中其发生率在0.1%～0.58%,在接受旋磨、旋切、TEC 或激光成形术的患者,发生率为 0.5%～3.0%,其中因球囊与支架等器械导致的穿孔占74%,导引导丝导致的穿孔占 20%,其余 6%原因不确定,尽管其发生率较低,但出现冠状动脉穿孔患者的预后较差。冠状动脉穿孔可发生在不同大小的血管,多见于分支及末梢血管,按穿孔所致的原因,可以分为冠状动脉末梢血管和非末梢血管。冠状动脉非末梢血管穿孔一般为球囊、支架甚至旋磨头等损伤所致,后果多凶险;常见血管弯曲钙化、支架选择过大、球囊压力过高、心肌桥段球囊扩张或置入支架、导丝未在主支血管内或者 CTO 导丝未在真腔内而使用球囊扩张。末梢血管穿孔主要为导丝所致,多见于在开通 CTO 病变时使用硬的穿刺型导丝,亦可见于通用型导丝;冠状动脉穿孔可以是明显的漏血或局部渗血,表现为对比剂直接漏入心包或局部,也可以是末梢血管不易发现的小的渗漏。具体表现形式包括冠状动脉-心室瘘、心脏压塞、冠状动静脉瘘等。少数情况下冠状动脉穿孔在术中未能发现,术后数十分钟至数小时后由于少量持续出血导致心脏压塞。及时诊断并积极正确的治疗是降低患者病死率的关键。

(一)冠状动脉穿孔分型及预后

Ellis 等根据影像学形态特征将冠状动脉穿孔分为 3 型:① Ⅰ型,X 线下可见对比剂局部呈蘑菇或溃疡状向血管外突出,局限于冠状动脉外膜下,无外漏,多由导丝、支架或旋磨、旋切装置引起,较为常见;② Ⅱ型,X 线下可见对比剂渗漏至心肌或心包内致心肌或心包染色,但无喷射状漏出;③ Ⅲ型,X 线下可见对比剂通过>1mm 的破口或腔道泄露至血管外,可漏入心包、心腔或冠状静脉,又分两个亚型:a. ⅢA 型,对比剂漏入心包;b. ⅢB 型,对比剂漏入心室腔或其他部位。应注意,Ⅰ型和Ⅱ型穿孔表现为包裹性,Ⅲ型穿孔表现为游离性。冠状动脉穿孔的 Ellis 分型有助于判断穿孔的预后,Ⅰ型穿孔多是良性,有迟发心脏压塞可能,Ⅱ型穿孔患者在经过球囊延长时间低压扩张处理后,死亡、心肌梗死或心脏压塞的发生率较低。而大部分的ⅢA 型穿孔进展迅速并出现心脏压塞,常需要急诊外科手术,ⅢB 型穿孔相对稳定,但可导致动脉-心室瘘或动静脉瘘。早期有关冠状动脉穿孔预后的报道显示,冠状动脉穿孔后的死亡率为 0～9％,心肌梗死为 4％～26％,急诊外科手术 24％～36％,约 34％的患者需要输血。最近

公布的一项包括 38 559 例患者的研究显示,冠状动脉穿孔后 19.4％的患者出现心脏压塞,34.7％的患者需急诊外科行旁路移植术,院内死亡率为 16.7％,其中 50％不良后果是由于Ⅲ型冠状动脉穿孔所致。

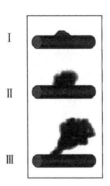

图 15-2　冠状动脉穿孔的 Ellis 分型

Ajlui 等根据影像学形态特征将冠状动脉穿孔分为两型:①Ⅰ型(限制型穿孔),对比剂蘑菇状向血管外突出或对比剂限制性外漏(Ellis Ⅰ型和Ⅱ型);②Ⅱ型(自由穿孔),对比剂持续外漏入心包、心腔或冠状静脉(EllisⅢ型)见图 15-2。

(二)冠状动脉穿孔相关危险因素

冠状动脉穿孔主要与患者临床情况、器械因素和操作方法有关。

1. 临床危险因素　Ellis 和 Dippel 等研究提示,心力衰竭史、高龄及女性患者介入治疗时冠状动脉穿孔的发生率相对较高。Gruberg 等报道,女性患者冠状动脉穿孔的发生率较男性高,约为 0.4％,而男性仅为 0.22％,可能与女性患者血管床较小有关。同时,发生穿孔患者的年龄比未发生穿孔者几乎增加 10 岁。导致穿孔后死亡的危险因素还包括高龄、发生心脏压塞及接受急诊外

科行旁路移植手术者。目前广泛应用的血小板膜糖蛋白Ⅱb/Ⅲa受体抑制剂是否会增加冠状动脉穿孔后的发生率尚需进一步研究。一项包括15 658例患者的研究显示,使用血小板膜糖蛋白Ⅱb/Ⅲa受体抑制剂并不增加冠状动脉穿孔的发生率(0.3% vs 0.26%,$P=$NS)。EPIC、EPILOG、CAPTURE等临床试验也有类似结果。

2. **器械因素** 据报道冠状动脉穿孔多由球囊、支架、导丝、经皮血管内超声导管及冠状动脉旋磨头等引起,其中Ⅰ型穿孔多由导丝引起,Ⅱ型和Ⅲ型穿孔多由支架和球囊等器械使用不当所致。

(1)导丝是冠状动脉介入治疗中常见的导致冠状动脉穿孔的器械之一,尤其是急诊PCI中最常用的超滑导丝,导丝头端触觉反馈差,而且闭塞血管远端血管走行不清楚,在远端不可视情况下盲目过度操作超滑导丝可导致末梢血管穿孔,或者导丝未在闭塞远端血管主支而直接进行球囊扩张导致非末梢血管穿孔。在CTO病变介入治疗中,穿刺型硬导丝亦是导致冠状动脉穿孔的常见原因之一,主要原因是导丝在通过CTO病变时进入夹层,如未及时识别,继续前行进入心包或心腔,更为严重的是导丝进入夹层后又用球囊扩张。行CTO介入治疗时硬导丝尖端卡在闭塞段内,而术者仍在体外旋转导丝导致导丝断裂后致血管穿孔。Witzke等报道导丝所致的冠状动脉穿孔的比例高达55%。

(2)球囊直径过大,尤其当血管管径与球囊直径的比例≥1:1.3、压力过高时病变部位撕裂、穿孔发生率增加。北美和欧洲一项1238例PCI术回顾分析提示切割球囊成型术发生冠状动脉穿孔的比例高于应用普通球囊的手术。

(3)在应用较硬或带有亲水涂层的导丝到达血管远端或分支后继续用力推送,导致穿出血管。

(4)在应用旋磨、旋切、激光消融等技术的过程中,由于各种能量性质不同,穿孔的比例较高。Ellis等研究发现,Ⅱ型和Ⅲ型穿孔 80％由斑块旋磨和旋切器械引起。Dippel 等研究发现 Ⅱ 型和 Ⅲ 型穿孔均由斑块旋磨和旋切器械引起，其中 Ⅱ 型占 46％，Ⅲ型占 54％。尤其对于偏心、纤曲、长病变旋磨和旋切出现穿孔比例更高。

3. 操作因素　相对于单纯球囊扩张技术，冠状动脉旋磨、定向旋切或准分子激光这类去除斑块的操作技术时冠状动脉穿孔的发生率增加 5～6 倍。对偏心病变、长度＞10mm 的病变或纤曲病变进行旋磨治疗，在斑块未被充分修饰或削琢的情况下初始选用较大型号的旋磨头治疗分叉病变或者严重的成角病变使冠状动脉穿孔的概率增加。同时介入治疗医师的临床及手术经验及具体操作方法是决定 PCI 成败的关键因素，手术医师除了要掌握影像学、解剖学知识外，还要具备丰富的冠状动脉介入治疗经验，充分了解各种冠状动脉病变的特点，熟练掌握各种介入治疗器械的性能，合理选择手术器械和安排介入治疗顺序，严格按照操作规范手术，只有这样才能最大限度减少冠状动脉穿孔等并发症，提高 PCI 成功率。

4. 解剖因素　Gruberg 和 Ajluni 等的研究表明，复杂 B2 型或 C 型病变如急慢性闭塞病变、成角、严重纤曲、细小冠状动脉病变（2.5mm 以下）、分叉病变及严重钙化病变等是冠状动脉穿孔的解剖高危因素。Aziz 等的研究发现，CTO 病变介入治疗时冠状动脉穿孔的发生率高达 2.1％。CTO 病变伴有以下特点时冠状动脉穿孔的发生率可能更高。①完全闭塞且远段无前向或侧支循环显影，因为缺乏指示方向，更容易导致穿孔；②闭塞时间＞3 个月者；③闭塞长度＞15mm；④闭塞端的形态为齐头；⑤闭塞端有边支血管开口；⑥闭塞端存在桥侧支；⑦闭塞血管段有扭曲；⑧闭塞病变近端重度扭曲；⑨严重钙化病变；⑩近端弥漫病变的闭塞。

在心肌桥部位行球囊扩张及支架置入时穿孔发生率显著增高。前降支中段常合并心肌桥，且心肌桥部位冠状动脉血管 3 层结构发育不完整,往往中层缺失,当前降支近中段闭塞(急性或慢性)病变开通后选择直径较大的球囊、高压扩张及置入支架时容易导致心肌桥部位血管穿孔。此类穿孔往往表现为Ⅲ型穿孔,呈喷射状外渗,需紧急球囊封堵近端血管,否则后果极其严重。

回旋支及右冠状动脉拐弯部位置入支架后血管被支架机械性拉直,此时再过度高压后扩张可导致血管壁弥漫性撕裂样损伤而出现穿孔,此类穿孔往往表现为Ⅰ型/Ⅱ型穿孔,球囊压迫后大部分无须置入覆膜支架或转外科。

(三)冠状动脉穿孔的临床表现

冠状动脉穿孔的临床表现主要为心脏压塞和心包迷走反射所致的症状,依出血量的多少和速度及穿孔的类型而定,轻者可无明显异常症状,重者则表现为急性心脏压塞。此外,出血可影响病变远端及侧支循环的血液供应,出现心前区疼痛,心肌酶增高。值得注意的是,一些出血速度较慢的患者,持续性低血压及大汗是其常见的临床表现,且补液及应用升压药疗效不明显。对于怀疑有导丝致冠状动脉穿孔的患者,术后中心静脉压监测及心脏超声经检查对明确诊断很有帮助。

(四)冠状动脉穿孔的处理

冠状动脉穿孔的处理包括非外科手术处理与外科手术处理,处理原则为尽快封闭血管穿孔部位和保持血流动力学稳定,强调要减少不必要的诊断性检查和缩短术前准备时间,尽快解除心脏压塞,挽救患者生命。

1. 非外科处理方式

(1)持续低压力球囊扩张:冠状动脉穿孔一经确定,立即将手边的球囊(预扩球囊、支架球囊)送至穿孔部位或穿孔近端部位,以2~6ATM压力持续扩张15~20min。若无效,可延长至45min甚至1h。对于球囊压迫止血无效的患者应积极准备置入覆膜支架(可以自制覆膜支架)、血管栓塞和心包穿刺引流。必要时可在心包穿刺前置入主动脉球囊反搏(IABP),尤其是在血流动力学不稳定时。

(2)逆转抗凝:若球囊扩张后仍出血不止,可用鱼精蛋白中和术中给予的普通肝素,使 ACT<200s。术前应用阿昔单抗患者,可输注血小板 6~10U 来中和,但对替罗非班和埃替非巴肽无效,目前尚无针对替罗非班和埃替非巴肽的对抗剂,目前国内只有替罗非班,半衰期长达 1.5~2.1h。逆转肝素抗凝和补充新鲜血小板可能导致急性支架内血栓、冠状动脉内弥漫性血栓及介入器械弥漫性接触性血栓形成等严重结果,因此该方法目前已极少使用。

(3)心包穿刺置管引流:冠状动脉穿孔常引起急性心脏压塞,X 线透视可见心脏下缘有对比剂透亮带,心脏超声可以迅速明确诊断。心脏压塞一旦发生,应立即采用 X 线透视下或心脏超声指导下进行心包穿刺引流,此法见效快、可靠,引流出的血液可经动脉鞘注入以维持血容量,同时可置入猪尾导管进行心包引流以减轻心脏压迫。若引流量大,或者仍出血不止,需紧急外科手术治疗。

(4)覆膜支架:对于无大分支的血管应该尽早置入覆膜支架,原则是充分覆盖损伤段。但覆膜支架外径大,且血管此时处于弥漫性收缩状态,置入支架时要求导引导管支持力要好,且要有良好的同轴性,同时要求支架定位准确,避免过度用力推送支架引起脱载。带膜支架常需高压扩张以使支架完全展开。欧洲试验研究显示,聚四氟乙烯(PTFE)覆膜支架可成功处理 91% 的经非手术治疗后无效的冠状动脉穿孔,术后随访 10~18 个月,93% 的患者未发生急性心血管病事件,但覆膜支架置入后再狭窄率及支架内血栓的发生率较高,其中再狭窄的发生率高达 30%,在置入时需使用球囊进行高压后扩张使支架充分贴壁,置入后需延长抗血小板治疗的时间。虽国内部分专家使用支架外套球囊自制覆膜支架,但此方法制作的支架在推送过程中覆膜脱落的风险高,或部分采用"三明治"方法制作覆膜支架,但这进一步增加的支架的外径,更加难以推送至穿孔部位,尤其是＜3.0mm 的小血管。

(5)栓塞治疗:一般对于部分直径＜2.5mm 的血管,尤其对于外科手术修补困难的患者(小血管、末梢血管、局限性心肌损害及以往慢性闭塞)可采用局部栓塞方法进行处理。栓塞物包括弹簧圈、明胶海绵、栓塞微颗粒、三丙烯基凝胶、自体血在体外形成的血凝块、自体脂肪组织、无水酒精或凝血酶(浓度为 50～100U/ml,共使用 2～5ml)等经过 OTW 球囊或者微导管注射至血管穿孔部位或近端。

2. 外科处理　文献报道中有不到 20% 的冠状动脉穿孔需要外科手术治疗。对于穿孔比较大、伴有严重的心肌缺血或血流动力学不稳定,经过非外科手术方式处理后病情仍控制不佳者需紧急进行外科手术治疗,甚至可用球囊低压扩张穿孔部位的同时急诊转往外科手术室。老年患者冠状动脉血管条件相对较差,且穿孔后外科手术的预后差。

外科手术的目的是修复穿孔以减少出血及缓解心脏压塞,同时行 CABG 术。手术指征:①冠状动脉大穿孔导致心肌严重缺血。②血流动力学不稳定,经药物及置入 IABP 等处理后仍不能维持血流动力学及心电稳定。③非手术方法治疗冠状动脉穿孔无效、出血持续。

(五)冠状动脉穿孔的预防

冠状动脉穿孔重在预防。最重要的是术者应具备较丰富的经验和高度的责任心。术前应详细询问病史,完善相关检查,尤其是复杂病变或者高龄患者术前行冠状动脉 CTA 检查的须仔细阅读 CTA 图像,对患者的病情及冠状动脉病变情况充分了解。例如详细询问患者心肌梗死的发病情况,可大致判断闭塞时间;询问心绞痛的发作频度和进展情况,可判断斑块病变的稳定程度。仔细阅读此前造影录像,详细分析病变血管的走向、病变的性质、形态特征和侧支循环情况,对决定手术策略和选择手术器械至关重要,而后者正是导致手术成败、并发症是否发生的重要因素。

临床上对于合并有下列危险因素者,操作上应特别小心。

(1)CTO、分叉病变、严重扭曲和成角病变发生冠状动脉穿孔风险高,尤其是采用穿刺型硬导丝通过 CTO 病变时导丝易在闭塞段穿出冠状动脉至心包内,要及时通过导丝尖端的摆动及冠状动脉走行等判断是否穿出至心包腔。若不能判断导丝是否在血管结构内切不可盲目跟进微导管或使用球囊后扩张,否则可能导致难以处理的穿孔;或导丝通过闭塞病变后不能交换通用型导丝情况下行后续操作时,硬导丝尖端进入末梢血管易导致末梢血管穿孔。

(2)选用硬钢丝或超滑导丝(触觉反馈差)、顺应性球囊过分扩张、高压球囊或切割球囊扩张时球囊与血管直径比>1.2 时、长段支架在内皮下覆盖时过度高压后扩张或者选用更大的后扩张球囊扩张等。

(3)旋磨是冠状动脉穿孔的高危技术,尤其是钙化病变位于严重纡曲、拐弯部位时要注意旋磨时旋磨头大小的选择、旋磨速度及旋磨方式。

五、支架内血栓

冠状动脉支架内血栓形成(stent thrombosis,ST)是经皮冠状动脉介入治疗术后的严重并发症之一。在金属裸支架的时代,其发生率为 1.3%。随着高压球囊及强效抗血小板药物的广泛应用,其发生率降低至 0.7%。尽管其发生率低,但是后果很严重,病死率高达 20%~25%。

(一)支架内血栓形成的定义及分类

支架内血栓指支架置入后,在综合因素作用下支架置入处形成血栓。由于支架内血栓形成后可导致冠状动脉管腔完全或不全闭塞,临床可表现为猝死、急性心肌梗死、不稳定型心绞痛或者无症状性心肌缺血。既往支架内血栓形成的定义不统一,致使各种研究结果不具有可比性并不能进行汇总分析。美国学术研究联合会(Academic Research Consortium,ARC)提出了支架内血栓的扩展定义(即都柏林定义 Dublin definition),将支架内血栓分为明确的支架内血栓(definite ST)、很可能的支架内血栓(probable ST)和可能的支架内血栓(possible ST)3 类。

1. **明确的支架内血栓** 指经过血管造影或病理学证实的支架内血栓形成。

血管造影诊断支架内血栓的标准:

(1)TIMI 血流 0 级,起始于支架内或支架近端或远端 5mm 节段内血栓形成造成的血管闭塞。

(2)TIMI 血流 1 级、2 级或 3 级时,起始于支架内或近端或远端 5mm 节段段内血栓形成。并在 48h 的时间窗内至少符合以下 1 条标准:①新出现的静息状态下的缺血症状(典型的心绞痛症状,且持续事件＞20min);②新出现的提示支架置入血管的缺血性心电图改变;③典型的心肌损伤标志物的升高(CK 值＞正常上限的 2 倍)或降低(是指明确的非手术相关的 MI)。

尸解证实的支架内血栓或造影明确的血栓,如果仅为偶尔造影发现的支架内狭窄或闭塞,但没有临床症状(隐匿性或无症状性血栓),不诊断为明确的支架内血栓形成。

2. **很可能的支架内血栓** 指置入冠状动脉支架后发生以下情况。

(1)30d 内发生的任何难以解释的死亡。

(2)术后无论何时发生与有记录的置入支架冠状动脉供血区域急性缺血相关的急性心肌梗死,而没有明显的其他原因,未经造影证实支架内血栓的存在。

(3)可能的支架内血栓:指 30d 后直至研究随访结束期间发生的任何难以解释的死亡。

临床上根据支架置入术后至血栓发生的时间,一般将支架内血栓分为急性(＜24h)、亚急性(1～30d)、晚期(30d 至 1 年)和极晚期(＞1 年)血栓。

(二)支架内血栓可能的病理生理机制和影响因素

支架内血栓的机制尚未完全阐明。与支架相关的任何一个环节都可能导致支架内血栓形成。PCI 治疗置入支架后常导致局部动脉损伤,挤破粥样硬化斑块、血管内膜甚至中膜损伤,暴露内皮下促凝结构,释放血管性假血友病因子(vWF)等黏连蛋白,导致血小板黏附、聚集和激活,且激活的血小板释放血栓素 A2(TXA2)、5-羟色胺(5-HT)、二磷酸腺苷(ADP)及血小板因子,使得血小板进一步聚集,形成血栓。另一方面,血小板活化后,还可显著地加速凝血酶的生成,激活凝血系统。同时血管内膜的损伤,组织因子的释放,又激活了内、外源性凝血途径。另外,金属支架表面的阳离子电荷作用明显增加血小板的激活和血凝过程,从而增加血栓的形成。药物洗脱支架的使用有可能影响血管内膜愈合及延缓支架表面的内皮化进程,导致支架长期裸露于血管腔中,增加了晚期血栓形成的风险。

支架内血栓形成的因素是多方面的,包括患者的临床因素、支架释放技术和药物使用等。一般认为术后 30d 内发生的支架内血栓(急性和亚急性支架内血栓)主要是与操作相关的;术后 30d 以上(晚期和极晚期支架内血栓)发生的则可能和支架表面内皮化延迟、晚期支架贴壁不良及患者对聚合物的过敏反应等有关。

1. 临床因素　不稳定型心绞痛和急性心肌梗死等急性冠状动脉综合征状态下,斑块破裂、血小板激活、体内促凝物质释放增加;左心射血分数降低导致的冠状动脉血流不畅等影响支架内血栓的形成;糖尿病、慢性肾衰竭为药物洗脱支架内血栓的危险因素。EVASTENT 研究分析了 1731 例 SES 支架置入后患者接受阿司匹林＋氯吡格雷治疗至少 3 个月,随访 465 天(1 年的随访率为 98.5%),不良心脏事件(MACE)78 例(4.5%),支架内血栓 45例(2.6%)。45 例中 23 例为亚急性血栓,22 例为晚期血栓。比较了 1 年的支架内血栓发生率,糖尿病组是非糖尿病组的 1.8 倍 (3.2% vs 1.7%,$P=0.03$)。卒中、肾衰竭、低射血分数、钙化病变、长支架、胰岛素依赖性糖尿病是支架内血栓形成的预测因子。澳大利亚一项注册研究回顾性分析($n=6463$)比较了药物洗脱支架和金属裸支架,发现两者的晚期血栓发生率没有差别(0.8% vs 1.1%,$P=0.38$)。

2. 冠状动脉病变的选择和支架释放技术　DES 的非适应证(off-label)使用也容易增加血栓的形成。Weisz 等对 off-label 使用定义为:再狭窄病变、桥血管病变、左主干病变、开口、分叉和慢性闭塞病变(CTO)、急性心肌梗死和小血管弥漫病变。Mishkel 等研究($n=5342$,单中心)认为 DES 在 off-label 应用后容易出现晚期血栓(HR=3.1,95% CI 为 1.1~8.75 ,$P=0.032$)。Zhang 等对 509 例 DES 患者随访 3 年,其中 65% 为 off-label 使用,支架内血栓的发生率为 1.7%,支架内血栓的发生率在适应证内(on-label)和 off-label 应用之间无显著差异。文献报道支架膨胀不全、残余狭窄及术后持续的慢血流等与 DES 血栓形成有关。Farb 等分析 13 例晚期支架内血栓的影响因素有:①支架跨越主要分支的开口。②冠状动脉内放射治疗。③支架边缘 2mm 的非支架段斑块破裂。④广泛的支架内斑块组织脱垂,新生内膜不能及时覆盖支架表面。⑤弥漫支架内再狭窄。

3. 药物因素　急性期阿司匹林和氯吡格雷应用不充分及术后过早停用等都是支架内血栓的原因。过早终止抗血小板治疗容易发生血栓,提前中断抗血小板治疗是 DES 血栓形成的最强预测因子,且多发生于停服抗血小板药物后不久(1~30d)。术后理想的抗血小板治疗是阿司匹林加 P2Y12 受体抑制药,目前多数指南建议,急诊 PCI 术后患者应坚持服用双联抗血小板治疗 12 个月,以后改为单用阿司匹林治疗,对于高出血风险的患者,双联抗血小板治疗时间可以缩短至 3~6 个月,而高缺血风险同时又是低出血风险的患者可以适当延长双联抗血小板治疗时间。如果由于以上药物的过敏或需要手术等其他原因导致提前终止抗血小板治疗时,发生支架内血栓的概率会明显增加。

（三）支架内血栓的预防和治疗

1. 支架内血栓的预防　支架内血栓与患者自身的致血栓性高危因素、抗栓治疗及支架特点和 PCI 技术操作等因素密切相关,因此,预防支架内血栓应紧密围绕着以上相关因素进行。具体措施应包括:①规范围术期抗栓治疗。尽管急诊 PCI 术前准备时间多较匆忙,但必须高度重视急诊 PCI 术前和围术期的抗凝和抗血小板治疗方案,应尽可能在明确诊断后根据临床诊断类型尽快开始进行指南推荐的相应抗凝和抗血小板治疗方案,并尽可能选择能快速起效的抗凝和抗血小板药物,在 ACT 监测下确保抗凝安全范围内进行急诊 PCI 操作。具有致血栓性高危因素的人群或冠状动脉造影证实有大量血栓者,在排除了出血高危风险后应联合使用 GP Ⅱb/Ⅲa 受体拮抗剂。对于介入治疗术后残余血栓负荷较大的患者,应尽可能术后继续使用强化抗栓治疗,包括在安全监测下的延长抗凝治疗和 GP Ⅱb/Ⅲa 拮抗剂治疗等。②选择合适的介入治疗策略,规范 PCI 技术操作,优化支架置入结果。包括根据患者的临床情况、病变特征选择合适的介入治疗方案。如对于预期不能耐受长期双联抗血小板治疗或具有出血高危风险的患者,若病变位于小血管或非重要血管,应尽可能选择单纯球囊扩张术或血栓抽吸技术;而对于重要血管需要置入支架时应尽可能选择金属裸支架或新型药物洗脱支架;在血管内超声指引下的后扩张以确保支架充分扩张和贴壁良好,防止遗留支架以外血管段的夹层。③注重术后随访,强化术后管理。对于急诊 PCI 患者,由于术前准备时间不够充足,术后应尽可能全面了解患者的过去病史,准确地评估患者的长期缺血和出血风险,并根据结果调整抗血小板方案。加强患者的健康教育,提高治疗依从性,制订合理的随访计划,防止因非医疗原因的过早停用抗血小板药物而导致晚期支架内血栓形成。

2. 支架内血栓的紧急处理 急性支架内血栓的后果可能是致命性的,因此,一旦高度怀疑就应该尽快将患者送至导管室进行冠状动脉造影,并尽可能进行血管内超声或 OCT 检查以明确血栓发生的原因,以便采取有针对性的处理措施,防止再次出现支架内血栓形成。对血栓负荷较重的患者应尽快采用血栓抽吸、冠状动脉内注射 GP Ⅱ b/Ⅲ a 拮抗剂后续持续静脉注射 48h。若血管内超声提示存在支架扩张不完全或贴壁不良等情况,则应使用相应的球囊进行扩张并经血管内超声检查确认直至治疗效果满意,多数患者可能在经过上述处理之后仍需使用球囊扩张和再次支架置入以恢复远段血流。术后应尽快完成血小板集聚率等功能检测,以明确是否需要调整抗血小板治疗方案。

六、支 架 脱 载

支架脱载是指在 PCI 过程中,支架在靶病变以外部位发生的脱载。可以发生在支架经过路线的任何部位。脱载的支架可导致体循环和冠状动脉栓塞,重者可发生严重的脑血管事件。

(一)常见原因

支架脱载与患者病变特征、器械及术者术中操作等因素密切相关。术中操作不当、指引导管的支撑力差、病变血管严重纤曲、钙化及预扩张不充分是导致支架脱载的最常见原因。

1. 支架回撤时脱载 当支架无法通过近端血管到达靶病变而被迫回撤支架时,因为近端血管钙化或指引导管与血管不同轴,此时操作不当容易导致支架脱载。

2. 支架前送时脱载 在严重纤曲、钙化、长病变血管内向前输送支架,因为预扩张不充分或预扩张后凹凸不平的血管内膜组织嵌入支架网眼内,可导致支架脱载。另外在 PCI 过程中,已置入支架远端发生严重夹层需要再置入支架时,通过已置入支架时可能发生脱载。

3. 支架球囊破裂导致支架脱载 支架球囊在体外被利器或

被冠状动脉严重钙化病变的钙化内膜片扎伤,导致释放支架时球囊膨胀不全,支架不能正常贴壁并固定导致脱载。

4. **支架体外脱载**　极少见。见于支架通过未充分打开的Y阀或打折但尚未导致导管腔闭塞的指引导管时脱载。

(二)处理方法

处理脱落在冠状动脉内的支架有两个可能的选择:将支架取出或在脱载部位将其扩张/挤扁,但应尽可能以取出脱载的支架为优先考虑的原则。但在实际工作中决定取出还是在脱载部位扩张/挤扁支架主要依据患者的临床状态、脱载支架的位置、术者对抓取器械的熟悉程度等。对于临床状况不稳定的患者或支架位于无显著病变的大血管或术者不熟悉抓取器械时,应在脱载部位扩张或挤压支架;而对于临床情况稳定的患者或支架位于关键的冠状动脉血管段如左主干时应优选取出支架。

1. **扩张或挤压支架**

(1)球囊扩张法:如脱载的支架仍在导丝上,可选用新小球囊尝试通过支架,切尽量将支架推送到接近靶病变部位,用该球囊将支架就地释放,之后选择直径合适的球囊对支架进行充分扩张,保证贴壁良好。

(2)支架挤压法:可在支架和冠状动脉壁之间再插入1根导丝,选择与血管直径匹配的1枚支架送到脱载支架部位高压释放,将脱载支架挤压在血管壁上。

2. **冠状动脉内取出支架**

(1)球囊脱出法:如果脱载的支架仍在导丝上,可以应用一个直径较小的球囊(≤1.5mm)穿过支架,在支架以远低压扩张球囊然后在透视下小心回撤,将支架一同撤回指引导管内,如不能回撤至指引导管内,可更换大号指引导管尝试,亦可回撤至指引导管口部,连同指引导管一同撤出体外。

(2)双导丝取出法:如果脱载的支架仍在导丝上,可送入第2根导丝穿过支架网眼到脱载支架的远端,之后在体外将两根导丝缠绕数次,使两根导丝远端相互缠绕,之后将两根导丝连同脱载支架一同脱出体外。

(3)抓捕器取出法:如果脱载的支架仍在导丝上,可沿导丝送入抓捕器导管,在脱载支架近端打开圈套器并套住脱载的支架,连同导丝回撤至指引导管中。如果脱载支架已脱离导丝,需要在脱载支架旁再送入1根导丝,然后送入圈套器在支架远端套住支架,在透视下小心回撤,保持支架与途经冠状动脉的同轴性,将支架拖至肾动脉开口以下部位时(经桡动脉途径时应在椎动脉开口以远的锁骨下动脉内),尝试将圈套器调整到支架中间部位,用力向导管内拖拽支架,之后尝试经鞘管一并撤出支架。

3. 急诊外科血运重建 如果经过上述努力均无法达到满意的效果,且脱载支架引起了靶血管血栓形成或栓塞事件时,需急诊外科旁路移植术。

4. 保守处理 如果支架脱载后被血流冲到外周动脉远端,且患者无相应的肢端缺血症状,因冠状动脉支架体积很小,肢体远端动脉侧支循环较为发达,很少引起严重后果,这种情况下可严密观察,不做特殊处理。

(三)预防措施

1. 谨慎操作 在PCI过程中,当支架前送遇到阻力或无法通过靶病变时,往往需要回撤支架系统,此时应保持指引导管与支架输送系统的同轴性,切忌快速暴力操作。另外对于严重纡曲或伴有成角的长病变,避免使用长支架,可考虑使用短支架衔接。对于钙化病变,建议充分预扩张,必要时使用双导丝技术减少支架输送阻力,对于严重钙化病变,建议置入支架之前进行旋磨。当长病变需置入多枚支架时,坚持由远及近置入支架的顺序。

2. 保持警惕 在指引导管和靶血管内操作支架系统时,要保持无阻力推送或回撤原则,关键部位操作透视下进行,以便及早发现异常情况及时处理。

（四）预后

1. 支架脱载到冠状动脉内　如果不能就地释放或用支架挤压术处理,且支架不能取出,90% 的患者会有严重的后果,包括死亡、急性心肌梗死及急诊外科旁路移植术。

2. 支架脱载到冠状动脉以外的血管　相对而言,支架脱载到冠状动脉以外的血管造成的后果绝大多数不十分严重。约 1/3 可以取出,1/3 栓塞于外周动脉(多见于股动脉、髂动脉、肱动脉和桡动脉),1/3 找不到具体栓塞位置,通常不引起严重的缺血症状。

七、周围血管并发症

（一）经股动脉途径

1. 血栓形成或栓塞

(1)发生原因:①术后鞘管留置时间过长、抗凝不充分时导管壁周围血小板黏附性血栓导致穿刺部位或其远端血管发生血栓栓塞症。②导管或钢丝造成血管内膜损伤,诱发血栓形成。③导管或钢丝穿破血管内膜,使血管内壁发生夹层,在此基础上发生血栓形成。④由于动脉粥样硬化斑块,被导引钢丝或导管直接触及而发生小斑块脱落。⑤压迫动脉穿刺部位方法不当,压迫时间过长,或弹力绷带压迫过紧,导致局部血栓形成。

(2)预防及治疗措施:①术前检查穿刺动脉两侧情况,一般选择搏动较强一侧,如果下肢搏动较弱则选用上肢动脉。②有条件应术前检查血管多普勒血流图,客观地观察穿刺部位的血流及动脉情况。③术后严密监测双侧足背动脉、踝动脉、腘动脉搏动情况。如果动脉搏动明显减弱和消失,伴肢体麻木、疼痛或发凉感,应立即进行血管多普勒检查。④确定股动脉以下的血管堵塞性病变,应立即进行溶栓治疗。⑤手术操作或置管时间较长时应进行规范的抗凝,对仅行冠状动脉造影和术中未使用肝素患者,应在术后早期拔出鞘管。

2. 出血和血肿形成

(1)发生原因:①穿刺不当,在股动脉局部反复多次穿刺或刺入周围小动脉分支,引起局部渗血。②穿刺部位过高,使股动脉穿入点在腹股沟韧带以上,造成术后压迫止血困难,严重时血肿可上延至腹膜后,引起腹膜后出血或血肿。③穿透动脉后壁,血液沿后壁破口渗出,严重时形成血肿。④拔出动脉鞘后,压迫止血不当,包括压迫部位不准确或压迫时间太短。⑤肝素用量过大,血液易从动脉鞘管周围渗出。⑥术后过早活动穿刺侧肢体,尤其是急诊 PCI 时许多患者精神状态较差,容易躁动,更容易导致穿刺部位的出血。⑦患者因素,高龄及合并高血压、糖尿病、动脉硬化的患者发生率高。

(2)预防及处理:①严格、规范、准确掌握股动脉穿刺及压迫技术,应在腹股沟韧带下方穿刺股动脉,压迫止血时应精确压迫股动脉的穿刺点而不是皮肤的穿刺点。②绝大多数急诊 PCI 患者围术期需要使用强化的抗血小板、抗凝治疗,应避免患者过早活动穿刺侧肢体。对于躁动不安、不能配合肢体制动的患者,必要时采取镇静、镇痛等措施。③无活动出血的小血肿,无症状者可不予处理。小血肿可以自然吸收。④血肿较大或有活动性出血者,需重新压迫止血,若失血量较大导致血流动力学不稳定或血红蛋白显著下降影响心血管功能或重要脏器灌注者应立即给予补液或输血补充血容量。⑤如果穿刺部位较高,术后出现低血压、下腹部腰腹部疼痛,应怀疑有无腹膜后出血,可行腹部 B 超或CTA 检查以明确诊断,必要时重新回到导管室进行穿刺血管及腹主动脉-髂动脉的造影以尽快明确诊断并采取相应的止血措施,同时应在心功能能够耐受的情况下及时快速补充血容量,停用抗血小板及抗凝药物。

3. 假性动脉瘤　假性动脉瘤是指行经皮穿刺后血液通过动脉壁裂口进入血管周围组织并形成一个或多个腔隙(瘤腔),收缩期血液从动脉内流出到瘤腔,舒张期则回流到动脉内的一种病理现象。主要危险因素是高龄、女性及肥胖。假性动脉瘤常在手术后的 1d 或数天形成。体检在穿刺部位有搏动性肿块,听诊可闻及明显的新出现的血管杂音即应高度怀疑,血管超声多普勒可以确诊,CTA 有助于明确更加立体的解剖结构,但绝大多数情况下仅凭超声即可明确诊断并指导治疗。

(1)发生原因:①操作因素,动脉导管或鞘管型号过大导致动脉内膜损伤;同一部位多次穿刺血管;穿刺点过低,鞘管进入股动脉分支,造成拔管压迫时缺乏骨性平台的支持;压迫止血不当。②患者因素,患者自身凝血功能障碍;动脉壁钙化和高血压导致动脉中层弹力纤维破坏,导致穿刺后血管弹性回缩能力减退。各类合并动脉炎的疾病如白塞病等患者因穿刺置管后动脉壁不易愈合常常容易出现穿刺部位的假性动脉瘤。③临床因素,抗凝药物的使用。

(2)预防及处理:①避免穿刺部位太低,这样可以避免穿刺到表浅股动脉,因为此处没有动脉鞘限制出血,其后方也没有任何骨性结构可作为压迫止血的平台。②避免两次或多次穿破动脉壁,一旦穿刺针穿破股动脉而置管未成功时,应彻底压迫止血后调整穿刺部位再行穿刺,除非临床情况非常危急,应避免在未压迫止血时再次穿刺或在原位穿刺。此外,应尽可能避免在抗凝状态下穿刺股动脉,若难以避免,则应由经验丰富的术者完成。③拔出鞘管进行规范的压迫止血,许多假性动脉瘤是由于压迫点不正确导致,未能理解皮肤穿刺点和股动脉穿刺点的区别,常常是压迫点过低,仅仅压迫住皮肤穿刺点,而没有压住略位于其近段的股动脉穿刺点,导致皮肤穿刺点不出血但股动脉穿刺口扔在往皮下组织渗血,形成血肿及假性动脉瘤。此外,应严格保持拔出鞘管后的足够的卧床时间,防止穿刺侧下肢的过早活动也是预防假性股动脉瘤的重要途径。④小的假性动脉瘤(直径在 2.5cm以下)可在超声引导下进行精确压迫止血后进行局部加压包扎,并严格下肢制动至少 24h 后复查,多数小的假性动脉瘤能消失,在超声确认愈合后再逐步恢复下肢活动。⑤对于不能压迫治愈的较大的假性动脉瘤,可行超声指导下瘤体内注射小剂量凝血酶治疗,尽管该方法属于 off-label 使用凝血酶,但在国内已经积累了较丰富的经验,2016 年中国 PCI 指南也做了正式推荐。在操作过程中最关键的是在超声引导下成功穿刺假性动脉瘤后,要压迫住瘤颈再进行瘤腔内凝血酶注射,以防止凝血酶从瘤腔内回流至股动脉诱发股动脉远端血栓形成。具体操作过程中应以超声监控下瘤腔内无血流信号进出瘤颈为标准,进针深度最好能接近瘤腔的深部,边注射边回撤注射针,以使凝血酶尽可能与瘤腔内的血液充分接触和混合,以快速形成凝血块封闭瘤腔。通常需要在注射完毕后继续手工压迫瘤颈 15～20min,防止瘤颈再通,在经超声证实瘤颈封闭成功后,局部加压包扎,制动患肢 24h,对于强化抗栓治疗的患者可适当延长加压包扎和患肢制动的时间,直到超声复查无复发后可解除制动。⑥血管缝合器封堵术:对于经前述方法无法成功治愈的股动脉假性动脉瘤,向定成等发明了一种利用血管缝合器进行封堵的方法。基本方法为在超声引导下用 18～20G 的长穿刺针穿刺瘤腔并经假性动脉瘤颈的破裂口进入股动脉,经穿刺针防置 0.014 英寸导丝进入股动脉,保留导丝退出穿刺针,再次超声确认导丝在股动脉内后沿导丝送入 6F 泰尔茂桡动脉鞘管和扩张管,退出扩张管保留鞘管,经鞘管内交换 0.035英寸导丝,按照常规方法使用 Angioseal 或者 Perclose 进行封堵(图 15-3)。⑦瘤腔内栓塞:可穿刺对侧股动脉在指引导管支撑和导丝指引下将微导管经股动脉破裂口即假性动脉瘤的瘤颈放置于瘤腔内,在根据瘤腔大小决定采用弹簧圈、明胶海绵等栓塞材料进行瘤腔内栓塞。⑧股动脉内覆膜支架置入术:对于破裂口位于股总动脉平直段(远离股动脉分支血管)的假性动脉瘤,可以实施股动脉腔内置入自膨式覆膜支架以封闭破裂口,但该方法不应作为优选的方法,因为困难会导致未来股动脉的穿刺困难,此外,对于接近股深、浅动脉及其他分支血管的破裂口并不适合此方

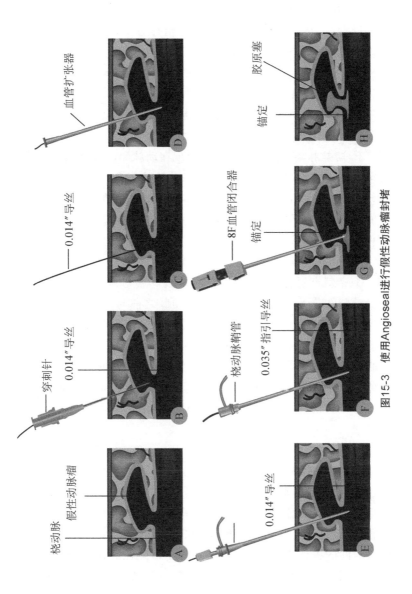

图15-3　使用 Angioseal 进行假性动脉瘤封堵

法,而且相对费用较高。⑨外科手术修复:包括破裂口的修复和股动脉置换,是最经典的假性动脉瘤治疗方法,但近年来需要外科修复的股动脉假性动脉瘤已经越来越少,绝大多数可以经上述非外科方法解决。但仍有将近5%的股动脉假性动脉瘤患者需要外科手术修复,常见于巨大假性动脉瘤、已经形成固定通道的慢性纤维化瘤颈的假性动脉瘤、解剖结构不适宜上述非外科手术治疗等。

4. 动静脉瘘 动静脉瘘是指出现在动脉和静脉之间的瘘管,既可是先天畸形,也可由创伤所致。动静脉瘘多在术后数天内出现,有不断增大和破裂的危险。大多数动静脉瘘在穿刺部位听诊可闻及连续性血管杂音,血管多普勒超声检查显示在动静脉之间有相交通的通道,可明确诊断。

(1)发生原因

①穿刺点过低是最常见的原因,极少数与血管变异有关,因为股动脉在分叉成股浅动脉和股深动脉之前与股静脉是内外关系伴行,不容易同时穿破股动脉和股静脉,在分叉后股浅动脉与股静脉呈前后关系伴行(图 15-4),因此,若穿刺点过低,则很容易在股浅动脉水平同时穿透股动静脉,在术者不知晓的情况下置入血管鞘管,使破口扩大,在拔出鞘管后即在动、静脉之间形成通道。

②导引钢丝送入动脉过短,送入动脉鞘时其鞘芯穿透动静脉血管壁。

(2)预防及处理

①预防:动静脉瘘预防的关键在于准确的股动脉穿刺。

②处理:由于股、动静脉之间的压力差较大,即使是较小的通道也会有较大的分流量,且下肢的静脉回流阻力较大,几乎难以自愈,患者常常会有明显的下肢肿胀、行走困难等症状,且多数会随着时间的推移逐步加重,并容易诱发感染性心内膜炎、心功能不全等并发症,因此,医源性股动静脉漏需要积极处理。对于损伤较小的动静脉瘘,可在血管多普勒超声指导下试行压迫,但往

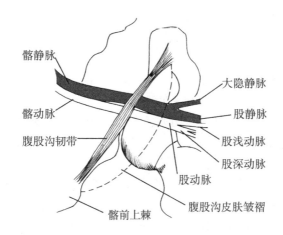

髂静脉

髂动脉

腹股沟韧带

髂前上棘

大隐静脉

股静脉

股浅动脉

股深动脉

股动脉

腹股沟皮肤皱褶

图 15-4　股动静脉的走行关系

往效果不理想。对于损伤较大的动静脉瘘,或者压迫不能奏效的患者,可在术后 3 个月行外科手术治疗。如果动静脉漏的漏道离股浅、股深动脉分叉处至少 1.5cm 以上,也可考虑采用股动脉内腔内隔绝术进行治疗,即置入自膨式覆膜支架,笔者采用此类技术处理的 3 例患者经过至少 2 年的随访效果良好。

(二)经桡动脉途径的穿刺部位并发症

1. 桡动脉闭塞　PCI 术后桡动脉闭塞的发生率为 2%～10%,但其中约 40% 在 30d 内自发性开通。

(1)发生原因

①桡动脉相关因素:桡动脉细小(内径＜2mm),桡动脉内径/血管鞘外径不匹配;合并血管病变的疾病如糖尿病、多发性动脉炎等。

②术前未常规使用肝素或手术时间较长的患者未定期用肝素盐水冲洗鞘管。

③术后穿刺点压迫时压力过大致桡动脉血流完全中断或时间长。

（2）预防及治疗措施

①术前常规行 Allen 试验检查桡动脉及尺动脉之间的交通循环情况（必要时行超声检查）。

②穿刺成功后开始充分抗凝，术中交换导管时或手术时间较长时必须定期使用肝素盐水冲洗鞘管。

③术后压迫止血时压力要适中，以不出血且桡动脉远段能触及搏动为原则，并要定时逐步减小压力，彻底止血后及时解除加压包扎。

④仅桡动脉内血栓形成的患者，如果尺动脉通畅，通常可在确保无明显出血风险的情况下进行加强抗凝和抗血小板治疗，如果急性血栓形成累及肱动脉，可考虑动脉内局部溶栓治疗。

2. 桡动脉痉挛 桡动脉痉挛是经桡动脉途经行介入治疗术中最常见的并发症，发生率各个研究报道不一。目前桡动脉痉挛持续时间尚不明确，但常可自行缓解，且没有远期不良预后的报道。

（1）发生原因：①女性、糖尿病患者、吸烟患者容易发生。②桡动脉本身细小、扭曲、粥样硬化。③患者术中紧张、焦虑的情况因素。④PCI 时局部麻醉不充分、器械选择不当或操作粗暴诱发。

（2）预防及处理：①术前充分与患者进行交流，必要时予以镇静。②对于女性或糖尿病患者尽量选用小号的血管鞘或导管。③穿刺时尽量保证"一针见血"，避免反复穿刺刺激桡动脉。④选用亲水涂层的导丝及血管鞘。⑤一旦出现桡动脉痉挛，应停止导管操作 5～10min，经血管鞘内注入硝酸甘油、地尔硫䓬、硝普钠等扩张血管、解痉治疗，必要时予以镇静治疗，切忌强行拔出导管。

3. 前臂血肿 发生率约为 1%。表现为术后的前臂肿胀和疼痛，常见于桡动脉穿刺点附近及以上至肱动脉走行段区域。体检可发现患侧前臂皮温升高、肿胀、局部有压痛，出血时间较长者局部皮肤可见淤斑和水疱。

（1）发生原因

①血管及操作因素：反复穿刺桡动脉、导丝导管操作粗暴、术后止血不当。其中最常见的是使用超滑泥鳅导丝引导时未在透视下操作，导丝进入边支后导致损伤，其次也常见于导管或导丝通过严重纡曲、狭窄血管时导致的损伤。

②强化抗血栓治疗（如肝素/低分子肝素、血小板糖蛋白Ⅱb/Ⅲa 受体拮抗剂等）是重要的危险因素之一。

（2）预防及处理

①穿刺时尽量保证"一针见血"，尤其采用透壁穿刺法时应避免反复穿刺损伤血管。

②在透视下推送导引钢丝及导管，必须保证导丝先行，如果推送时遇到阻力，则不可强行推送，必要时行桡动脉造影，发现血管异常应立即更换手术径路。

③一旦出现前臂血肿，需停用肝素/低分子肝素、GP Ⅱb/Ⅲa 受体拮抗剂等抗血栓药物。局部加压包扎，并抬高患肢，局部使用冰袋、硫酸镁冷敷，动态观察患肢臂围、皮温及肢端血供及手指功能，避免出现骨筋膜室综合征。

4. **局部出血**　经桡动脉途径行 PCI 术局部出血并发症较股动脉途径明显降低。桡动脉表浅且穿刺点位于桡骨茎突处，容易压迫止血。但当术后压迫止血不牢、止血器应用不当或围术期应用大量抗凝药物时，可导致局部出血、皮下淤血，严重时可引起局部血肿，但通常无严重出血并发症。由于桡动脉穿刺点远端有来自掌弓侧支循环的逆向供血，引起桡动脉止血时应对穿刺点近端和远端进行压迫止血。一旦发生少量出血，即可调整压迫位置，并适当延长压迫时间。

5. **骨筋膜室综合征**　骨筋膜室综合征是经桡动脉途径行 PCI 术的严重并发症，常继发于前臂血肿，由于骨筋膜室压力增高压迫桡动脉，导致前臂肌肉和正中神经发生进行性缺血、坏死而出现的临床综合征,并有可能进一步进展为挤压综合征,表现为以高钾血症和肌红蛋白尿为特征的急性肾衰竭。该病是一种发展性疾病,早期症状可能不典型,但一旦发展到晚期,严重时可能因为肢端坏死需要截肢。

骨筋膜室综合征的临床表现为前臂掌侧肿胀、剧痛,在被动伸指、伸腕时加重,并有手指感觉减退,屈指力量减弱。若不及时处理,正中神经长期受压导致患者腕部缺血挛缩畸形,表现为前臂不能旋前、手指伸屈受限、拇指不能做对掌运动,鱼际肌隆起消失,肌电图示正中神经功能受损。

骨筋膜室综合征重在预防,一旦出现,早期可按照前臂血肿进行保守治疗。如果经保守治疗无效,应进行筋膜间室测压,如果>30mmHg,考虑行筋膜间室切开减压术,以免造成神经、血管和肌肉不可逆的损伤。另外还需密切监测肌酸激酶和肾功能水平的动态变化,及早发现挤压综合征。

参 考 文 献

中华医学会心血管病分会.2016.中国经皮冠状动脉介入治疗指南.中华心血管病杂志,44(5):382-400.

Xiang DC,Hillegass WB,Guoxin Luo,et al.2009.Treatment of refractory iatrogenic femoral artery pseudoaneurysm with a vascular closure device.J VascIntervRadiol,20(12):1639-1640.

第16章

急诊 PCI 术中的血流动力学支持——IABP 还是 ECMO?

中山大学附属中山医院
广东省中山市人民医院　张励庭

急性心肌梗死(acute myocardial infarction,AMI)合并心源性休克、心搏骤停、严重致命性心律失常、心功能衰竭是 AMI 的主要死亡原因,传统治疗下其死亡率高达 $60\% \sim 90\%$。AMI 发生后,由于心肌坏死,坏死区内心肌组织丧失收缩、舒张功能,当左心室梗死面积较大时,常导致心源性休克。AMI 并发心源性休克的死亡率极高,及时、有效、持续开通梗死相关动脉,实现早期再灌注是 AMI 治疗最关键的治疗措施,也是改善预后的最有效的治疗。在此前提下,早期的抗栓治疗及合并血流动力学紊乱患者尽早使用辅助循环装置也是降低死亡率的有效手段。对于 AMI 后发生心源性休克等血流动力学紊乱的患者而言,尽早使用辅助循环装置可以改善血流动力学,增加心排血量并且预防多器官功能衰竭的进展,提高抢救成功率。目前在我国常用的循环辅助装置是主动脉内球囊反搏(intra-aortic balloon pump,IABP)和体外膜肺氧合(extracorporeal membrane oxygenation,ECMO)两种方式,以下就两者的基本特点、使用适应证、方法和注意事项等进行简单介绍。

一、IABP

IABP 已成为急性危重症心血管疾病主要辅助装置,也是首选的心脏机械辅助方法之一。IABP 是通过置入 1 根带气囊的导管到降主动脉内左锁骨下动脉开口远端,通过主动脉内球囊与心动周期同步地充放气,在心脏舒张期气囊充气,而在心脏收缩前气囊排气,从而减轻心脏后负荷,增加冠状动脉内血流灌注及增加心肌氧供,减少心肌氧耗,起到辅助衰竭心脏的作用。IABP 不但能提高心排血量 10%～20%,还增加内脏器官血液灌注,改善微循环。但是,这种改善很大程度上取决于心脏本身功能,IABP 需要心脏有一定的功能,收缩压维持 50mmHg 以上,才能发挥有效作用。此外,IABP 应用过程中的充气和放气时间的调节也会在一定程度上影响其辅助效果,优化的充放气时间可以使其辅助升压效果最大化。国外研究资料显示,AMI 患者中 7%～10% 的患者伴有心源性休克,而其中的病死率高达 80%。心源性休克出现的时间与死亡的发生密切相关:AMI 于第 1～2 天发生心源性休克的患者,30d 内病死率为 45%,而晚期出现心源性休克的患者,其病死率可达到 80%。IABP 虽然能迅速逆转心源性休克患者的低血压状态,起到一定程度辅助循环作用,但对难治性泵衰竭、恶性心律失常、心搏骤停、循环衰竭等危重患者,IABP 辅助循环效果并不理想。IABP 能改善 AMI 合并心源性休克患者的血流动力学,为急诊血运重建治疗创造条件,降低 AMI 合并心源性休克患者的死亡率。IABP 作为一种血液循环支持治疗措施,在高危 AMI 患者治疗中的有益作用包括:增加冠状动脉舒张压和缺血心肌的灌注,减少心肌梗死的范围;降低左心室后负荷和减轻心室壁张力,改善心室功能;迅速改善血流动力学指标(心脏指数和平均动脉压升高,肺毛细血管楔压下降);增加冠状动脉内血流流速,防止血栓形成,预防 PCI 后血管内膜闭塞及减少急性再闭塞事件,保持血管的开通;预防心肌非坏死区的重塑和扩大,促进左心室功能恢复。但 IABP 尽管具有有效的循环支持作用,但对于梗死范围大,心功能严重受损的患者来说,IABP 也难以改善其预后,尤其对于血运重建治疗后冠状动脉内血流速度和心肌灌注水平低下的患者,预后更差。IABP-SHOCK Ⅱ 研究入选 600 例急性心肌梗死合并心源性休克的患者,分为 IABP 组和不用 IABP 组,30d 时两组的死亡率并无显著差异。但该研究存在一些影响结果的缺陷,其中最主要的是较多患者是在 PCI 术后开始使用 IABP 而不是在术前使用。基于 IABP-SHOCK Ⅱ 研究结果,2014 年 ESC/EACTS 关于心肌血管重建术的临床指南对于 IABP 的应用推荐为:由机械并发症导致血流动力学不稳定/心源性休克的患者,应该考虑置入 IABP 治疗(Ⅱ a C),不推荐心源性休克患者常规使用 IABP(Ⅲ A)。AMI 合并心源性休克患者,出现心源性休克的患者本身预后极差,病死率高。IABP 的置入在心源性休克已经发生后,此时患者的心脏功能已经严重受损,在此情况下 IABP 对于心源性休克患者的心功能改善作用有限。因此,强调尽早置入 IABP,在发生休克的早期逆转紊乱的血流动力学状态、预防心功能的恶化及由其所诱发的多脏器功能衰竭。

二、ECMO

ECMO 是一种呼吸循环支持技术,其原理是经导管将静脉血引到体外,在血泵的驱动下,经过膜式氧合器氧合,使血液的氧合水平提高,再输回患者体内。ECMO 是一种有效的循环辅助方法,同时具有呼吸支持功能,能够快速改善失代偿期心功能不全的患者低氧血症和循环状态。ECMO 作为一种体外生命支持方式,最初主要应用于严重呼吸衰竭的患者,所采用的 ECMO 模式多为静脉-静脉(V-V)模式,而在心脏危重症患者中采用是静脉-动脉(V-A)模式,此模式可以对血流动力学有强大的机械辅助作用,可迅速减少血管活性药物剂量,有效改善组织微循环血液供应,减轻心脏负荷,使全身组织器官氧合和血流动力学处于相对稳定状态。ECMO 技术可以使机体在脱离或部分脱离自身心肺的情况下进行血液循环和气体交换,暂时替代心肺的部分功能或减轻心肺的负荷,迅速纠治各种原因所致的呼吸心搏骤停引起的呼吸循环功能衰竭,保证重要脏器的灌注,使其获得一定时间来完成功能上的改善和病理上的修复,帮助患者度过危险期,改善预后。ECMO 治疗期间,心脏和肺得到充分的休息,全身氧供和血流动力学处在相对稳定的状态。ECMO 还可酌情控制机体温度,降低氧耗,保护重要生命脏器功能,尤其可同时进行亚低温治疗,对脑复苏具有重要作用。ECMO 作为一种危重患者的治疗手段主要用于循环支持、呼吸支持及替代体外循环 3 个方面。循环支持主要用于急性心肌炎、AMI 导致的心搏骤停、心源性休克的抢救及安装心室辅助装置、人工心脏及心脏移植前的过渡。ECMO 可以对心肺功能衰竭的危重患者进行有效的呼吸或循环支持,使心肺得到充分休息,为心功能的恢复及其原发病的治疗赢得时机,是目前救治难治性心源性休克或循环衰竭的有效支持手段。对于危重的 AMI 患者,ECMO 的及时应用可有效地改善血流动力学,增加冠状动脉内血流及心肌灌注,为患者进一步治疗争取时间;在 ECMO 辅助下进行急诊介入治疗安全可靠,同时,在成功地完成 PCI 后,可以短时间内改善心源性休克的血流动力学异常,有效地恢复梗死区心肌再灌注,降低死亡率。

三、AMI 合并心源性休克时的选择:IABP 还是 ECMO?

(一)机制与疗效的比较

AMI 合并心搏骤停、严重致命性心律失常、心源性休克的死亡率极高,及时、有效、持续开通梗死相关动脉,实现再灌注是 AMI 治疗的关键,尽早恢复冠状动脉血流可以减少梗死面积,改善预后。IABP 是一种循环辅助装置,但其效用的发挥依赖于心脏的射血功能而不能完全代替心脏的射血功能,也就是在心脏射血能力降低但仍有相当的残存功能时,IABP 可以提供在此基础上的舒张期辅助增压效应,提高主动脉内的舒张压,以增加各重要脏器的舒张期灌注压,一旦心脏本身的射血功能显著降低或停止,IABP 就失去了工作的基础。因此,在心脏收缩功能严重减退时效果往往不佳,并且在心搏骤停没有自主心律时也不能提供有效循环辅助。而 ECMO 是一种兼有呼吸、循环支持的技术,其人工心泵能有效地替代患者自体心泵,可以部分代替心肺功能,从而有利于维持血流动力学的稳定性,为 PCI 提供必备的前提条件。由于其氧合水平的提高既来自自身心脏的残余功能也来自体外的人工膜肺,并不是完全依赖心脏的收缩功能,因此,即使在心脏收缩功能严重受损、血压明显降低时扔能提供较高水平的动脉血氧饱和度,只要动脉血液能够进入微循环即可为末梢组织提供较高的氧供水平。加上 ECMO 能改善危重 AMI 患者血流动力学,提升灌注压,从双重机制上提高末梢组织的血氧供给,减轻了器官功能的低灌注状态下的缺氧性损伤。为急诊血运重建治疗创造了条件,降低危重 AMI 患者的死亡率。同时,ECMO 可增加组织和脏器氧供,使缺血的顿抑心肌和冬眠心肌恢复收缩能力,达到改善心功能的目的。

(二)两种辅助循环手段适应证的选择

1. 心源性休克后的时机与辅助循环方法选择　从上述对两种辅助循环手段的效应机制分析中可以看出,两种辅助循环支持手段均可应用于 AMI 合并心源性休克患者,但理论上,IABP 仅仅适用于 AMI 后发生心源性休克的早期,器官功能尤其是心肌尚未发生不可逆性缺血损伤、血压尚能维持在 50mmHg 以上的水平时,若心源性休克时间较长,血压降至更低水平或进入休克晚期之后,IABP 已经难以发挥作用。而 ECMO 不论是在休克早期还是在血压更低的水平均能提供相对更有效的循环和呼吸支持,但休克晚期组织损伤进入到不可逆的阶段后,两者均不能发挥有效的作用。

2. 心搏骤停时辅助循环支持　AMI 合并心搏骤停时,尽快恢复有效的自主循环是随后脑复苏成功从而挽救生命的前提。常规心肺复苏只能达到正常心排血量的 1/4～1/3,随着心肺复苏时间的延长,胸廓弹性下降,心排血量进一步下降,心脏动脉血灌注量及氧供逐步降低,而且,随着心肺复苏术的进行,心肌缺血时间延长,导致其反应性逐渐下降,并最终失去对各种治疗措施的反应。ECMO可以使机体在脱离或部分脱离自身心肺的情况下进行血液循环和气体交换,暂时替代心肺的部分功能或减轻心肺的负荷,迅速纠治各种原因所致的呼吸心搏骤停引起的呼吸循环功能衰竭,保证重要脏器的灌注,使其获得一定时间来完成功能上的改善和病理上的修复,帮助患者度过危险期,改善预后。ECMO治疗期间,心脏和肺得到充分的休息,全身氧供和血流动力学处在相对稳定的状态。ECMO还可酌情控制机体温度,降低氧耗,保护重要生命脏器功能,尤其可同时进行亚低温治疗,对脑复苏具有重要作用。临床结果表明心搏骤停患者通过CPR联合ECMO治疗,可以取得常规心肺复苏所不能达到的效果,患者的神经功能恢复良好,较少神经性后遗症。

对于急性心肌梗死合并心搏骤停应用ECMO,我们的体会:①应用ECMO的前提是常规CPR无效或不能维持有效的动脉血压而心、脑功能有恢复的可能。②70%心搏骤停发生在院外,ECMO技术因时间和条件限制,很难在"生存链"的早期得到应用,因而尚不能提高心搏骤停的院外心肺复苏成功率。③ECMO本身不是直接治疗疾病,而是一种短期生命支持的方法,在维持全身血流动力学稳定的基础上应尽快采取综合治疗措施,积极治疗原发病,恢复心泵功能。同时尽量降低ECMO流量。④ECMO可以有效地改善低氧血症,迅速提高氧分压,改善全身组织氧供,减少机械通气对循环影响,给心肺一个休息恢复的时机,减少多脏器功能不全的发生,降低病死率。⑤急诊ECMO专用成套物品的配备及建立一套完整的规范制度和操作程序,组建一支分工明确合作有序的团队,同时加强与其他相关科室的协作,准备充分,在紧急情况下有条不紊地做出正确而快速的反应,是快速建立ECMO、提高抢救成功率的重要条件。

（三）IABP 与 ECMO 的联合应用

对于单一机械循环辅助效果不佳的严重心源性休克患者，ECMO 联合 IABP 的及时应用可以提供更强的心肺辅助。两者的联合应用有以下几个优势：①在血流动力学的影响机制上具有互补性。在左心室收缩、舒张功能严重受损时，ECMO 逆行灌注流量增加会进一步增加左心后负荷，而且 ECMO 提供的血流为非搏动性灌注，容易导致组织灌注不足。此外，非搏动血流灌注减少淋巴流动，从而增加间质水肿。而 IABP 可以有效增加冠状动脉的灌注，降低左心室后负荷，从而改善血流动力学情况，有利于心脏功能的恢复。IABP 与 ECMO 的联合应用可以将 V-A 模式的非搏动性灌注由 IABP 转换成搏动性灌注，改善脏器的灌注效果。②置入条件是时机上具有互补性。采用机械循环辅助的时机非常重要，必须在患者心肌及其他脏器尚未发生不可逆性缺血之前及时建立有效的机械辅助，方能取得最好的效果。尽管 ECMO 在提高血氧供给方面具有更大的优势，但目前只有极少数医院拥有 ECMO 设备，不如 IABP 普及和广泛；其次，ECMO 的操作相对较复杂，需要切开置管，对团队的要求较高，需要较长的准备时间，而 IABP 操作简单、准备时间短，可及时开展，能够在紧急情况下尽快展开。因此，对于绝大多数 AMI 合并心源性休克的患者，可以在发病早期尽快置入 IABP，若支持效果不理想，可以在经过一定准备再进行 ECMO 置入。同时，ECMO 的创伤性大，对血液系统和下肢供血的影响较大，不宜进行长时间的支持，可以在血流动力学好转后改为 IABP 支持，以减少 ECMO 相关的并发症。

对于两种辅助支持手段应用均已经十分熟悉的单位，IABP 和 ECMO 置入的先后顺序可以根据患者病情及临床需要决定。笔者的经验是：①如果患者自身心脏有一定功能，则首先采取 IABP 辅助，改善冠状动脉血流和减轻左心室壁应力，如果效果不佳，患者在 IABP 辅助及应用大剂量血管活性药物不能维持循环功能时,应考虑联合 ECMO 治疗。②对于心功能严重受损的患者宜先行 ECMO 辅助,如果效果不佳,舒张压仍然较低者,及时地联合应用 IABP 结合,有助于改善患者的血流动力学指标和组织器官血流灌注。③对于急性心肌梗死合并心搏骤停,需进行 CPR 的患者,不适用 IABP,使用 ECMO 辅助心肺复苏,心肺复苏成功后在 ECMO 辅助下进行急诊介入(PCI)治疗,在成功地完成 PCI 后视情况进行后续治疗。如心电血流动力学稳定,尽早撤除 ECMO,使用血管活性药物治疗;如心电稳定,左心功能尚可但血流动力学尚不稳定,撤除 ECMO,使用 IABP 辅助循环;如心功能严重受损,血流动力学不稳定,则联合应用 IABP,为患者提供有效的循环和呼吸支持,促进患者加快康复。

(四)IABP 及 ECMO 的置入方法及并发症的防治

1.IABP 的置入及使用方法　　IABP 的置入多在导管室或紧急情况下在床旁进行,经左或右股动脉途径,目前多采用在严格无菌操作下,以 Seldinger 技术常规于左或右侧股动脉穿刺,送入 IABP 专用导丝,用扩张管预扩张皮下通道后置入 IABP 鞘导。如患者身高＞165cm,则选择 40ml 的 IABP 球囊导管;如身高低于 165cm,则选择 34ml 的 IABP 球囊导管。球囊导管置入后连接主动脉球囊反搏机,台下助手协助完成压力管道的连接、排气、零点校对、警报设置及氦气管道的连接、充气等准备工作。选择以心电触发模式 1:1起搏(合并心房颤动患者使用压力触发模式)开始反搏,仔细调节优化充、放气时间以达到最大反搏压,并需要根据心率、节律、血压等因素的变化适时调整以获得最大的舒张期反搏增压,尽快改善血流动力学状态。根据患者的临床情况决定是否需要进行抗凝及采用的抗凝方案。根据血流动力学恢复情况决定反搏持续时间,多数主张 IABP 球囊导管应在 1～2 周撤除,最长可维持 1 个月左右。在体内期间,终止反搏不能超过 30min。IABP 导管中心腔每 1 小时用 5～10ml 肝素盐水冲洗(5000U 肝素/500ml 生理盐水)。IABP 应用期间常规使用抗生素并且详细记录相关并发症。

2. IABP 的常见并发症　IABP 的并发症多与器械本身和插管技术有关,血管并发症多与插管有关。经皮插管和切开插管引起的血管并发症没有显著差异,也有报道经皮插管引起的血管并发症要略高一些。相关并发症及预防措施如下:①下肢缺血,多为原有股、髂动脉高度狭窄或在置入反搏导管后抗凝不足时诱发下肢动脉血栓形成或者发生下肢动脉栓塞所致。表现为缺血肢体疼痛,皮肤苍白、变凉,足背动脉搏动消失。置入导管前检查评估穿刺侧的股动脉、足背动脉搏动以了解动脉狭窄情况,掌握好抗凝强度,选择合适的球囊导管,拔管前持续反搏,注意每天定时监测同侧足背动脉搏动(也可用超声多普勒监测)、下肢皮肤温度、颜色的变化,及时处理异常情况。②感染,注意穿刺置管的无菌操作及局部护理,合理使用抗生素。③置管部位或全身性的出血,轻度局部渗血可给予人工或砂袋压迫,调整抗凝、抗血小板治疗方案,严重出血时应采取相应的止血和对症处理措施。④IABP诱发主动脉夹层,是少见但严重的并发症,有两种发生机制:一种是穿刺时导丝进入血管夹层未及时发现所导致的逆行夹层,预防措施主要是穿刺导丝进入遇到阻力时需谨慎调整导丝,及时透视下观察,确认在真腔后在进入导管。另一种类型是在主动脉本身存在严重纡曲、溃疡等内膜薄弱区域的状态下,IABP 工作期间由反搏导管或反搏压诱发的顺向性主动脉夹层。前者多数在置管时能及时发现,撤出系统即可,逆行夹层多能自愈。后者后果可能较严重,需要根据夹层发生和波及的范围采取相应的处理措施,原则上累及升主动脉者需要采取外科手术治疗,而局限在降主动脉者可以采取主动脉腔内隔绝术。⑤气囊破裂,导管囊内见到血液即可定。一旦发生,应尽快在负压抽吸状态下拔除导管,以防血栓形成。⑥溶血及血小板减少,是 IABP 支持期间常见的并发症,可能的机制包括 IABP 球囊对血细胞的机械性破坏、出血、肝素诱导的血小板减少等,预防措施包括尽可能减少出血、在临床情况稳定后尽早撤除 IABP、明确诊断或高度怀疑肝素诱导的血小板减少症者尽可能选择比伐卢定抗凝。上述并发症如注意防治其发生率并不高,不会影响 IABP 临床疗效;但如疏于防治,并发症就会增高,引起较严重后果甚至死亡。Lewis 指出,防治 IABP 并发症护理工作是关键,只要熟知各并发症的临床表现,积极采取措施预防并发症,注意观察,就能最大限度地发挥 IABP 的功能,使危重患者渡过难关,起到"生命之桥"作用。

3. ECMO 置入及使用方法　目前国内使用 Medtronic EC-MO 系统(美国),用静脉-动脉(V-A)辅助模式。在外科医生协助下行股动、静脉切开置管术,从一侧股静脉中引出血液经过氧合器进行氧合、释出二氧化碳,再经离心泵从同侧股动脉泵入体内。使用小剂量肝素,使激活的凝血时间(ACT)保持在 $180\sim200s$。管道建立成功后,调整 ECMO 的辅助流量从 $50\sim70ml/(kg\cdot min)$ 开始,然后再根据血流动力学和血氧饱和度指标进行调整。当患者临床情况稳定,辅助血流量减少至 $15ml/(kg\cdot min)$,血流动力学和血氧饱和度仍比较稳定,可以考虑停止 ECMO 并撤除管道。

4. ECMO 的并发症　分为两类,一类与 ECMO 环路有关的并发症,威胁到生命的并发症有导管破裂、血泵或氧合器障碍等。患者相关性并发症主要有插管侧的肢体缺血、坏死、出血和神经系统异常,此外还有血栓形成、溶血、感染、心功能不全、心肌顿抑、低血压及肾功能不全等。在 ECMO 的使用过程中,要注意管道的观察和管理,一旦有破损或堵塞时,要及时更换。由于 EC-MO 使用的动、静脉管道较粗大,而且需要 ECMO 支持的患者往往存在外周血管病变,因而下肢缺血的并发症非常常见,甚至有坏死截肢的报道。在 ECMO 的使用过程中,要严密观察注意肢体皮温、肤色的观察,以及要注意有无肿胀,一旦有异常改变,要及时处理。我们的经验是,在股动、静脉切开置管后,在股动脉置管的近心端用 8F 鞘管或硅胶管做一旁路向置管处的远端肢体供血,大大减少了肢体的缺血和坏死的发生。由于上 ECMO 的患者病情危重,管道多,使用抗生素预防或治疗感染常常是必需的。

四、典型病例

病例 1:患者,男性,39 岁,于 2006 年 4 月 16 日上午 9:30 因"胸痛 2h 余,神志不清 1h"就诊。来诊时体查:P 0 次/分 R 0 次/分 BP 0/0mmHg,深昏迷,颈动脉搏动消失,口唇及肢端发绀,未见呼吸运动,未闻呼吸音及心音。当时即行胸外心脏按压,气管插管机械通气,模式:IPPV,参数:VT 500ml,I:E=1:2,BR 20 次/分,PEEP 5cmH$_2$O,FiO$_2$ 100%。予肾上腺素等静脉注射及电除颤,但未恢复自主心跳、呼吸。13min 后经 ECMO 小组、心内科会诊后行 ECMO 治疗,在不间断 CRP 的同时,于右股动、静脉置管,选择 V-A 模式转流。30min 后启动 ECMO(图 16-1),转流 4min 后恢复自主心跳,心率 134 次/分,血压 95/50mmHg,呈深昏迷状,双侧瞳孔直径 4mm,对光反射消失。复苏后根据病史、心电图(图 16-2)等资料,诊断患者为急性广泛前壁心肌梗死。立即在 Medtronic ECMO 及机械通气支持下送导管室行急诊选择

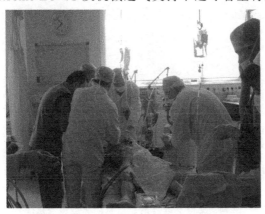

图 16-1　CRP 同时床旁进行 ECMO 置入

性冠状动脉造影及 PCI 治疗(图 16-3)。选择性冠状动脉造影发现:左冠状动脉前降支狭窄 95%,即行球囊扩张及支架置入处理,残余狭窄0%,TIMI3级血流(图16-4,图16-5)。术后患者生命

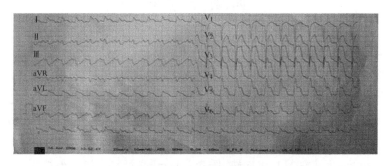

图 16-2　恢复自主心律后的心电图,呈现急性前壁 ST 段抬高型心肌梗死表现

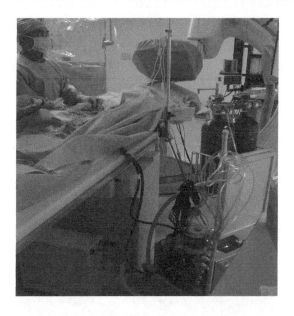

图 16-3　ECMO 支持下进行紧急冠状动脉造影剂直接 PCI 治疗

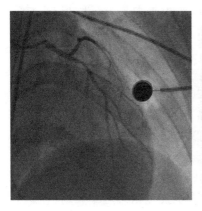 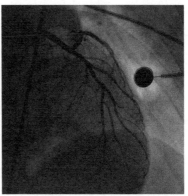

图 16-4　冠状动脉造影显示前降支
高度狭窄

图 16-5　直接 PCI 治疗后前降支无
残余狭窄

体征示 P 135 次/分，R 16 次/分，BP 95/50mmHg。再转内科
ICU 做进一步治疗。入 ICU 时患者呈深昏迷，双瞳孔等圆等大直
径均为 4mm，对光反射消失。双肺可闻及细湿啰音。心率 142/
min，律齐，未闻及病理性杂音。继续行 ECMO V-A 模式体外循
环支持，继续机械通气治疗，模式：ASB＋PEEP，参数：PSV
15cmH$_2$O，PEEP5cmH$_2$O，FiO$_2$60％，漂浮导管监测血流动力学，
测 PA 68/45mmHg，PCWP25mmHg。维持适当的组织灌注压及
氧供，用冰帽减少脑的氧耗，保护脑组织，抗血小板治疗，减少心
肌氧耗，营养心肌；输血浆、沉淀等纠正凝血功能；纠正水、电解质
及酸碱平衡紊乱。至 4 月 16 日 17：00，患者生命征趋于稳定，神
志较前好转，呈浅昏迷。予停用 ECMO 治疗，保留机械通气治
疗。但患者血压仍偏低，改为 IABP 支持治疗。患者血压渐稳
定，于 4 月 17 日 23：00 停用 IABP。4 月 18 日 8：00 停镇静药后
神志转清、无气促，对答切题，肢体活动自如；查血示 CK 及 CK-
MB 逐步下降，查血示 PT19.6s，肝功能及肾功能、电解质均正
常；停止呼吸机支持改为经鼻导管吸氧，流量 5L/min，监护仪示

SaO_2 98%。继续予防治感染、抗血小板聚集、抗凝、护心、对症支持治疗。4 月 21 日,患者生命征平稳,X 线胸片示心肺未见异常,1 周后康复出院。

病例 2:患者,男性,37 岁。2006 年 9 月 12 日 7 时无明显诱因出现胸闷,为心前区闷痛,伴有气促、心悸、出冷汗,持续约 30min 症状有所缓解。到我院门诊就诊。约 10:00 患者于候诊时突发胸痛,疼痛剧烈,伴有出大量冷汗及气促,随后出现神志不清,呼之不应。立即予以胸外按压和气管插管,心电监护提示心室颤动,予以非同步电除颤后患者仍反复出现心室颤动、神志不清。紧急转送入内科 ICU 进行抢救。进入 ICU,神志呈深昏迷状态,双瞳孔等圆等大直径 2.0mm,对光反射消失,血压测不到,带入经口气管插管,机械通气,心电监护提示为心室颤动(图 16-6)。患者进入 ICU 后经过多次除颤和积极的药物治疗仍反复出现心

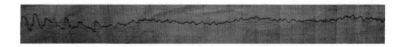

图 16-6　心电监护提示心室颤动

室颤动,血流动力学不稳定,血氧饱和度 80% 左右,深昏迷,双瞳孔散大直径 4.0mm,对光反射消失,血压测不到,经心内科、ICU及 ECMO 小组讨论后决定予 ECMO 治疗。于 9 月 12 日上午 10:50 置入 ECMO 系统,采用股静脉-动脉(V-A)方式(图 16-7)。在 ECMO 支持后患者生命体征渐趋稳定,但仍反复出现心室颤动。心电图提示急性前壁心肌梗死(图 16-8),立即在 ECMO 及机械通气支持下送导管室行急诊选择性冠状动脉造影及直接 PCI治疗。选择性冠状动脉造影发现:左前降支近端完全闭塞,即行血栓抽吸术及支架置入处理,残余狭窄 0%,TIMI 3 级血流(图16-9,图 16-10)。术后返回 ICU,神志呈深昏迷状态,左右瞳孔直

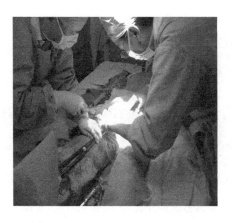

图 16-7 床旁实施 ECMO 置入

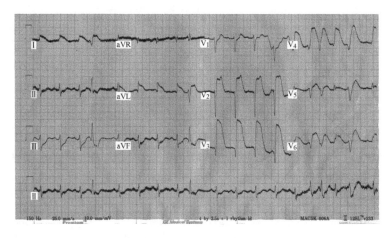

图 16-8 心电图提示急性前壁 ST 段抬高型心肌梗死

径分别为 2.5/2.0mm,对光反射迟钝,血压平稳,机械通气,心电监护示窦性心律。至 16:00 时患者生命体征渐趋平稳,血管活性药物支持下,血压、心电稳定,为减少 ECMO 所致并发症,予以停

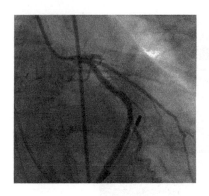
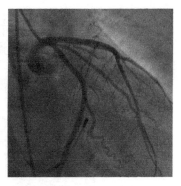

图 16-9　冠状动脉造影示前降支近　　图 16-10　直接 PCI 术后前降支
　　　　段完全闭塞　　　　　　　　　　　　　无残余狭窄

用 ECMO,继续机械通气治疗,并逐渐减少镇静药的用量使患者清醒;予以抗凝、抗血小板、营养心肌治疗;监测心电、维持水电解质平衡。至 9 月 15 日 9:00 患者已无不适,生命征平稳,于当天转出监护室,1 周后康复出院。

　　病例 3:患者男性,43 岁,2014 年 11 月 13 日晚 8:10 左右在打羽毛球是突发人事不省,晕倒在地,无口吐白沫,无四肢抽搐,由在场同事急行心肺复苏,并呼 120 出车接至我院急诊科,途中出现室性心动过速、心室颤动,并予电除颤 2 次,回急诊室后继续予持续胸外按压等抢救,仍反复室性心动过速、心室颤动,30min 后经 ECMO 小组、心内科会诊后行 ECMO 治疗,予以右股动静脉置管,选择 V-A 模式转流,启动 ECMO 转流后恢复自主心跳,P 102 次/分,R 18 次/分(呼吸机辅助呼吸),BP 102/60mmHg(升压支持下),呈深昏迷状,双侧瞳孔直径 3.5mm,对光反射迟钝。复苏后根据病史、心电图等资料,诊断患者为急性广泛前壁心肌梗死。立即在 ECMO 及机械通气支持下送导管室行急诊选择性冠状动脉造影及 PCI 治疗。选择性冠状动脉造影发现:冠状动脉三支血管病变,左前降支近端急性闭塞,左回旋支中断 90％狭窄,右冠状动脉远端慢性闭塞,桥侧支形成。行左前降支 PCI 术,置入支架 1 枚,术后无明显残余狭窄,TIMI 血流 3 级(图 16-11 和图 16-12)。术后患者血压低,双肺满布湿啰音,考虑合并心源性休克,穿刺左股动脉同时予主动脉球囊反搏(IABP)辅助。患者术后返回 ICU 后,继续予以呼吸机辅助呼吸、ECMO 及 IABP 支持(图 16-13),予以抗凝、抗血小板聚集、改善循环、营养心肌、制酸等治疗,严密监测病情变化,经治疗后患者生命体征维持稳定。11 月 14 日下午,尝试减停 ECMO 流量后,患者心率、血压变化不大,遂予撤离 ECMO,并行血管缝合术,术中不回输 ECMO 管道血液,估计失血约 800ml,出现血压较前偏低,心率增快,遂予输血浆、红细胞补充血容量,适当补液扩容,继续保留 IABP 及血管活性药物辅助循环。停用镇静药物后,患者神志稍模糊,复查血气氧合正常,呼吸平顺,复查 X 线胸片未见明显渗出性病灶,遂予以拔除气管插管。11 月 15 日,患者神志清楚,可正确应答,精神疲倦,稍焦虑,有近事遗忘现象。予以鼻导管吸氧,氧合正常,心率不快,血压较前有所改善,静脉泵入小剂量多巴胺维持循环,尿量可,予撤除 IABP。患者诉右小腿(ECMO 侧)轻度压痛,局部红肿,右足背屈不能。MRI 扫描:①右侧小腿前外侧肌肉(主要是胫骨前肌与趾长伸肌)肿胀,后外侧部分肌肉有少许信号较前增高,可疑少许坏死。②血管造影显示右侧胫前动脉闭塞。③增强后见右侧小腿前外侧肌肉大片状无强化区,综合考虑无强化区肌肉尚未完全坏死,但血供不良。予以改善局部血液循环等治疗后疼痛渐减轻,功能恢复。患者住院 3 周,血压、心电稳定,心功能较前明显好转,无明显神经系统并发症,右下肢疼痛明显减轻,活动功能正常,康复出院,返回工作岗位。

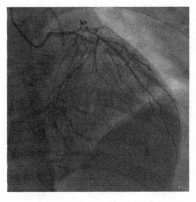 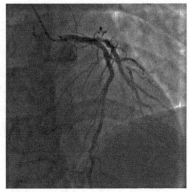

图 16-11　冠状动脉造影示前降支近　　图 16-12　直接 PCI 术后前降支无残
　　　　　段闭塞　　　　　　　　　　　　　　　　　余狭窄

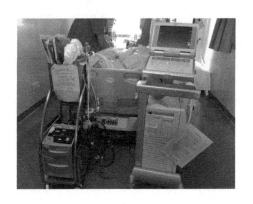

图 16-13　同时予以 ECMO 和 IABP 辅助

参 考 文 献

蒋崇慧,谢钢,张励庭,等.2008.急诊体外膜肺氧合辅助下危重心肌梗死的介
　入治疗.中国急救医学,28(11):965-967.

龙村.2014.体外膜肺氧合循环支持专家共识.中国体外循环杂志,12(2):65-67.

张励庭,袁勇,黄炫生,等.2008.急性心肌梗死并发心脏骤停在体外膜肺氧合支持下的介入治疗.岭南心血管病杂志,14(4):241-243.

Bakhtiary F,Keller H,Dogan S,et al.2008.Venoarterial extracorporeal membrane oxygenation for treatment of cardiogeni hock:clinical experiences in 45 adult patients.J ThoracCardiovasurg,135:382-388.

Burkhoff D, NaiduSS. 2012. The science behind percutaneous hemodynamic support:a review and comparison of support strategies.CatheterCardiovascular Interv,80:816-829.

Chen JS,Ko WJ,Yu HY,et al.2006.Analysis of the outcome for patients experiencing myocardial infarction and cardiopulmonary resuscitation refractory to conventional therapies necessitating extracorporeal life support rescue.Critical Care Medicine,34(4):950-957.

Cheng JM,den Uil CA,Hoeks SE,et al.2009.Percutaneous left ventricular Assist devices vs.intra-aortic balloon pump counterpulsation for treatment of cardiogenic shock:a meta-analysis of controlled trials. Eur Heart J,30 (17):2102-2108.

Delgado DH,Rao V,Ross HJ,et al.2002. Mechanical circulatory assistance: State of art .Circulation,106:2046-2050.

Hermans G,Meersseman W,Wilmer A,et al. 2007. Extracorporeal Membrane Oxygenation:experience in an adult medical ICU .Thorac Cardiovasurg,55(4):223-228.

Hochman JS,SleeperLA,Webb JG,et al. 1999. Early revascularization in acute myocardial infarction complicated by cardiogenic shock.SHOCK investigators.Should We Emergently Revacularize Occluded Coronaries for cardiogenic Shock.NEngl J med,341:625-634.

Lazar HL,Treanor P,Yang XM,et al.1994. Enhanced recovery Of ischemic myocardium by combining percutaneous bypass with intraaortic balloon pump support .Ann Thoraurg,57:663-667.

Lee L,Bastes ER,Pitt B,et al. 1998. Percutaneous transluminal coronary angioplasty improve survival in acute myocardial infarction complicated by cardiogenic shock .Circulation,78:1345-1351.

Lindholm MG,Kober L,Boesgaard S,et al. 2003.Cardiogenic shock complicating acute myocardial infarction:prognostic impact of early and late shock development.Eur Heart J,24(3):258-265.

Megarbane B,Leprince P,DeyeN,et al.2007.Emergency feasibility in medical intensive care unit of extracorporeal life support for refractory cardiac arrest.Intensive Care Med,33(5):758-764.

Moosvi A,Khaja F,Villanueva L,et al.1992.Early revascularization improves survival in cardiogenic shock complicating AMI.JACC,19:907-914.

Phillips SJ,Zeff RH,Kongtahworn C,et al. 1992. Benefits of combined balloon pumping and percutaneous cardiopulmonary Bypass .Ann Thoraurg, 54:908-910.

Schmid C,Philipp A,Mueller T,et al. 2009. Extracorporeal Life Support-Systems,Indications,and Limitations.Thorac Cardiov Surg,57(8):449-454.

Smedira NG,Moazami N,Golding CM,et al. 2001.Clinical Experience with 202 adults receiving extracorporeal membrane oxygenation for cardiac failure:survival at five years .J Thorac Cardiovasurg,122:92-102.

Thiele H,Zeymer U,Neumann FJ,et al. 2012. Intraaortic balloon support for myocardial infarction with cardiogenic shock .N Engl J Med,367(14): 1287-1296.

Windecker S,Kolh P,Alfonso F,et al.2014. 2014 ESC/EACTS Guidelines on myocardial revascularization,The Task Force on Myocardial Revascularization of the European Society of Cardiology (ESC) and the European Association for Cardio-Thoracic Surgery (EACTS) Developed with the special contribution of the European Association of Percutaneous Cardiovascular Interventions (EAPCI),35(37):2541-2619.

第17章

直接 PCI 再灌注心肌损伤与再灌注心律失常的预防和处理

武汉亚洲心脏病医院　苏　晞

一、心肌缺血-再灌注损伤

　　冠心病是人类致死、致残的主要疾病之一,根据世界卫生组织(WHO)统计,2008 年冠心病导致的死亡人数约为 725 万,占全部死亡人数的 12.8%。再灌注治疗,包括静脉溶栓治疗、直接经皮冠状动脉介入治疗(primary percutaneous coronary intervention,PPCI)及急诊冠状动脉旁路移植术等,能使缺血心肌快速恢复血液灌流及氧供应,在过去的 20 年中显著降低了 ST 段抬高型急性心肌梗死(acute ST-segment elevation myocardial infarction,STEMI)患者急性期死亡率。其中,PPCI 是 STEMI 再灌注治疗的首选治疗策略。然而值得注意的是,PPCI 术后心肌缺血再灌注使急性心肌梗死面积减小的同时也会因冠状动脉骤然开通与血流恢复,使得血管内皮细胞功能出现异常、炎症因子被激活,进而引起缺血-再灌注损伤(ischemia-reperfusion injury,IRI),也称再灌注损伤。心肌 IRI 可加重缺血心肌受损,甚至出现梗死面积扩大等不可逆损伤。心肌 IRI 发病率和病死率高,因此其发生机制与治疗研究受到广泛关注。本章对心肌 IRI 的机制和治疗进展进行阐述。

(一)心肌缺血-再灌注损伤的发病机制

　　1960 年,Jenings 等用犬科动物的心脏进行冠状动脉结扎实验,首次发现心肌缺血再灌注后加重了心肌坏死。1985 年,Braunwald 等首次提出了"心肌缺血-再灌注损伤"的概念。目前对于心肌 IRI 的机制尚未完全阐明,细胞内钙超载和氧化应激是主要因素,但炎性反应、免疫反应及凋亡自噬等也参与其中。随着研究的深入,发现一些小分子,如线粒体通透性转换孔(mitochondrial permeability transition pore,MPTP)等也与心肌 IRI 有关。

(二)心肌缺血损伤的发病机制

STEMI 患者心外膜血管急性闭塞引起心肌氧气和营养物质供给中断,会导致心肌细胞内生化和代谢的骤然变化(图 17-1)。心肌缺氧会引起氧化磷酸化解偶联、线粒体膜除极、三磷腺苷(ATP)降解及心肌收缩功能抑制。缺氧时细胞代谢无氧酵解为主,导致细胞内乳酸堆积,pH 降至 7.0 以下。细胞内 H^+ 的蓄积激活 Na^+-H^+ 交换体,进而引起细胞内 H^+ 外流和细胞外 Na^+ 内流。缺氧引起的 ATP 耗竭致使 Na^+-K^+ ATP 酶功能丧失,加重细胞内 Na^+ 超载。细胞内超载的 Na^+ 通过 Na^+-Ca^{2+} 交换体向细胞外转移,致使细胞外 Ca^{2+} 内流,引起细胞内 Ca^{2+} 超载。

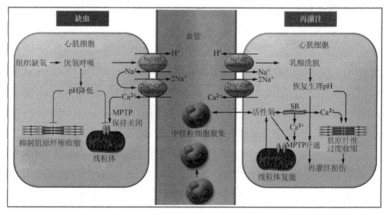

图 17-1 心肌缺血再灌注损伤的发病机制示意图(图片源自 Derek 等)

急性心肌缺血时,因缺氧细胞代谢转向以无氧酵解为主,导致细胞内乳酸堆积,pH 降低。细胞内 H^+ 的蓄积激活 Na^+-H^+ 交换体,引起细胞外 Na^+ 内流,导致 Na^+ 超载,进而激活 Na^+-Ca^{2+} 交换体,终造成细胞内 Ca^{2+} 超载。缺氧引起的 ATP 耗竭致使 Na^+-K^+ ATP 酶功能丧失,加重细胞内 Na^+ 超载。细胞内超载的 Na^+ 通过 Na^+-Ca^{2+} 交换体向细胞外转移,致使细胞外 Ca^{2+} 内流,引起细胞内 Ca^{2+} 超载。细胞内酸性环境使 MPTP 开放和心肌细胞过度收缩。再灌注时,电子传递链被激活,产生大量线粒体自由基(ROS)。其他 ROS 来源包括黄嘌呤氧化酶(内皮细胞)和 NADPH 氧化酶(中性粒细胞)。ROS 介导的心肌 IRI 包括引起 MPTP 开放、中性粒细胞趋化和内质网(SR)功能障碍。再灌注时,Na^+-H^+ 交换体激活引起乳酸清除,细胞内 pH 恢复,解除了对 MPTP 开放和心肌细胞收缩的抑制作用。线粒体膜电位的恢复驱动 Ca^{2+} 进入线粒体,这也可以诱导 MPTP 开放。再灌注治疗数小时后,心肌梗死区域组织内中性粒细胞聚集,释放趋化因子 ROS、细胞因子和激活的补体。

(三)心肌再灌注损伤的发病机制

当 STEMI 引发心肌急性缺血后,PPCI 再灌注治疗能及时、有效开通罪犯血管,挽救缺血心肌细胞,减少心肌梗死面积,保存左心室收缩功能,防止心力衰竭的发生。尽管如此,但心肌急性缺血再灌注治疗本身能够导致心肌受损,甚至出现梗死面积扩大等不可逆损伤,严重时引起死亡。心肌 IRI 有以下 4 种类型,其中前两种具有可逆性,后两者为不可逆损伤。

1. 再灌注心律失常(reperfusion arrhythmia,RA)　STEMI 患者闭塞的冠状动脉经 PPCI 治疗实现快速再灌注,易并发室性心律失常,其中以短暂的加速性室性自主心律为最常见。多可自行终止或经简单的抗心律失常处理后转复。

2. 心肌顿抑(myocardial stunning)　急性心肌缺血经再灌注治疗后出现的可逆性缺血后心肌收缩功能障碍。氧化应激和细胞内钙超载参与了心肌顿抑的发病机制。

3. 微血管阻塞（microvascular obstruction，MVO） 1966年，Krug 等首次发现再灌注治疗"无法实现缺血危险区域心肌的完全再灌注"。主要发生机制包括毛细血管损伤、心肌细胞水肿、微血管栓塞。PPCI 患者冠状动脉造影 MVO 表现为慢血流或无复流、较低的心肌灌注分级和特征性冠状动脉血流速度曲线。重要的是，PPCI 患者中梗死相关血管造影未见狭窄病变，但经心肌声学造影，或心肌灌注核素扫描，或心脏磁共振（cardiac magnetic resonance，CMR）等检查证实 MVO 真实存在。MVO 与大面积心肌梗死、较低的左心室射血分数、不良的左心室重构及极差的临床预后直接相关。目前尚无有效的治疗策略去防治 PPCI 术中存在的 MVO。

4. 致死性心肌再灌注损伤（lethal myocardial reperfusion injury） 主要分为早期和延迟致死性再灌注损伤，前者主要表现为细胞坏死，后者则主要表现为细胞凋亡。主要发病机制包括氧化应激、细胞内钙超载、MPTP 开放和心肌细胞过度收缩（hyper-contracture）。致死性心肌再灌注损伤引起的心肌梗死面积可能占最终梗死面积的 $40\%\sim50\%$，显著减弱了 PPCI 再灌注治疗带来的临床获益（图 17-2）。图中实线表示实际急性心肌缺血损伤和再灌注损伤所致最终心肌梗死面积。横虚线表示采取 PPCI 再灌注治疗策略后理论上的心肌梗死面积，并无心肌再灌注损伤。斜虚线表示没有实施 PPCI 再灌注治疗策略理论上心肌梗死面积。心肌再灌注损伤的存在减弱了 PPCI 的临床获益。因此，心肌再灌注损伤的防治可作为 PPCI 再灌注治疗策略的补充治疗手段，将可能进一步减少心肌缺血引起的心肌梗死面积。

（四）心肌缺血-再灌注损伤的防治策略

如何减轻 STEMI 患者心肌 IRI，最大可能挽救心肌、保存心肌细胞功能倍受关注。目前主要原则包括尽快消除缺血病因恢复血流；采用机械干预手段（包括缺血后处理和远隔缺血处理），

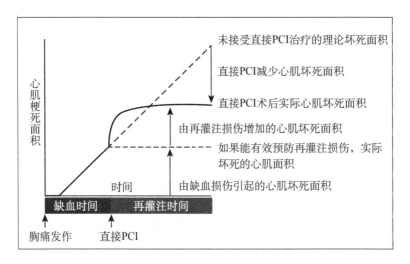

图 17-2　急性心肌缺血损伤和 PPCI 再灌注损伤对 STEMI 发病后 24h 内最终心肌梗死面积的影响(图片参考 Ovize 等)

在进行 PPCI 时选择性应用远端保护装置和血栓抽吸导管等措施;改善缺血组织的给氧与代谢,补充糖酵解底物以保护缺血组织;清除自由基、减轻钙超载及中性粒细胞抑制剂的应用等。

　　1. 药物干预策略　药理性后处理(pharmacological postconditioning),即通过药物干预模拟缺血预/后处理的机制达到减轻心肌 IRI 的目的。药理性后处理一直被寄予厚望,但临床效果存在较大争议。

　　(1)与再灌注损伤挽救激酶信号通路调节相关的药物选择:再灌注损伤挽救激酶(reperfusion injury salvage kinase,RISK)信号通路是指一组促存活蛋白激酶,主要包括磷脂酰肌醇-3 激酶(phosphatidylinositol-3-OH kinase,PI3K)、蛋白激酶 B(Akt)和细胞外信号调节蛋白激酶 1/2(extra-cellular sighal-regulated protein kinase 1/2,Erk1/2)。心肌再灌注时被激活,有强大的心脏保护作用。RISK 信号通路是近年来研究较多的再灌注时干预的靶点,理论上可能具有良好的应用前景,以下就简单介绍已经进行过该领域研究的药物进展。

①腺苷是研究较多的心脏保护药物。腺苷对于 Akt 和 Erk 的激活是必需的,研究者发现,阻断腺苷 A1,A2A 和 A2B 可均能抑制 Akt 的激活。腺苷被认为具有明确的心肌保护作用,但 AMISTAD-I 研究显示,仅 33% 前壁心肌梗死患者出现心肌梗死范围缩小,非前壁心肌梗死患者却出现了梗死范围扩大的现象。而在 AMISTAD-II 研究中显示了其保护作用的时间性:对于接受再灌注治疗时间<3.17h 的患者,腺苷与安慰剂相比可显著降低死亡率(1、6 个月)及 6 个月时由全因死亡、院内心力衰竭或因心力衰竭再入院组成的主要联合终点的发生率,而再灌注时间超过3h 的患者未能从腺苷治疗中获益。

②心房利钠肽(atrial natriuretic peptide,ANP)能通过 PI3K 途径改善 Bcl-2 水平,抑制促凋亡因子 Bax,抑制 BPTP 开放,减少再灌注损伤。在接受直接 PCI 或静脉溶栓治疗的 STEMI 患者中进行的 J-WIND 研究显示,ANP 组较对照组肌酸激酶峰值明显降低,梗死面积减小,心肌再灌注损伤明显减轻。6~12 个月随访中,ANP 组心脏左心室射血分数较对照组提升,最终减少心源性死亡率和心力衰竭导致的再住院率。

③阿托伐他汀(atorvastatin):通过激活 RISK 成分产生与缺血预适应(ischemic preconditioning,IPC)类似的心脏保护作用。著名的 NAPLESII 研究和 ARMYDA 等系列研究揭示了阿托伐他汀在早期急性冠状动脉综合征围术期及长期应用有减少心肌IRI、缩小梗死面积、降低死亡率等心肌保护中的作用。关于阿托伐他汀的剂量,STATIN STEMI 研究、REPARATOR 研究显示,强化剂量他汀(阿托伐他汀 80mg/d)与常规剂量他汀(阿托伐他汀 10mg/d)对改善终点事件上并无差异。但针对阿托伐他汀对 STEMI 患者再灌注损伤及再灌注心律失常的相关研究结果并不一致,尚缺乏较大规模多中心研究证据。

④促红细胞生成素(erythropoietin,EPO)能通过激活 1 个或者更多 RISK 通路的成分保护心脏。HEBE-Ⅲ研究、REVIVAL-3 研究研究显示,PPCI 术后静脉推注 EPO epoetin-α 或 EPO epoetin-β 并不能减少梗死面积,并且还与不良心血管事件升高相关。

⑤艾塞那肽(exenatide)是胰高糖素样肽-1 受体激动药(glucagon-like peptide-1,GLP-1),是一种新型抗糖尿病药物,GLP-1 能激活 PI3K-AKT 途径抑制凋亡。动物实验表明,再灌注时使用可减少心肌梗死面积。Lønborg 等临床研究,172 例接受 PPCI 再灌注治疗的 STEMI 患者术前 15min 给予艾塞那肽并维持至术后 6h,结果显示艾塞那肽显著增加 90d 心肌挽救指数,减少心肌梗死面积(CMR)。

葡萄糖-胰岛素-钾(GIK)临床上已广泛使用很久,曾被认为可以诱导 PI3K/Akt 途径的活化而起到保护作用。而近年的临床试验却有不同结论,多中心随机对照的 CREATE-ECLA 研究显示,GIK 对于总死亡率、心搏骤停、心源性休克等终点事件的影响为中性。同样 2012 年公布的 IMMEDIATE 随机双盲对照研究结果,怀疑急性冠状动脉综合征的患者院前急救静脉应用 GIK 与安慰剂相比,并不能够减缓不稳定型心绞痛进展为急性心肌梗死,也不能改善患者 30d 内的生存率。

⑥Delcasertib 是选择性 dPKC 抑制药。PROTECTION-AMI 研究显示,与安慰剂对比,Delcasertib 未显著降低 STEMI 患者在 PPCI 术后的肌酸激酶曲线下面积。

(2)与再灌注损伤时线粒体功能保护相关的药物选择

①环孢素 A(cyclosporin A,CsA)能够在再灌注早期抑制 MPTP 的开放,减少缺血再灌注组织的细胞凋亡。大量动物实验证实 CsA 具有心肌、肾、肺等多种脏器的缺血再灌注保护。一项由 Piot 等进行的临床试验显示,与对照组相比,PPCI 术中 CsA 组心肌梗死面积缩小更显著。然而,最近的 CIRCUS 研究,970 例前壁 STEMI 患者 PPCI 术前 10min 接受 CsA 治疗,结果显示

CsA 治疗并不能改善 1 年随访时复合终点事件(包括 PPCI 术后院内首发心力衰竭、全因死亡、因心力衰竭再次住院、不良左心室重构)。有临床试验对两种新型 MPTP 间接抑制剂 TRO40303 (MITOCARE 研究)和 Bendavia(EMBRACE STEMI 研究)的疗效进行调查。MITOCARE 研究将 6h 内发病的 163 例 STEMI 患者 PPCI 术中球囊扩张前随机分为 TRO40303 组和安慰剂组。结果显示,与安慰剂组比较,TRO40303 治疗并未显著减少 PPCI 术后第 3 天心肌酶学峰值,30d 随访心肌挽救指数、平均心肌梗死面积、左心室射血分数亦无明显优势。EMBRACE STEMI 研究结果同样显示,Bendavia 治疗不能减少 PPCI 术后心肌梗死面积。

②亚硝酸钠可以转化为一氧化氮(nitric oxide,NO),阻止 ROS 形成,发挥细胞保护作用,减轻心肌急性缺血再灌注损伤。Gonzalez 等通过对犬心脏结扎制造缺血再灌注模型,与再灌注前 60min 和 5min 给予静脉注射亚硝酸盐,结果显示左前降支供血区梗死面积由对照组 70% 分别下降了 47% 和 34%。虽然亚硝酸钠在动物实验中看起来有希望控制梗死面积,但在临床随机试验中并非如此。NIAMI 研究,229 例首发 STEMI 并接受 PPCI 再灌注治疗的患者采用随机、双盲的方法被分为两组,分别在支架置入前注射亚硝酸钠或安慰剂,第 6~8 天行 CMR 检查,亚硝酸钠治疗组患者心肌梗死面积仅显示比缺血危险区域心肌梗死面积减少 1%,心肌酶学峰值等次要终点事件在 72h 内无显著差异,6 个月随访亚硝酸钠治疗组与对照组患者的最终梗死面积、左心室射血分数和左心室收缩末期或舒张末期容积并不存在显著差异。

2. **非药物干预策略**　近年来,以减轻急性心肌梗死患者心肌 IRI 为目标的多种物理干预手段均开展了临床试验,但其结果大部分令人失望。

(1)缺血预处理(ischemic preconditioning,IPC):IPC 这种内源性心脏保护机制的概念被 Murry 等在 1986 年首次提出,即冠状动脉多次短暂的缺血可以增强心肌对随后长时间缺血的耐受性,减轻缺血再灌注损伤。IPC 是罪犯血管闭塞之前短暂的心肌缺血再灌注的循环。临床研究认为,IPC 是目前最有效的心脏保护措施。该保护效应存在两个"时间窗"形式:第一时间窗(即传统 IPC,也称早期相),在预处理刺激后立即出现,并持续 1~3h;第二时间窗(又称 IPC 迟后效应),出现在预处理刺激后的 12~24h,延迟性保护作用较强且持续时间长、时间窗较宽。缺血预处理可以缩小梗死面积,保护血管内皮功能,减轻中性粒细胞黏附聚集,减少细胞凋亡。临床观察也发现,心肌梗死前多次发作心绞痛可使心肌处于预适应状态。然而 STEMI 发病并不能事先预知,因而缺血预处理的临床应用受到了限制,逐渐被淘汰。

(2)缺血后处理(ischemic postconditioning,iPoC):2003 年,Zhao 等首次提出了缺血后处理的概念,即罪犯血管闭塞后、在长时间的再灌注之前进行的数次短暂再灌注/缺血的循环,能提高心肌对之前发生的较长时间缺血的耐受性,有助于改善冠状动脉血流,缩小心肌梗死面积,改善心功能。研究表明,缺血后处理与预处理同样也可以起到保护再灌注心肌的作用。与 IPC 相比,iPoC 更为现实,更具临床意义。2005 年,Staat 等更是公布了引人注目的研究结果,采用冠状动脉内 iPoC 方法的试验组心肌梗死面积缩小约 36%。Zhou 等荟萃分析纳入了 2012 年 2 月以前发表的 10 个随机对照临床研究,对 560 例接受 PPCI 再灌注治疗的 STEMI 进行分析,结果显示,iPoC 显著降低 PPCI 术后心肌酶酶学峰值,并改善左心室射血分数。然而,在后续的重复性试验中,随着样本量的增大和设计的完善,研究者们发现这一方法并没有明显的效果,甚至是有害的。最近刚刚公布的 DANAMI 3-iPOST 研究,共纳入了 1214 例发病 12h 内、拟接受 PPCI 再灌注治疗的 STEMI 患者,是迄今为止研究 iPoC 最大的一项随机对照临床研究,入选患者随机分为 iPoC 组和对照组,平均随访 37.5 个月,与传统 PPCI 比较,iPoC 并未显著降低主要终点事件(包括全因死亡、因心力衰竭再次住院)发生率(10.5% vs 11.2%;HR 0.93;95%CI 0.66~1.30;$P=0.66$)。未能显示 iPoC 的获益。

(3)远隔缺血处理(remote ischemic conditioning,RIC):RIC 是指针对心脏以外的器官或组织的干预手段,远隔的器官可以是双臂、肝甚至是肾等。Przykent 等于 1993 年首次报道 RIC 可以保护随之而发生的严重心肌缺血事件。2007 年 Schimdt 等发现,RIC 在心肌缺血发生后再实施依然会对缺血心肌产生保护作用。2010 年 Bøtker 等研究证实,PPCI 术前救护车转运途中实施 RIC (血压袖带,5min 缺血/5min 再灌注,4 个循环),可以显著减少心肌梗死的面积和肌钙蛋白的浓度。Sloth 等分析了 333 例拟行 PPCI 再灌注治疗的 STEMI 患者,平均随访 3.8 年,研究结果首次证实 PPCI 术前 RIC 可有效降低远期主要不良心血管事件(包括全因死亡、再发心肌梗死、因心力衰竭再次住院及缺血性脑卒中)的风险。

从目前临床经验及随机对照临床研究结果来看,STEMI 患者行 PPCI 再灌注治疗前,RIC 能减轻心肌 IRI,并改善长期预后。但这一观点尚需进一步临床研究来证实。

(4)高压氧和亚低温治疗(therapeutic hyperoxemia and hypothermia):高压氧治疗可以减轻组织水肿,降低脂质过氧化自由基形成,改变一氧化氮合成酶表达,抑制白细胞附着阻塞微血管循环,从而减少心肌梗死面积。临床上支持高压氧治疗的证据不足。综合 AMIHOT Ⅰ 研究和 AMIHOT Ⅱ 研究的结果,显示 PPCI 术后立即给予高压氧治疗并持续 90min,并不能显著减小心肌梗死面积(SPECT),但对于起病 6h 内的前壁 STEMI 患者却能从中获益。

再灌注治疗前将心肌温度降至 32~33℃ 可以降低代谢需求,减轻炎症反应和血小板凝集,提高心肌效能,从而减少心肌梗死面积。动物实验中已证实亚低温治疗有减轻心肌 IRI 损伤的作用。RAPID-MI-ICE 研究首次验证 PPCI 术前亚低温治疗对术后心肌梗死面积的影响,结果显示亚低温治疗能有效减少心肌梗死面积。因该项研究仅入组 20 例患者,结论的可靠性有限。CHILL-MI 研究是迄今为止研究亚低温治疗与心肌 IRI 最大型的多中心、前瞻性、随机临床研究。研究中将 120 例起病 6h 内拟行 PPCI 再灌注治疗的 STEMI 患者随机分组,亚低温治疗组 PPCI 术前快速输注 $600\sim2000$ml 冰盐水和使用血管内导管降温装置将体温降至 35℃ 以下并维持至术后 1h,对照组仅给予标准治疗。结果显示心肌梗死面积/缺血危险区域心肌面积并无减少(亚低温组 40.5% vs 对照组 46.6%,$P=0.15$)。平均随访 45d,亚低温组心力衰竭的发生率梗死较低(3% vs 14% 对照组,$P<0.05$),无死亡事件。因此,PPCI 术前亚低温治疗能有效减轻心肌 IRI,减少心肌梗死面积,改善临床终点事件,但仍需大型的临床研究加以证实。

二、再灌注心律失常

(一)再灌注心律失常的定义

再灌注性心律失常(reperfusion arrhythmia,RA)是指冠状动脉内血栓形成后自溶或经药物溶栓、PPCI 等再灌注方法使闭塞的冠状动脉再通及冠状动脉痉挛的缓解等恢复心肌再灌注所致的心律失常,是心肌 IRI 中的一种主要表现形式,多发生在再灌注治疗的瞬间或 $2\sim3$h。

(二)再灌注心律失常的特点

RA 表现形式多样,常见加速性室性自主心律、室性期前收缩、室性心动过速(ventricular tachycardia,VT)及心室颤动(ventricular fibrillation,VF)等快速心律失常,还有窦性心动过缓、心房颤动、房室传导阻滞等缓慢心律失常。

1. 前壁急性心肌梗死的再灌注心律失常 以快速型多见,尤以加速性室性自主心律、VT、VF 最为常见,可能因急性缺血时浦肯野纤维、心肌细胞自律性增高所致。

2. 下壁和(或)后壁急性心肌梗死的再灌注心律失常　以缓慢型心律失常为主,可能与支配窦房结、房室结的动脉多由右冠状动脉支配有关。右冠状动脉范围的心肌有丰富的迷走神经纤维,迷走神经受刺激后其兴奋性增强,易通过 Bezold-Jarisch 反射引起低血压和心动过缓。

(三)不同因素对再灌注心律失常的影响

1. 再灌注治疗时间　关于 STEMI 再灌注治疗时间不同对 RA 的影响,目前主要倾向于两种观点。其一,STEMI 后再灌注治疗越早,越易发生 RA。Bimbaum 等研究发现,短时间缺血-再灌注治疗后 RA 的发生率约为长时间缺血-再灌注治疗组的 2 倍。在急性心肌梗死早期,缺血损伤心肌较多,坏死心肌相对较少,再灌注后,缺血心肌的兴奋性恢复不一致,容易发生折返而出现心律失常。其二,STEMI 后再灌注治疗越迟,越易发生 RA。Kumar 等发现 STEMI 起病后 5h 内行再灌注治疗,RA 的发生率约为 11.5%,5h 后行再灌注治疗时 RA 的发生率高达 36.8%,认为 RA 发生率高可能与持续心肌缺血有关,缺血时间越长,心肌损伤越重,再灌注时 RA 发生率越高,持续心肌缺血是心肌梗死后 RA 发生的重要机制。

2. 不同的再灌注治疗方法　STEMI 再灌注治疗方法主要有静脉溶栓和 PPCI,许多学者已对这两种再灌注治疗方法与 RA 发生率之间的关联做了相关的研究。Heper 等通过临床研究发现,STEMI 后行静脉溶栓治疗组患者 RA 的发生率为 64%,而 PPCI 组 RA 的发生率为 46.2%,认为 PPCI 可以实现冠状动脉血管的早期、充分、持久的再灌注,其 RA 的发生率也明显降低。但也有研究认为,STEMI 后 PPCI 治疗组与静脉溶栓治疗组相比较,RA 发生率并无差异。

3. 再灌注治疗后心肌再灌注的程度　Heper 等对 STEMI 患者进行再灌注治疗后根据不同的冠状动脉血流分级(thrombolysis in myocardial infarction,TIMI)比较 RA 的发生率,发现 TIMI

3 级血流 RA 的发生率为 17.2%，TIMI 2 级血流 RA 发生率为 84%，TIMI 0～1 级血流 RA 发生率为 33.3%，推测 RA 的发生可能与心肌未得到充分再灌注或再灌注后无复流现象有关，TIMI 3 级患者因心肌得到充分灌注，RA 发生率明显降低。由此推测持续的心肌缺血可能是心肌梗死后 RA 发生的重要机制之一。Gibson 等研究也得出类似的结论。

（四）再灌注心律失常的发病机制与防治策略

在引起 RA 的机制中包括钙超载、氧化应激、细胞外 K^+ 离子增多等。以下针对 RA 的发生机制，探讨 RA 的防治策略。

1. 针对细胞内钙超载的治疗　钙超载是引起再灌注损害的主要原因之一，防止钙超载是近来防治再灌注损伤的研究热点，故应用 Ca^{2+} 拮抗剂和通道抑制剂防止或减轻钙超载可抑制 RA。地尔硫䓬选择性地抑制钙离子流向窦房结和房室结的结区内，从而降低自律性，使心率减慢。Tosaki 等证明美托洛尔可阻断慢钙通道，消除钙超载及触发性心律失常的离子基础，降低心肌细胞的兴奋性及自律性，消除折返及心律失常的发生。但不是所有能抑制钙超载的药物均能治疗再灌注心律失常。

2. 针对氧自由基的治疗　Jennings 等通过试验验证了氧自由基在 RA 的发生中起着重要的作用。槲皮素通过抑制黄嘌呤氧化酶活性，减少氧自由基的生成，使再灌注心律失常发生率减少，严重程度减轻。

3. 钠离子通道阻断剂　心肌梗死患者在再灌注的情况下常发生致死性的心律失常如 VT、VF，临床上通常应用利多卡因进行抢救。利多卡因在低剂量时促进 K^+ 外流，但在治疗剂量时主要是通过阻滞钠通道，抑制 Na^+ 内流，保持膜稳定作用，从而抑制心肌细胞动作电位振幅及超射幅度，减慢传导，延长有效不应期，起到抗快速性再灌注心律失常的作用。Mustonen 等证明盐酸普鲁卡因能有效降低再灌注引起的 VT、VF。

4. β受体阻滞剂　不同 β 受体阻滞剂对 RA 的影响存在差

异,Tosaki 等研究认为,美托洛尔除了可通过阻断慢钙通道对抗 RA,同时还能通过阻断 β 肾上腺素受体降低心肌细胞的兴奋性及自律性,消除折返及快速性律失常的发生。而多巴胺、异丙肾上腺素在临床上多应用于缓慢型 RA。Naito 等研究结果表明,普萘洛尔只对由缺血引起的心律失常有作用,而对 RA 无效。

5. 延长动作电位时程控制再灌注心律失常 通过延长动作电位时程来控制 RA 的药物属于抗心律失常药中第 3 类钾离子通道阻滞剂,以胺碘酮为代表性用药。Samantaray 等发现 RA 出现心室颤动时用胺碘酮效果较好。

6. M 受体阻滞剂 右冠状动脉分布范围的心肌有着丰富的迷走神经纤维支配,当受到刺激后副交感神经的兴奋性增加,交感神经的兴奋性减弱易通过 Bezold-Jarisch 反射产生低血压和心动过缓。阿托品通过阻断外周 M 胆碱受体,解除迷走神经对心脏的抑制,使心率加速,加速程度取决于迷走神经对心脏抑制张力的高低,同时能拮抗迷走神经过度兴奋所致的传导阻滞。

(五)急诊 PCI 术中(再灌注)心律失常的治疗

1. 房性心律失常 术中多见,患者一般可耐受,无须特殊治疗。如伴快速心室率,应积极控制心室率。推荐使用 β 受体阻滞剂或钙离子拮抗剂控制心室率,而对于严重左心室功能不全的患者则建议使用胺碘酮,其他抗心律失常药物可能有害。当血流动力学不稳定时,需要紧急行直流电复律。

2. 室性心律失常 不主张预防性使用 β 受体阻滞剂以外的抗心律失常药物。室性期前收缩、加速性室性(结性)自主心律、非持续性室性心动过速患者一般可以耐受,不主张积极干预。持续性室性心动过速、多形性室性心动过速及室性扑动、室性颤动处理应根据血流动力学进行分级处理:①立即嘱患者用力连续咳嗽,以加快对比剂的迅速排空。②立即从左心室或冠状动脉内撤出导管、球囊或支架。③如上述处理无效或伴血流动力学改变,迅速进行电除颤或电复律:常以 200～400J(双向波除颤则为

200J)除颤或复律,可反复多次进行。④除颤无效时马上行胸外心脏按压;⑤不引起心绞痛、肺水肿或无血流动力学改变可使用药物治疗:胺碘酮 3～6mg/kg 静脉推注,间隔 15min 可重复 1 次;利多卡因 10～100mg 静脉推注,5min 可重复 1 次。可以使用镇静和(或)超速起搏复律。⑥保持气道通畅,必要时行人工气管插管。⑦临时起搏:心动过缓相关或长 QT 相关的多形性室性心动过速考虑安装临时起搏器。⑧积极纠正电解质紊乱,维持血钾 4.5mmol/L 以上。强调心室扑动、心室颤动、无脉性室性心动过速应立即电复律,并进入高级心肺复苏程序。强调尽早开通犯罪血管,及早使用体外循环支持如 IABP、ECMO,不能因处理心律失常而延迟开通血管。复律后稳定者需要使用利多卡因或胺碘酮或静脉使用 β 受体阻滞剂。此外,再灌注治疗成功后的快速性室性心动过速通常是暂时性的,无须治疗。对于再灌注治疗成功并应用充足 β 受体阻滞剂的患者,如频发室性期前收缩和非持续性室性心动过速,则要根据血流动力学情况,在遵循持续性室性快速性心律失常的治疗原则下进行治疗。在其他治疗失败的情况下,应根据经验考虑早期导管消融治疗。

3. 缓慢性心律失常　术中出现的缓慢性心律失常多为一过性,大多可自行恢复,一般不用处理,但如出现 3s 及以上的窦性停搏或心率慢于 40 次/分时会诱发恶性心律失常,或出现血流动力学改变及阿斯综合征,此时需要积极处理。①如因右冠管操作引起并伴压力衰减,应立即回撤导管。可嘱患者用力咳嗽,用力咳嗽可以加速对比剂的排空,并在心跳出现长间歇甚至停搏时能维持胸腔内大动脉的压力和脑组织需要灌注。②上述处理无效时给予阿托品 0.5～3mg 静脉注射,或置入临时起搏器。③出现房室传导阻滞时应关注 QRS 波,QRS 波较窄时,意味着逸搏点位于房室结下方,受部分迷走神经支配,此时阿托品可能有效;如 QRS 波较宽,说明逸搏点位置较低,位于心室下方,此位置不受迷走神经支配,因此阿托品无效,只有交感/拟交感神经药物如多巴胺、异丙肾上腺素等有效。但应注意多巴胺、异丙肾上腺素增加心肌供血与缺血矛盾问题,因此,宽 QRS 波心动过缓优先考虑置入临时起搏器,以提高稳定心率而不增加心肌耗氧量。④急性下壁心肌梗死患者如果心电图已提示窦性心动过缓、窦性静止、窦房阻滞、二度以上房室传导阻滞时心动过缓应做好临时起搏术的准备。若为急性下壁心肌梗死并三度房室传导阻滞或严重心动过缓,应在术前装好临时起搏器并保证临时起搏器的有效起搏。

急诊 PCI 中再灌注心律失常是常见致死原因,正确认识心律失常临床意义,规范心律失常处理策略是再灌注治疗顺利进行的保证,使患者获益。

三、总　结

心肌缺血一旦发生,在再灌注后即刻难以避免会发生 IRI,其主要表现形式为再灌注心律失常及心肌顿抑所导致的血流动力学紊乱。尽管在过去的将近半个世纪中一直在致力于探索 IRI 的机制和防治措施,也取得了较丰富的 IRI 相关理论成果,但尚未取得公认的能真正应用于临床预防 IRI 的措施,包括药物和非药物的预防手段均尚未取得突破性进展。因此,对于实施再灌注治疗的所有临床医师,不论是进行溶栓还是急诊介入治疗,必须在实施再灌注治疗的时候以高度的责任感守候在患者身边,随时准备应对 IRI 所导致的严重临床后果。具体要求是:在再灌注治疗的全过程中均应严密进行心电、血压和血氧饱和度等生命体征的监护,一旦发生再灌注心律失常,应根据心律失常的类型采用相应的抗心律失常药物或电复律进行及时处理,防止因持续性严重心律失常加重血流动力学紊乱,造成心肌及其他脏器的低灌注损伤;对于伴随或单纯出现血流动力学紊乱者,应及时使用血管活性药物及必要时的辅助循环(人工按压、主动内球囊反搏)措施维持有效的灌注压。通常由 IRI 所导致的心律失常及血流动力学紊乱多是暂时性,若能及时正确对症处理,多能较快逆转,但若处理不及时则可导致严重的心源性休克、急性左心衰竭甚至直接导致死亡。一般要求直接介入治疗时,导管室护士应提前抽好阿托品、利多卡因等抗心律失常药物和多巴胺等血管活性药物,随时可以直接进行静脉注射。除颤器应在提前充电备用,一旦发生VF 或经药物治疗无效或有血流动力学紊乱的 VT,应立即进行电复律,并在电复律后进行短时间的人工心脏按压以维持有效的循环,因为在再灌注心律失常期间及电复律后早期心肌处于顿抑状态,会有持续较短时间的严重低血压。

综上所述,IRI 的处理最关键的是要有提前准备的预案、严密的监护措施、及时发现 IRI 并正确处理。

参 考 文 献

谢梅林,顾振纶,钱曾年.1991.槲皮素对在体大鼠心肌缺血再灌性心律失常的保护作用.中国药理学与毒理学杂志,5(2):90-92.

中华医学会心血管病学分会,中华心血管病杂志编辑委员会.2015.急性 ST 段抬高型心肌梗死诊断和治疗指南.中华心血管病杂志,43(05):380-393.

Asakura M,Jiyoong K,Minamino T,et al.2004.J-WIND Investigators.Rationale and design of a large-scale trial using atrial natriuretic peptide (ANP) as an adjunct to percutaneous coronary intervention for ST-segment elevation acute myocardial infarction:Japan-Working groups of acute myocardial infarction for the reduction of Necrotic Damage by ANP (J-WIND-ANP).Circ J,68(2):95-100.

Atar D,Arheden H,Berdeaux A,et al.2015.Effect of intravenous TRO40303 as an adjunct to primary percutaneous coronary intervention for acute ST-elevation myocardial infarction:MITOCARE study results.Eur Heart J,36 (2):112-119.

Avkiran M,Marber MS.2002.Na(+)/H(+) exchange inhibitors for cardioprotective therapy:progress,problems and prospects.J Am Coll Cardiol,39 (5):747-753.

Barbagelata A,Di Carli MF,Califf RM,et al.2005.Electrocardiographic infarct size assessment after thrombolysis:insights from the Acute Myocardial Infarction STudy ADenosine (AMISTAD) trial.Am Heart J,150(4): 659-665.

Bimbaum Y,Leor J,Kloner RA,et al.1997.Pathobiology and Clinical impact of Reperfusion Injury.Thromb Thrombolysis,4(2):185-195.

Braunwald E, Kloner RA. 1985. Myocardial reperfusion: a double-edged sword? Journal of Clinical Investigation,76(5):1713.

Briguori C,Visconti G,Focaccio A,et al.2009.Novel approaches for preventing or limiting events (Naples) II trial:impact of a single high loading dose of atorvastatin on periprocedural myocardial infarction.J Am Coll Cardiol,54(23):2157-2163.

Bøtker HE,Kharbanda R,Schmidt MR,et al.2010.Remote ischaemic conditioning before hospital admission, as a complement to angioplasty, and effect on myocardial salvage in patients with acute myocardial infarction:a randomized trial.Lancet,375(9716):727-734.

Cung TT,Morel O,Cayla G,et al.2015.Cyclosporine before PCI in Patients with Acute Myocardial Infarction.N Engl J Med,373(11):1021-1031.

Duncker DJ,Klassen CL,Ishibashi Y,et al.1996.Effect of temperature on myocardial infarction in swine.Am J Physiol,270(4 Pt 2):H1189-H1199.

Erlinge D,Götberg M,Lang I,et al.2014.Rapid endovascular catheter core cooling combined with cold saline as an adjunct to percutaneous coronary intervention for the treatment of acute myocardial infarction.The CHILL-MI trial:a randomized controlled study of the use of central venous catheter core cooling combined with cold saline as an adjunct to percutaneous coronary intervention for the treatment of acute myocardial infarction.J Am Coll Cardiol,63(18):1857-1865.

Freixa X,Bellera N,Ortiz-Pérez JT,et al.2012.Ischaemic postconditioning revisited:lack of effects on infarct size following primary percutaneous coronary intervention.Eur Heart J,33(1):103-112.

Gibson CM,Giugliano RP,Kloner RA,et al.2016.EMBRACE STEMI study: a Phase 2a trial to evaluate the safety,tolerability,and efficacy of intravenous MTP-131 on reperfusion injury in patients undergoing primary percutaneous coronary intervention.Eur Heart J,37(16):1296-1303.

Gibson CM,Pride YB,Buros JL,et al.2008.Association of impaired thrombolysis in myocardial infarction myocardial perfusion grade with ventricular tachycardia and ventricular fibrillation fbllowing fibrinolytic therapy for ST-segment elevation myocardial infarction.J Am coll cardiol,51(5):546-551.

Gonzalez FM,Shiva S,Vincent PS,et al.2008.Nitrite anion provides potent cytoprotective and antiapoptotic effects as adjunctive therapy to reperfusion for acute myocardial infarction.Circulation,117(23):2986-2994.

Götberg M,Olivecrona GK,Koul S,et al.2010.A pilot study of rapid cooling by cold saline and endovascular cooling before reperfusion in patients with ST-elevation myocardial infarction.Circ Cardiovasc Interv,3(5):400-407.

Hausenloy DJ,Yellon DM.2013.Myocardial ischemia-reperfusion injury:a neglected therapeutic target.J Clin Invest,123(1):92-100.

Hausenloy DJ,YeUon DM.2004.New directions for protecting the heart against ischaemia-reperfusion injury:Targeting the reperfusion injury salvage kinase(RISK)-pathway.Cardiovasc Res,61(3):448-460.

Heper G,Korkmaz ME,Kilic A.2008.Reperfusion arrhythmias:are they only a marker of epicardial reperfusion or continuing myocardial ischemia after acute myocardial infarction? Angiology,58(6):663-670.

Hombach V,Grebe O,Merkle N,et al.2005.Sequelae of acute myocardial infarction regarding cardiac structure and function and their prognostic significance as assessed by magnetic resonance imaging.Eur Heart J,26(6):549-557.

Iwakura K,Ito H,Takiuchi S,et al.1996.Alternation in the coronary blood flow velocity pattern in patients with no reflow and reperfused acute myocardial infarction.Circulation,94(6):1269-1275.

Jennings RB,Reimer KA,Steenbergen C.1986.Myocardial ischemia revisited. The osmolar load membrane damage and reperfusion.J Mol Cell Cardiol,18(8):769-780.

Jennings RB,Sommers HM,Smyth GA,et al.1960.Myocardial necrosis in-

duced by temporary occlusion of a coronary artery in the dog.Arch Pathol,
70:68.

Jonassen AK,Sack MN,Mjos OD,et al.2001.Myocardial protection by insulin
at reperfu-sion requires early administration and is medi-ated via Akt and
p70s6 kinase cell-survival signaling.Circ Res,89(12):1191-1198.

KAI Pharmaceuticals.2012.Safety and efficacy study of KAI-9803 to treat
subjects with ST elevation myocardial infarction [heart attack] (PRO-
TECTION AMI). NIH Web site. http: // clinicaltrials. gov/ct2/show/
NCT00785954.

Kerendi F,Kin H,Halkos ME,et al.2005.Remote postconditioning.Brief re-
nal ischemia and reperfusion applied before coronary artery reperfusion re-
duces myocardial infarct size via endogenous activation of adenosine recep-
tors.Basic Res Cardiol,100:404-412.

Kim JS,et al.2010.Efficacy of high-dose atorvastatin loading before primary
percutaneous coronary intervention in ST-segment elevation myocardial in-
farction:the STATIN STEMI trial.JACC Cardiovasc Interv,3(3):332-339.

Kloner RA,Bolli R,Marban E,et al.1998.Medical and cellular implications of
stunning,hibernation,and preconditioning:an NHLBI workshop.Circula-
tion,97(18):1848-1867.

Krug A,Du Mesnil de Rochement R,Korb G.1966.Blood supply of the myo-
cardium after temporary coronary occlusion.Circ Res,19(1):57-62.

Kumar S,sivagangabalan G,Thiagalingam A,et al.2011.effect of reperfusion
time on inducible ventIicular tachycardia early and spontaneous ventricular
arrhythmias late after ST elevation myocardial infarction treated with pri-
mary percutaneous coronary intervention.Heart Rhythm,8(4):493-499.

Lonborg J,Vejlstrup N,Kelbæk H,et al.2012.Exenatide reduces final infarct
size in patients with ST-segment-elevation myocardial infarction and short-
duration of ischemia.Circ Cardiovasc Interv,5(2):288-295.

Mehta SR,Yusuf S,Diaz R,et al.2005.Effect of glu-cose-insulin-potassium
infusion on mortality in patients with acute ST-segment elevation myo-car-
dial infarction:the CREATE-ECLA randomized controlled trial.JAMA,
293(4):437-446.

Merla R, Ye Y, Lin Y, et al. 2007. The central role of adenosine in statin-induced ERKl/2, Akt, and eNOS phosphorylation. Am J Physiol Heart Cite Physiol, 293(3): H1918-H1928.

Murry CE, Jennings RB, Reimer KA. 1986. Preconditioning with ischemia: A delay of lethal cell injury in ischemic myocardium. Circulation, 74(5): 1124-1136.

Mustonen PK, Hippelinen MJ, Pyhnen MJ, et al. 1996. Procaine and timing of aortic declamping affect ventricular reperfusion fibrillation. Ann Chir Gynaecol, 85(1): 52-57.

Naito H, Furukawa Y, Chino D, et al. 2000. Effects of zatebradine and propranolol on canine ischemia and reperfusion-induced arrhythmias. Eur J Pharmacol, 388(2): 171-176.

Ott I, et al. 2010. Erythropoietin in patients with acute ST-segment elevation myocardial infarction undergoing primary percutaneous coronary intervention: a randomized, double-blind trial. Circ Cardiovasc Interv, 3(5): 408-413.

Ottani F, Galvani M, Young S, et al. 1995. Prodromal angina limits infarct size: a role for ischemic preconditioning. Circulation, 91(2): 291-297.

Ovize M, Baxter GF, Di Lisa F, et al. 2010. Postconditioning and protection from reperfusion injury: where do we stand? Position paper from the Working Group of Cellular Biology of the Heart of the European Society of Cardiology. Cardiovasc Res, 87(3): 406-423.

O'Gara PT, Kushner FG, Ascheim DDD, et al. 2013. 2013 ACCF/AHA guideline for the management of ST-elevation myocardial infarction: a report of the American college of cardiology foundation/American heart association task force on practice guideline. J Am Coll Cardiol, 61(4): e78-e140.

O'Neill WW, Martin JL, Dixon SR, et al. 2007. Acute Myocardial Infarction with Hyperoxemic Therapy (AMIHOT): a prospective, randomized trial of intracoronary hyperoxemic reperfusion after percutaneous coronary intervention. J Am Coll Cardiol, 50(5): 397-405.

Patti G, Chello M, Gatto L et al. 2010. Short-term atorvastatin preload reduces levels of adhesion molecules in patients with acute coronary syndrome undergoing percutaneous coronary intervention. Results from the ARMYDA-

ACS CAMs (Atorvastatin for Reduction of MYocardial Damage during Angioplasty-Cell Adhesion Molecules) substudy.J Cardiovasc Med (Hagerstown),11(11):795-800.

Plot C,Croisille P,Staat P,et al.2008.Effect of cyclosporine on reperfusion injury in acute myocardial infarction.N Engl J med,359(5):473-481.

Post S,et al.2012.Early statin treatment prior to primary PCI for acute myocardial infarction:REPERATOR,a randomized placebo-controlled pilot trial.Catheter Cardiovasc Interv,80(5):756-765.

Przyklenk K,Bauer B,Ovize M,et al.1993.Regional isehemic"preconditioning"protects remote virsin myocardium from subsequent sustained coronary occlusion.Circulation,87(3):893-899.

Roffi M,Patrono C,Collet JP,et al.2015.2015 ESC guidelines for the management of acute coronary syndromes in patients presenting without persistent ST-segment elevation.Kardiol Pol,73(12):1207-1294.

Ross AM,Gibbons RJ,Stone GW,et al.2005.A randomized,double-blinded,placebo-controlled multicenter trial of adenosine as an adjunct to reperfusion in the treatment of acute myocardial infarction (AMISTAD-II).J Am Coll Cardiol,45(11):1775-1780.

Samantaray A,Chandra A,Panigrahi S.2010.Amiodarone for the prevention of reperfusion ventricular fibrillation.J Cardiothorac Vasc Anesth,24(2):239-243.

Schmidt MR,Smerup M,Konstantinov IE,et al.2007.Intermittent peripheral tissue ischemia during coronary ischemia reduces myocardial infarction through a KATP-dependent mechanism:first demonstration of remote ischemic perconditioning.Am J Physiol Heart Circ Physiol,292(4):H1883-1890.

Selker HP,Beshansky JR,Sheehan PR,et al.2012.Out-of-hospital administration of intravenous glucose-insulin-potassium in patients with suspected acute coronary syndromes:the IMMEDIATE randomized controlled trial.JAMA,307(18):1925-1933.

Siddiqi N,Neil C,Bruce M,et al.2014.Intravenous sodium nitrite in acute ST-elevation myocardial infarction:a randomized controlled trial (NIAMI).Eur

Heart J,35(19):1255-1262.

Sloth AD,Schmidt MR,Munk K,et al.2014.Improved long-term clinical outcomes in patients with ST-elevation myocardial infarction undergoing remote ischaemic conditioning as an adjunct to primary percutaneous coronary intervention.Eur Heart J.35(3):168-175.

Staat P,Rioufol G,Piot C,et al.2005.Postconditioning the human heart.Circulation,112(14):2143-2148.

Stone GW,Martin JL,de Boer MJ,et al.2009.Effect of supersaturated oxygen delivery on infarct size after percutaneous coronary intervention in acute myocardial infarction.Circ Cardiovasc Interv,2(5):366-375.

Sun Y,Zhans Y,Yan M,et al.2009.B-type natriuretic paptide-induced cardioprotection against reporfusion is associated with attenuation of mitochondrial permeability transition.Biol Pharm Bull,32(9):1545-1551.

Tarantini G,Favaretto E,Marra MP,et al.2012.Postconditioning during coronary angioplasty in acute myocardial infarction:the POST-AMI trial.Int J Cardiol,162(1):33-38.

Timmers L,Henriques JP,de Kleijn DP,et al.2009.Exenatide reduces infarct size and improves cardiac function in a porcine model of ischemia and reperfusion injury.J Am Coll Cardiol,53(6):501-510.

Tosaki A,Szekeres L,Hearse DJ.1987.Metoprolol reduces reperfusion-induced fibrillation in the isolated rat heart protection is secondary to bradycardia.J Cardiovasc Pharmacol,10(5):489-497.

Voors AA,et al.2010.A single dose of erythropoietin in ST-elevation myocardial infarction.Eur Heart J,31(21):2593-2600.

Wehrens XH,Doevendans PA,Ophuis TJ,et al.2000.A comparison of electrocardiographic changes during reperfusion of acute myocardial infarction by thrombolysis or percutaneous transluminal coronary angioplasty. Am Heart J,139(3):430-436.

Yang XM,Philipp S,Downey JM,et al.2005.Postconditioning's protection is not dependent on circulating blood factors or cells but involves adenosine receptors and requires PI3-kinase and guanylyl cyclase activation.Basic Res Cardiol,100(1):57-63.

Yang XM, Proctor JB, Cui L, et al. 2004. Multiple, brief coronary occlu-sions during early reperfusion protect rabbit hearts by targeting cell signaling pathways. J Am Coll Cardiol, 44(5):1103-1110.

Yellon DM, Hausenloy DJ. 2007. Myocardial reperfusion injury. N Engl J Med, 357(11):1121-1135.

Zhou C, Yao Y, Zheng Z, et al. 2012. Stenting technique, gender, and age are associated with cardioprotection by ischaemic postconditioning in primary coronary intervention: a systematic review of 10 randomized trials. Eur Heart J, 33(24):3070-3077.

第18章

急诊 PCI 术中护理配合及监护

厦门心血管病医院　王　焱　温红梅

急诊经皮冠状动脉介入治疗(PCI)是 ST 段抬高急性心肌梗死(STEMI)患者最有效的治疗手段。指南强调"时间就是心肌,时间就是生命"的理念,即尽量缩短发病至再灌注治疗的时间。入门-球囊扩张时间(door-to-balloon time,D-to-B)是反映急诊 PCI 及时性的一个重要指标。导管室作为实施急诊 PCI 手术的重要场所,应当重视术中各个环节。介入护理应当遵循有效缩短 D-to-B 时间、安全高效配合手术的原则开展工作,使急诊 PCI 手术迅速、安全和有效。

一、术前准备

(一)人员准备

导管室护士急诊排班应结合急诊手术量及人力资源等因素实行备班或值班制,依据护士工作能力合理搭配,有条件者应安排 2 名护士共同承担。要求备班人员做到 24h 电话顺畅,接到急诊手术通知后,应在 20min 内了解评估患者病情并做好针对性术前准备。导管室护士应熟练掌握心内科急危重症护理常规及各类介入手术护理配合流程,熟练掌握常用仪器设备、抢救器材及导管材料使用。为保证高效安全的手术配合,两名护士应制定相应的职责分工(表 18-1),在相对分工基础上团结协作。

表 18-1　护士职责分工

时刻	护士 1	护士 2
术前	负责简要评估患者情况 准备急救药品设备	负责环境、手术材料准备
术中	负责病情观察、护患沟通、抢救配合 发现异常及时报告并快速处理	负责与术者沟通,严密观察心电监护、有创压力曲线,提供并记录所用材料
术后	负责护送、交接患者及完善护理记录	负责整理环境及收费

(二)耗材准备

急诊 PCI 常规备用动脉鞘管、造影导管、造影导丝、压力传感器、三联三通、指环注射器、压力泵、Y 形三件套、导引导丝、指引导管、带气囊临时起搏电极、IABP 球囊、抽吸导管、球囊、支架等材料。各类耗材标识清楚,专柜存放,保证品种齐全并在效期内使用。为节省耗材准备时间,可将一套 PCI 术常规使用导管材料和无菌手术包统一固定放置在专用柜内,方便急诊 PCI 随用随取,用后遵循"谁用谁补,即用即补"的原则补足物品。

(三)药品准备

护士应在启动导管室后快速备用急救药品,急诊 PCI 术前常规需要备用硝酸甘油、肝素钠(比伐卢定)、多巴胺、利多卡因、甲氧氯普胺、阿托品等药品(表 18-2)。

配制好的药品,均张贴注明药名、剂量的专用颜色标签,标签对应专用颜色以加强识别。泵推用药装至推注泵内备用,其余药品放置无菌盘内,置于距离静脉通路最近的固定位置,方便即用即取。特殊药品如吗啡、尿激酶、Ⅱb/Ⅲa 受体拮抗剂、硝普钠、三磷腺苷、地尔硫䓬、胺碘酮、抗血小板药等定点放置,方便随时取用。提前有针对性的常规备用相应的抢救药品对赢得抢救时间至关重要,同时可避免术中抢救时的忙乱及缓解护士应对突发情况时的心理压力,使抢救工作更加安全高效。

表 18-2　药品配制方法及标签颜色

药名	规格用量	配制方法	配制浓度	标签颜色
硝酸甘油	5mg/ml	5mg+0.9%NS49ml=50ml	100μg/ml	红色
肝素钠	100mg/2ml(12 500U)	12 500U+0.9%NS10.5ml=12.5ml	1000U/ml	黄色
比伐卢定	0.25g	0.25g+0.9%NS50ml=50ml	5mg/ml	白色
多巴胺	20mg/2ml	20mg+0.9%NS18ml=20ml	1mg/ml	绿色
多巴胺	患者千克体重×3	多巴胺药量(患者千克体重×3)+0.9%NS=50ml	用量 1μg/kg·min=泵推 1ml/h	绿色
利多卡因	100mg/5ml×5	500mg+0.9%NS25ml=50ml	用量 1mg/min=泵推 6ml/h	白色
利多卡因	100mg/5ml	原液		白色
甲氧氯普胺	10mg/ml	原液		白色
阿托品	0.5mg/ml×2	原液		白色

(四)仪器准备

检查并保证导管室内除颤仪、主动脉内球囊反搏仪、临时起搏器、吸氧吸痰装置、加压输液袋、气管插管装置等急救设备器材均处于完好备用状态并固定位置。保证除颤仪、主动脉内球囊反搏仪及临时起搏器等设备电池工作正常。

(五)患者准备

医护团结协作,在保证耗材、药品、急救设备准备的同时迅速接入患者,快速完成病情交接并协助过床,评估患者情况并及时保暖,同时询问患者感受,予以安慰鼓励。选择合适位置张贴心电监护及除颤电极,必要时张贴主动脉内球囊反搏电极,应避免电极片位置及导联线对术中影像干扰。予以吸氧及监测脉搏氧饱和度。合理安排连接输液通道,可使用三通开关,并选择一条顺畅的输液通道固定给药并张贴醒目标识。有条件时建议使用体外自动除颤模式。术前予常规粘贴除颤电极片于患者心尖部及胸骨右缘第2~3肋间皮肤。突发心室颤动时,通过体外自动除颤模式,护士无须手持电击板贴合患者胸部进行除颤,既避免除颤时与患者直接接触,也节省调整DSA床及球管位置时间,可有效避免除颤时的忙乱。除颤电极片粘吸力强,并与皮肤紧密贴合,可有效避免除颤部位的皮肤灼伤。使用除颤电极片体外自动除颤模式使除颤过程更快速有效、安全简便。

二、术中病情观察及护理

(一)心电监测及护理

研究显示缺血再灌注心律失常的发生率为36%~85%,多发生于冠状动脉再通后2h内,尤其是开通血管的瞬间,而且多是严重甚至致命性心律失常,如室性心动过速、心室颤动、高度传导阻滞或停搏,及时发现并正确处理再灌注心律失常是介入治疗成功的重要环节。

急性前壁心肌梗死多由LAD闭塞所致,易出现快速型心律失常,如加速型室性自主心律、一过性窦性心动过速、室性心动过速、室性期前收缩、心室颤动等。尤其应注意在球囊扩张及支架释放的瞬间。患者出现心律失常时常伴有胸痛、胸闷等不适,此时护士应严密观察心电监护,遵嘱准确快速静脉注射利多卡因、胺碘酮等药物,保证输液顺畅,备用除颤仪。同时做好患者的解释安慰工作。

术中突发心室颤动时,患者随即出现意识丧失、面色发绀、抽搐和呼吸停止。护士应即刻进行双相 200J 非同步直流电除颤,并适度约束保护患者防止坠床。除颤后的患者,因为电击时的疼痛、濒死感,常感觉恐惧,护士应密切关注并守护在患者旁边,运用简单明了的语言鼓励安慰患者,让患者时刻感觉到自身是安全的。同时保持患者体位舒适,气道通畅,可将患者头偏向一侧,托起下颌,必要时放置口咽通气管。严密观察心电监护并遵医嘱用药,保持输液通路顺畅,维持血流动力学稳定。

下后壁心肌梗死多出现缓慢型心律失常,如窦性与交界性缓慢性心律失常、房室传导阻滞、束支传导阻滞等。术中及时纠正慢心率能有效预防严重心律失常的发生。当心率＜50 次/分,应立即指导患者进行有效咳嗽,无效时遵嘱予阿托品 0.5～1.0mg 静脉注射,必要时协助行临时起搏电极置入。用药同时应告知患者可能引起口干、心率快等药物反应。急性下壁心肌梗死合并三度房室传导阻滞或严重心动过缓者,应在冠状动脉造影后协助术者放置临时起搏电极并连接起搏器,调整合适的起搏参数,起搏电极和导线应连接牢固,保证有效起搏。护士应密切观察心率、心律和血压情况,尽量缩短患者低心率、低血压时间,以减少缓慢型心律失常造成致命的危害。

(二)血流动力学监测及护理

护士应加强对血流动力学的监测,密切观察有创压力曲线,发现异常及时提醒术者。如导管到达冠状动脉开口前动脉图形为圆钝,重搏波消失,动脉压数值明显低于正常水平,多考虑压力监测系统存在气泡,应进行重新充水排气校零;冠状动脉介入术中动脉压图形为单峰,收缩与舒张压同等、重搏波消失时为动脉压力心室化,提示导管贴壁或嵌顿,应及时提醒手术医师调整导管位置;如因导管深插或开口病变引起压力衰减,予回撤导管。及时检查压力传感器连接及位置是否规范,传感器放置位置应与患者腋中线同一水平。如传感器放置水平高出腋中线时,显示压力将低于实际血压;反之,则压力高于实际血压;必要时重新校正零点。压力曲线偏低时,应保证患者足够的有效循环血量,予以加压补液迅速扩容及多巴胺等升压药对症处理。

如术中病情需要,应及早配合术者应用主动脉内球囊反搏仪(IABP)。IABP通过在心脏舒张期使气囊充气,在心脏收缩期使气囊放气,达到辅助心脏功能的作用。可增加冠状动脉血流,改善外周循环,减少主动脉舒张末容量及心脏收缩时左心室后负荷,减少心肌耗氧,增加心肌收缩力,改善心功能。

IABP术中护理配合如下。

(1)开启根据患者身高备用的34ml或40ml球囊导管。

(2)准备肝素盐水,保持加压袋压力为250～300mmHg。协助压力传感器排气。

(3)持续按压IABP的校零键2s完成校零,并将压力传感器与机器连接。

(4)气囊到位后协助连接氦气管。

(5)选择触发模式。心电触发为最常用方式,多采用心电R波为触发信号,1:1(气囊充气:心率)自动触发模式。将气囊充盈处MAX选项调至最大。当置入起搏器者,可选起搏信号触发;当无法获得心电图如心搏骤停或信号不佳时可应用动脉压力波形触发。

(6)严密观察动脉收缩压、舒张压、平均压、反搏压数值及波形。观察IABP各管道连接处有无脱开、松动、漏液及血液反流现象,导管不得卷曲、打折,保持压力通道通畅。

（7）当 IABP 出现报警时,可根据显示屏上提供的帮助信息及时处理。当压力曲线不良时,应注意球囊中心管腔是否堵塞,及时予以肝素盐水冲洗导管,同时将压力传感器重新校零。

（8）妥善固定导管,术毕将导管予缝线固定于患者大腿,并张贴透明敷料,防止导管脱位并方便伤口观察。急性心脏压塞是介入术中最为严重并发症,处理不当可危及生命。急诊 PCI 中常见原因为冠状动脉穿孔、临时起搏电极置放在右心室壁较薄部位等。床边超声心动图确诊及剑突下行心包穿刺引流是决定预后的关键。术中患者突发胸闷烦躁、呼吸困难,心电监护示血压、心率急剧下降,脉压差明显缩小时,应考虑出现急性心脏压塞可能。应立即明确诊断,当造影提示有造影剂外渗影,透视显示心包积液时。应立即进行以下紧急处理。

（1）遵医嘱迅速静脉注入抢救用药,予以阿托品、多巴胺维持心率、血压,同时加压补液。

（2）协助心包穿刺:提供 6F 动脉鞘、猪尾巴导管或双腔引流管、穿刺针及 50ml 注射器。及时观察抽出液的色、量、回输液的量,并做好记录。将心包穿刺抽出的血液经无菌过滤后回输体内,既安全又不需做交叉配血,可以赢得宝贵的抢救时间。

（3）必要时遵医嘱予鱼精蛋白中和肝素,同时测血液活化凝血时间（ACT）,ACT<200s 是对抗肝素逆转抗凝减少出血的辅助治疗。

（4）严密监测患者意识、面色、心率、血压、心律及饱和度变化,同时安慰鼓励患者,及时通知心脏超声和心脏外科会诊。

（5）根据需要备用适合的冠状动脉带膜支架或球囊,用于扩张封堵破孔或血管近端。

（6）必要时协助备血或转至外科手术。

术中紧急救治时提倡医护之间合理分工、通力协作。护士应严格执行医嘱,口头医嘱予快速复述并准确执行。抢救用药留好空瓶以备查对。保持输液通道顺畅,及时统计出入量。严密观察患者病情变化,发现异常及时报告。安慰鼓励患者,做好针对性的心理护理。

(三)用药观察及护理

直接 PCI 的患者,术中应予普通肝素抗凝。根据体重选择肝素冲击剂量(70~100U/kg),保持 ACT>250~350s,术程每延长 1h 应提醒术者追加肝素 1000U。对出血风险相对高的患者使用比伐卢定,静脉推注比伐卢定 0.75mg/kg 后静脉泵入 1.75mg/(kg·h)持续至术后 3~4h。STEMI 在发病 12h 内 IRA 中多存在较大血栓负荷,文献报道急诊 PCI 术中出现无复流现象的比例高达 10%~44%。使用替罗非班可减少急诊 PCI 术中冠状动脉血栓负荷和继发的远端微循环栓塞,遵医嘱予以 3min 内静脉注射负荷量 10μg/(kg·min),如需持续用药,按 0.15μg/(kg·min)静脉泵入。其不良反应可表现为出血和血小板减少。因术前同时应用氯吡格雷和阿司匹林,从而更增加出血的风险,护士应遵医嘱准确核对配制替罗非班用量,并严密观察患者有无口腔黏膜、牙龈、尿道、胃肠道出血情况,及时监测 ACT 值。术中剧烈胸痛者予以吗啡 3~5mg 静脉注射,其不良反应可表现为恶心呕吐、低血压、心动过缓,因此推注速度宜慢。硝酸甘油可扩张静脉,降低后负荷,使心肌耗氧量减少,缓解心绞痛。使用中应严格掌握使用剂量,以渐进为原则,并严密监测血压变化。术中因心肌坏死物对迷走神经的刺激可出现恶心呕吐,护士应及时保护安慰患者并将其头偏向一侧,及时使用治疗巾或呕吐袋协助处理呕吐物,避免患者坠床及误吸。同时严密观察呕吐物性状及呕吐量,予以甲氧氯普胺莫菲滴管注入止吐。必要时补充服用抗血小板药物。

碘对比剂是急诊 PCI 术中的必备用药,建议用前将对比剂加热至 37℃,并放置恒温箱中备用。因为 37℃时对比剂的黏度随着温度升高而降低,不仅方便对比剂注射,也可提高患者的局部耐受性。研究显示,几乎所有危及生命的对比剂不良反应发生在对比剂注射后 20min 内。因此,护士应严密观察患者术中反应,有无出现荨麻疹、支气管痉挛、喉头水肿甚至过敏性休克等急性不良反应,并针对性备用抗组胺、肾上腺素等药。及时提醒术者应在满足成像/诊断的前提下,使用最小剂量的碘对比剂。有条件时予以足量、有效的水化治疗。

三、术后交接

急诊 PCI 术后,由护士、工友共同护送患者。对于危重患者,由术者同时护送并提前电话通知 CCU 做好相应准备。保证过床时及转运途中仪器设备工作正常,管道安全通畅。转运途中,护士应严密观察病情变化,置患者于舒适体位,保持输液通路顺畅,保持 IABP 仪、临时起搏器、推注泵等仪器正常使用,妥善放置引流管。转运中发生病情变化时应进行紧急处理并呼叫增援。针对患者术中情况填写护理交接单并与 CCU 护士严格交接签字。交班内容包括患者姓名、床号、生命体征、手术类型、穿刺部位及伤口情况、术中病情及用药、管道及仪器设备使用情况等。同时关注患者及家属心理,做好安慰解释工作。完成手术环境的处理及收费工作。

四、规 范 细 节

由于急诊 PCI 术中时间急、用药多,为有效保证术中紧急情况下用药安全。可将 PCI 手术台上的药杯、注射器与术中用药进行统一规范,要求导管室内医护人员达成统一共识,避免混淆使用。根据药杯及注射器规格统一固定对应药品(表 18-3),药物统一固定配制方法、统一固定对应颜色标签(表 18-2)。提前准备标注有药品名称、配制方法的专用颜色标签。急诊抽吸后的药品经双人核对后张贴醒目标签备用。同时针对常用的泵推药物(多巴胺、利多卡因)固定推注泵位置。

表 18-3　手术台上药品规范

品名对应 药品规格	浓度	颜色 标识
注射器 2ml	硝酸甘油 $100\mu g/ml$	
注射器 10ml	硝酸甘油 $100\mu g/ml$	红色
注射器 10ml	肝素 1000U/ml	黄色
注射器 10ml	造影剂 1:1	白色
注射器 20ml	生理盐水	
药杯(小)	硝酸甘油 $100\mu g/ml$	
药杯(大)	造影剂 1:1	

本着节省记录时间及保证护理安全的原则,优化设计急诊PCI专用收费清单、介入护理记录单及护理交接单。收费清单罗列出术中所需全部收费项目(手术费、耗材及药品),护士根据实际使用打钩选择。护理记录及交接单宜简单明了,重点突出,记录体现客观性和连续性。根据手术类型设计各类手术专用记录单,备有急诊专用护理记录及交接单,多选择采用打钩及填空形式进行记录。

五、人 文 关 怀

STEMI患者因心前区剧烈疼痛,常伴有濒死感,故心理紧张、恐惧,这种情绪会引起血压升高、心率加快,从而增加心肌耗氧量及心脏负担;紧张情绪又可使交感神经兴奋释放去甲肾上腺素,易导致桡动脉痉挛收缩,冠状动脉收缩产生心绞痛,影响手术顺利进行。因此,护士应积极主动问候患者,术中主动与患者交流,及时询问感受。安慰并及时告知患者术中可能出现的不适,如在打麻醉药时应告知患者会引起局部疼痛;球囊扩张时可能引起心前区不适;静脉推注阿托品时将出现心率加快并感觉口干等。注重沟通技巧,医护人员的言行可直接影响患者的心理。如术中出现血压、心率下降时,护士可适当改用"ECG、BP"等词汇提醒;如术中所需耗材出现缺如时,医护应含蓄沟通,或借助打手势等方式交流,避免因语言太直接对患者心理造成不良影响。

STEMI 发病急、风险大,因患者及家属对疾病风险认知不足及费用原因,可能对急诊 PCI 术接受理解程度会有所不同。应针对患者职业特点及文化差异,用恰当的语言简要说明急诊介入治疗的目的、重要性及手术风险,安慰鼓励患者,使其既对我们的团队及手术充满信心,又能充分理解并接受手术可能带来的风险,以最佳心理状态积极配合手术。

护理操作中,护士应动作快速而轻柔,在操作同时进行简要告知及解释,杜绝无声操作。重视患者保暖及隐私保护,手术前后及时予分段盖被进行适度保暖,消毒腹股沟时予以无菌治疗巾保护隐私部位。

六、区域协同救治带来新问题

指南要求具备直接 PCI 条件的医院必须优化救治流程并缩短每个环节的时间。最优模式则是通过区域协同救治网络的远程传输系统,将患者的心电、血压、血氧饱和度等生命监测信息实时传输到胸痛中心、冠心病监护室(CCU)及胸痛中心总监的掌上电脑,做到患者未到,信息先到。CCU 值班医生或胸痛中心技术总监可以随时提供远程诊断和救治的会诊意见,指导救护车或急救网点医院的现场抢救。若患者需行急诊 PCI 治疗,则在患者到达医院之前已经启动导管室,并将术前准备工作提前到救护车上进行,当患者进入医院后绕行急诊科和 CCU,直接进入导管室进行急诊 PCI 治疗,从而大大缩短 D-to-B 时间。从根本上改变"患者呼救-转运-急诊科初步检查-会诊-确诊-救治"的传统模式,因此对导管室工作提出了更高的要求。对于已经建立了区域协同救治体系的胸痛中心而言,导管室护士在接诊患者时应注意以下几个关键问题:①尽快了解发病后及转运途中的生命体征是否稳定、是否使用升压药物等,做好正在使用静脉液体和药物等的情况交接;②确认是否已经给予负荷量双联抗血小板治疗药物,如果已经服用则应了解服用药物后是否发生过严重呕吐,以确保PCI术前患者已经在双联抗血小板药物的保护之下;③了解患者的抗凝药物使用情况,包括是否使用、药物品种及剂量、时间等因素,以提醒手术医师术中选择合适的抗凝药物和剂量;④由于救护车上不适宜进行备皮等操作,应在患者到来之前提前做好手术区备皮准备,在患者到达时尽快完成备皮相关操作;⑤如果是溶栓后转运患者,应了解患者是否仍有胸痛症状,是否需要在导管室复查心电图等相关信息,并及时与手术医师沟通协调。

护理工作面临着时间急、病情重、任务多的状况,因此,强调急诊PCI团队的高度团结协作,有计划合理安排时间。首先,部分术前准备工作,如备皮、更衣、术前谈话签字等将延后至导管室进行,护士应提前准备相关用物,在医师谈话签字时快速进行备皮。为方便快速更衣,予以协助患者平躺并反方向穿着隔离衣。同时与护送人员严格核实术前用药并交接病情。其次,时间急、病情重,要求护士应当更加严密专注观察病情,加强医护之间沟通,手术团队必须高度团结协作以保证手术安全。同时因术前化验结果缺如,无法及时判断患者感染性,导管室应建立急诊介入患者消毒隔离制度,以标准预防的原则加强安全防护,术中严格执行技术操作规程,避免血液、体液污染和锐器伤,术后按照感染手术处置用物及手术间。再次,对于护送手术患者直接进入导管室的人员,护士应根据导管室环境及消毒隔离的相关要求,进行积极引导,避免对手术造成影响。

七、持续改进

按照要求准确记录急诊PCI自启动导管室到手术结束的各环节时间。客观准确收集时间数据,并定期进行数据分析。同时定期征求手术医师对急诊PCI护理工作的建议,结合术中护理配合各阶段定期进行评价。术前评价重点为人员、耗材、药品、仪器、患者准备是否快速充分,术中以病情观察和救治能力的及时性、准确性、高效性为重点。及时发现存在问题,及时整改,本着以"缩短再灌注时间,安全高效配合手术"的原则持续改进工作。

对 STEMI 患者而言,急诊 PCI 获益程度与患者的自身病情相关(年龄、发病就诊时间、梗死部位、心功能状况、用药及合并疾病情况等),同时也与医疗水平相关(PCI 时机、医生的经验、导管室护理人员的熟练配合程度及 D-to-B 时间等)。因此,导管室全体人员应统一思想,强化意识,本着"急诊优先"的原则开展工作。护理工作中,护士应进行高效充足的术前准备,熟练掌握术中情况,具备敏锐的病情观察能力和娴熟的急救技能,对术中可能出现的情况充分预见,并积极主动应对。具备良好默契的团队协作能力,不断优化完善护理制度流程,规范工作细节保证安全。同时关心爱护患者,提供关爱细致的人文关怀,以达到有效缩短 D-to-B 时间,安全高效的手术目标。

参 考 文 献

陈新梅,詹惠敏,曾燕,等.2013.20 例心脏介入诊疗中并发急性心脏压塞患者的护理.中华护理杂志,48(9):842-843.

陈韵岱,陈纪言,傅国胜.2014.碘对比剂血管造影应用相关不良反应中国专家共识.中国介入心脏病学杂志,22(6):343-344.

侯桂华,霍勇.2010.心血管介入治疗护理实用技术.北京:北京大学医学出版社,21:140-141.

霍勇.2013.心血管疾病介入诊疗技术培训教材.第 2 版.186-188.

蒋金英,张迎芳.2014.急诊冠状动脉介入治疗的监测与护理.当代护士,8:26-27.

刘香琴,李志欣.2011.急性心梗合并心源性休克 PCI 术中应用主动脉球囊反搏术 22 例的护理.中国误诊学杂志,11(2):402.

沈卫峰.2015.《急性 ST 段抬高型心肌梗死诊断和治疗指南》要点介绍.心脑血管病防治,15(6):173-175.

王效增,韩雅玲,王祖禄.2008.体外自动除颤仪在抢救心脏骤停中的应用.实用医学杂志,24(1):71-72.

张晓华,邵爱英.2015.半自动除颤监护在心肌梗死患者急诊 PCI 术中的应用.护士进修杂志,30(4):375-376.

第19章

急诊 PCI 高危患者多脏器
功能评价及保护

广州军区广州总医院　彭　娜　阮云军　向定成

合并多脏器功能障碍是影响急性心肌梗死(acute myocardial infarction,AMI)患者预后的重要因素,也是影响急诊冠状动脉介入治疗(percutaneously coronary intervention,PCI)决策的主要因素,常常使决策变得更加复杂化和矛盾化。掌握规范的脏器功能评估方法,正确权衡和处理高危患者行急诊 PCI 获益和围术期可能加重的脏器功能损害之间的关系并制定相应的应急处理方案,是临床医生成功实施 PCI 并使患者在术后能够顺利康复的基础。此文结合重症医学相关理念,就急诊 PCI 围术期常见的严重并发症及脏器评估和保护等问题进行讨论,以帮助临床一线医生总结有效而可行的评估手段,提供可供参考的处理方案。

一、AMI 合并心搏骤停患者的管理、评估
与急诊 PCI 决策

SCA 是公共卫生和临床医学领域中最危急的情况之一,表现为心脏机械活动突然停止,患者对刺激无反应,无脉搏,无自主呼吸或濒死喘息等,如不能得到及时有效救治常致患者即刻死亡,即心脏性猝死(sudden cardiac death,SCD)。AMI 是导致院外SCA 最常见的原因,占 37.5%~70%。Lee 等通过冠状动脉造影检查发现院外 SCA 患者确诊为 AMI 者占 49%,其中,42% 为 ST

段抬高型急性心肌梗死(STEMI)。由于上述患者往往伴有复杂的冠状动脉病变,或合并基础的多脏器功能损害,因而,急诊PCI前后更易发生心源性休克,且死亡风险比未发生SCA的AMI行PCI者高出2倍,往往成为限制临床医生做出急诊PCI决策的重要因素。及时有效的心肺复苏(cardiopulmonary resuscitation,CPR),是防止因SCA继发脏器损伤或加重的重要措施,也是实施PCI的前提。临床上在处理SCA后急诊PCI问题时应重点解决以下问题。

(一)关于SCA患者行PCI的指征问题

多项观察研究发现,紧急冠状动脉血运重建可显著提高SCA患者的存活率和功能预后。由于早期PCI可能改善昏迷的结果,而昏迷的预后无法在SCA后的几小时内进行可靠的判断。因而,积极的PCI治疗可能为提高SCA患者生存率带来一定希望。基于此,2015版美国心脏病协会《心肺复苏和心血管急救指南更新》(后简称《指南更新》)建议,所有疑似SCA患者(包括院外肯定或可疑的SCA),无论是否伴有ST段抬高,也无论其是否昏迷,都应尽早实施急诊冠状动脉造影。其中,对于首诊于不具备急诊PCI条件的医院的STEMI患者发生了院外或院内SCA,应立即转移到PCI中心实施急诊转运PCI,而不应在首诊医院接受溶栓治疗。上述推荐与2010年心肺复苏指南相比,强调了直接PCI对于类似高危患者的价值。

尽管如此,指南并没有就上述患者行急诊PCI的具体时机给予具体的规定。临床上经过复苏的患者仍然面临再次心脏停搏和循环不稳定的局面,是在完成心肺复苏的同时还是等到临床情况相对稳定的状态再行PCI手术,仍然是值得进一步研究的问题。根据我院多年开展急诊PCI的体会,对于发病时间较短、相对年轻、无多脏器基础疾病的AMI并发SCA患者,若在SCA与开始心肺复苏之间的时间间隔较短,预期脑复苏成功的可能性较大者,应尽可能积极进行急诊冠状动脉及PCI开通梗死相关血管,以增加患者存活及功能恢复的机会。此类患者即使处于心电和血流动力学不稳定状态也应尽快开始进行冠状动脉和急诊 PCI。我院已有多例在人工心肺复苏状态下进行急诊 PCI 后存活的病例。反之,对于原有多种基础疾病、AMI 发病时间尤其是 SCA 后低灌注时间较长、年龄较大及预期脑复苏可能性较小的患者,应慎重决定是否应该在心电及血流动力学不稳定状态下开始冠状动脉造影及急诊 PCI 治疗。但不论采取积极或非手术的策略,在中国特有的医疗环境下均应与家属进行充分沟通,达成一致意见后实施,并应做好相关医疗法规文件的签署及保存工作。

(二)关于 PCI 围术期 CPR 的管理策略要点

针对心脏、呼吸骤停所采取的 CPR 措施包括:尽快通过胸部按压建立暂时的人工循环,通过电除颤转复心室颤动,促进心脏恢复自主搏动;采用人工呼吸纠正缺氧,并恢复自主呼吸。上述措施的有效性是决定 SCA 患者预后的重要因素。Gupta 建议,早期高质量的 CPR 及避免和控制在已有损伤基础上因 CPR 所导致的新发损伤是至关重要的。其中,防止由 SCA 引起的多器官缺血性损伤尤其重要。因此,《指南更新》中对 CPR 的关键环节均做出了明确的规范要求。

1. **基本生命支持(BLS)的要点问题**　2015 版《指南更新》进一步强调了高质量的 CPR 的关键性问题,包括了:首次规定按压深度的上限,即按压深度至少 5cm,但应避免超过 6cm;按压频率规定为 100～120 次/分;每次按压后保证胸廓充分回弹,避免按压者在按压间隙倚靠在患者身上;尽可能减少胸部按压中断的次数和持续时间(其标准以胸外按压时间不能少于整体 CPR 时间的 60%);没有高级气道时按压-通气比为 30∶2(双人 15∶2),有高级气道时每 6 秒 1 次呼吸。

2. **复苏方式选择**　根据 2015 版美国《指南更新》,人工胸外按压仍然是 SCA 的首选复苏方式。目前尚无证据表明,机械胸外按压,较传统的人工胸外按压方式对改善预后具有更大优势。

但是在进行高质量人工胸外按压较困难或危险的特殊条件下(如施救者有限,长时间 CPR、在血管造影室等)可以选择机械胸外按压作为替代。2015 年欧洲 CPR 指南中,强烈推荐对导管室内 SCA 患者在实施机械 CPR 同时行 PCI 术。Wagner 等研究显示,导管室内持续机械心肺复苏较人工心肺复苏明显改善了患者的神经系统预后(25% vs 10%,$P = 0.004$)。因此,机械复苏可能是在特殊的环境下,为争分夺秒改善缺血低灌注脏器损伤最终改善预后的有效复苏方法,在临床上可能值得进一步推广。

3. 复苏后管理问题 包括充足的通气和氧疗、维持稳定的循环状况、纠正内环境紊乱、预防再次心脏停搏及神经系统保护等。其中,神经系统保护对预后影响至关重要,以下重点讨论神经系统保护的常见问题。

(1)目标低体温管理(TTM):低体温已被证实可以改善院外 SCA 患者神经系统功能。动物实验证实,低体温还可以显著减少再灌注前心肌梗死的面积。其脑保护的机制在于:降低脑组织氧耗量,减少脑组织乳酸堆积;保护血-脑屏障,减轻脑水肿;抑制内源性毒性产物对脑细胞的损害作用;减少钙离子内流,阻断钙对神经元的毒性作用;改变遗传信息的传递,促进蛋白质合成的恢复,减少脑细胞结构蛋白破坏,促进脑细胞结构和功能修复等。

既往的 CPR 指南推荐复苏后应将机体冷却到温度为 32～34℃,维持时间 12～24h。但是,近年的研究比较了 33℃ 和 36℃ 两种温度的复苏后管理,发现 33℃ 并未优于和 36℃。基于此,2015 版美国《指南更新》建议,所有 SCA 后恢复自主循环的昏迷(指对语言指令缺乏有意义的反应)的成年患者,都应采用目标温度管理,目标温度选定在 32～36℃,至少维持 24h。即临床医生可以从该范围内根据临床因素来决定目标温度;24h 后积极的预防昏迷患者发热仍然是合理的。

对合并 AMI 的 SCA 患者常用且相对安全的降温和维持低温的方法有体表降温法,血流降温法和联合降温法。体表降温包括冰毯、冰袋等,尽管研究者针对降温装置的各项性能及其抢救应用的可行性做了相应的改进,但是其具有可能导致组织灌注不足的风险,且降温时间长,达标不确切,往往导致亚低温延迟。血流降温法包括体外血流降温和静脉输注冷液体,后者可能导致心肌梗死患者容量超负荷及呼吸衰竭;有研究报道了下腔静脉内热交换导管降温可在不增加容量负荷的情况下快速降温,但是仍未得到循证医学证据的支持。有研究认为,快速输注低温液体联合静脉内置管降温可以快速诱导治疗性低温(6℃/h)。

关于降温的时机,大多数认为是在自主循环恢复后开始降温。早期有研究者认为降温的时间提前至 SCA 期间自主循环恢复前,可改善患者的神经系统预后和生存率;但近期研究并未发现院外 SCA 患者入院前降温有优势,而且确认了入院前使用冷静脉注射液体降温可导致的并发症;对于 AMI 患者在冠状动脉血流再通前给予治疗性低体温可以降低心肌梗死的面积亦尚未得到证实。2015 年美国《指南更新》不建议把入院前在患者恢复自主循环后对其快速输注冷静脉注射液降温作为常规做法。

(2)复苏后脱水治疗:尽管 2015 年美国《指南更新》没有强调脱水治疗的地位,但脱水治疗仍是临床 CPR 后防治脑水肿、预防脑疝的一项重要措施。其目的是减轻神经细胞内及血管外水肿,而血管内液不应减少或浓缩,还应保持正常或较正常更高,以满足脑灌注需要。脱水以增加排出量为主,入量以满足代谢需求为宜。脱水治疗应注意维持血浆胶体渗透压不低于 15mmHg,血浆蛋白在 30g/L 以上,维持血浆渗透压在 280～330mmol/L。渗透性利尿药是主要的脱水药物,以甘露醇最常用。每次用量:20% 甘露醇 0.5～1.0g/kg,每日 4～6 次,但由于可能加重急性肾功能损害,并可能不适于 AMI 合并心功能不全的患者,在 AMI 患者围术期使用受限。其次,襻利尿药(如呋塞米)通过增加尿量而作为辅助脱水药物,低蛋白血症患者补充白蛋白也同时具有一定脱水效果。但是,脱水治疗仍处于经验性治疗,可以根据临床情况综合考虑后选择使用。对于 AMI 并发 SCA 复苏后患者脱水的适应证、目标、监测及疗程尚无统一标准,临床上往往根据患者神经系统症状和体征、颅内压测定及影像学表现来初步判定脑水肿的程度,决定使用脱水药物的时机、剂量和疗程。

(3)复苏后抗癫痫与亚临床癫痫控制:自主循环恢复后的患者常出现抽搐及肌阵挛,可能与脑复苏后脑异常放电有关,在脑电监测的同时,可予以苯二氮䓬类药物如咪达唑仑、地西泮等药物抗癫痫治疗,不建议予以神经肌肉阻滞药,因可能造成治疗有效的假象。

(4)复苏后呼吸支持:心搏停止时间短,复苏后恢复正常脑功能患者,不需要气管插管和机械通气,但短时间内应予以氧疗。复苏后仍存在脑功能障碍患者,需要机械通气支持呼吸,可通过呼气末二氧化碳监测和血气分析等指标调节机械通气参数。

(5)复苏后镇静管理:对于复苏后需要呼吸支持的患者,可能出现呼吸机不协调,人机不同步等情况,部分患者可能因气管插管出现强烈呛咳反射活动,可予以咪达唑仑、丙泊酚等药物持续静脉注射泵注入维持浅镇静状态,以减少呼吸做功,避免氧耗增加加重心肌缺血。

(6)复苏后心血管功能支持:详见第 16 章。需要强调的是,SCA 患者在完成初级心肺复苏后不能满足于心电活动的恢复,一定要高度关注血压和血氧饱和度的恢复情况,其中如果血压未达到有效的灌注压水平,多难以维持稳定的心电活动,必将再次停搏。因此,当心电恢复但血压未恢复至满意的灌注压水平时,仍应继续进行人工心脏按压,直到血压达到有效灌注压不低于 70mmHg 或建立有效的血流动力学支持,这对巩固早期复苏和急诊 PCI 的成果至关重要。

(三)关于 AMI 并发 SCA 患者复苏后脑功能评估

脑复苏是 CPR 的高级阶段,是影响预后的重要因素。掌握科学的评估方法,对于判断患者预后、指导 PCI 的决策有重要意义。2015 年美国《指南更新》就复苏后脏器评估的时机做了明确,建议没有进行目标性低体温治疗的患者,利用临床检查评估神经系统预后的理想时间是在 SCA 发生 72h 后,但若存在镇静药物的残余效应或原有瘫痪的患者,临床检查评估的时间应适当延后;对于接受了目标性低体温治疗的患者,当镇静或瘫痪可能干扰临床检查时,应等回到正常体温 72h 后再进行评估。

常用的复苏后神经系统评估方法包括以下几方面:基本的神经系统检查、脑电监测评估癫痫发作、在有适应证情况下行影像学检查评估脑缺血的严重程度、其他临床评分方法。

1. 基本神经系统查体　瞳孔对光反射、角膜反射、眼球运动、癫痫持续状态或肌阵挛发作持续状态、肢体对疼痛刺激的反应等。

2. 脑电图(EEG)监测　EEG 广泛应用于判定 SCA 后的昏迷程度和脑损伤严重度。如果脑电图呈现暴发-抑制,背景活动低平,脑电波幅$<20\mu V$,均提示预后不良。

3. 影像学检查　头颅 CT 可显示脑广泛损伤后出现的脑水肿。磁共振检查也较为常用,特别是弥散加权成像和表观弥散系数。弥散加权成像所示的早期大脑皮质信号弥漫性改变提示预后不良。

4. 评分方法　复苏后 72h 格拉斯哥(GCS)评分为 3~5 分时提示预后不良。具体评分方法见表 19-1。

2015 年美国《指南更新》提出不良的神经系统预后相关症状和表现,包括:SCA 72h 或以后无瞳孔对光反射;或 SCA 后 72h 内出现阵挛状态;SCA 24~72h 后,无 N 20 体感诱发电位皮质波;SCA 2h 后 CT 显示灰质-白质比显著减少;SCA 2~6d 脑部 MRI 出现广泛的弥散加权受限;SCA 72h EEG 对外部刺激持续无反应;恢复体温后 EEG 持续暴发抑制或难治性癫痫状态。

表 19-1　格拉斯哥昏迷量表(GCS)

分值	睁眼反应 (4 分)	言语反应 (5 分)	非偏瘫侧运动反应 (6 分)
1	任何刺激不睁眼	无语言	对任何疼痛无运动反应
2	疼痛刺激时睁眼	难以理解	痛刺激时有伸展反应
3	语言刺激时睁眼	能理解,不连贯	痛刺激时有屈曲反应
4	自己睁眼	对话含糊	痛刺激有逃避反应
5		正常	痛刺激时能拨开医生的手
6			正常(执行指令)

注:总分 15 分,8 分或以下为昏迷。

二、急诊 PCI 与急性肾衰竭(ARF)/肾损伤(AKI)

研究数据显示,约 7% 的 PCI 患者可出现 AKI,后者是 AMI 患者死亡率增加的独立危险因素。Chawla 等研究显示,与不合并 AKI 的 AMI 患者相比,合并 AKI 的 MI 患者死亡、主要不良肾脏结局(MAKE,定义为需要长期透析、eGFR 下降 25% 或死亡)和 MARCE(包括主要不良心血管结局即 MACE,定义为卒中住院、充血性心力衰竭或心肌梗死和 MAKE)的风险大大增加,HR 值分别为 1.85、2.07 和 1.37。因此,肾功能评估和保护是临床医生行 PCI 值得关注的重要问题。

(一)AMI 患者急诊 PCI 术后发生 AKI 的机制

接受急诊 PCI 治疗的 AMI 患者发生 AKI 是多种病理生理机制共同作用的结果,主要包括以下几方面。

1. 合并慢性肾功能不全的基础疾病　研究显示,慢性肾功能不全与 PCI 术后死亡率增加、较高的术后出血风险、更长的平均住院时间和较高的平均住院费用相关。慢性肾功能不全患者肾小球滤过率下降,对比剂、相关药物的代谢能力明显下降,更容易发生肾功能损伤。

2. **血流动力学改变**　心泵功能降低导致血流动力学改变及肾灌注不足,肾小球滤过率降低,是 AMI 患者发生 AKI 最主要机制。

3. **神经内分泌激活**　AMI 后的应激、PCI 手术、药物因素均可激活神经内分泌,特别是肾素-血管紧张素-醛固酮系统(RAAS),导致肾脏出球小动脉收缩,肾小球滤过压力的增高,肾小球滤过率下降。

4. **药物性肾损伤**　常见的是对比剂肾病,多数在使用对比剂后 72h 达到高峰)。既往的研究认为与对比剂的类型有关(等渗对比剂优于低渗对比剂),但近期的研究认为,基线肾功能水平、对比剂本身的理化特性及黏滞度等因素均可能造成肾小管的损伤,其损伤程度可能与对比剂的使用的剂量关系更密切。近年来,对比剂肾病越来越引起心脏介入医生的关注,但来自以色列的 CASPI 等报道的一项研究发现,在 STEMI 患者中,接受直接 PCI 治疗患者 AKI 风险与未接受急诊 PCI 的患者类似。可见,急诊 PCI 术后发生的 AKI 可能受多重因素的影响,PCI 术后 AKI 不能统统归结于对比剂肾损害,需结合临床具体病情而判断。

(二)AMI 并发肾功能损害的评估与诊断

1. **肾小球滤过功能监测**　常规的指标包括血肌酐、尿素氮、血尿素氮/肌酐比值、肾小球滤过率(glomerular filtration rate, GFR)、内生肌酐清除率(endogenous creatinine clearance rate, Ccr)、血 β_2 微球蛋白等指标。其中,血肌酐受性别、肌肉容积等因素的影响,且仅在肾小球滤过率下降至 1/3 以上才明显上升,对于早期 AKI 并非敏感指标。GFR 是指单位时间(1min)内两肾生成滤液的量,正常成人为 $80\sim120\text{ml/min}$。但是其检测往往受到标本采集、试验烦琐等条件的限制。2002 年美国国家肾脏基金会(National Kidney Foundation, NKF)所属"肾脏病预后质量倡议"(Kidney Disease Outcomes Quality Initiative, K/DOQI),提出以估算的 GFR 值对慢性肾脏疾病分期,其意义如下:①1 期,即 GFR≥90ml/min,代表肾功能正常;②2 期,即 60～89ml/min,代表肾功能轻度下降;③3 期,即 30～59ml/min,代表肾功能中度下降;④4 期,即 15～29ml/min,代表肾功能重度下降;⑤5 期,即 <15ml/min或已进行肾透析,代表肾衰竭。GFR 作为慢性肾疾病的诊断指标,临床上亦可以借鉴该标准对合并慢性肾脏疾病的 AKI 患者进行初步快速的评估。Ccr 是临床常用的肾功能评估指标,其临床意义在于:Ccr 低于参考值的 80% 以下者,则表示肾小球滤过功能减退;Ccr 低至 50～70ml/min,为肾功能轻微损害;Ccr 31～50ml/min,为肾功能中度损害;Ccr 30ml/min 以下,为肾功能重度损害;Ccr 低至 11～20ml/min,为早期肾功能不全;Ccr 低至 6～10ml/min,为晚期肾功能不全;Ccr 低于 5ml/min,为肾功能不全终末期。但是,其检测需要收集 24h 尿标本,可能增加护理量和检验分析误差。血清胱抑素 C(cystatin C,Cys C)临床检测简便快捷,近年来已经广泛应用于临床被作为评价 GFR 新的敏感指标{附常用公式:以血肌酐值推算 Ccr 和 GFR,Ccr(ml/min)＝(140－年龄)×体重(kg)/72×肌酐(mg/dl)(女性×0.85)或 Ccr＝[(140－年龄)×体重(kg)]/[0.818×Scr(μmol/L)];GFR[ml/(min · 1.73m^2)]＝186×(Scr)－1.154×(年龄)－0.203×(0.742 女性)}。

2. **肾小管功能评估** 尿比重可反映肾小管的浓缩功能,正常值为 1.015～1.030,但需注意尿糖、尿蛋白质影响。尿渗透压反映单位容积尿中溶质分子的总颗粒数,反映肾小管的浓缩稀释功能,正常值为 600～1000mOsm/(kg · H$_2$O),需注意尿糖对测定值有影响。

3. **肾血流评估** 单位时间内流经肾脏的血浆量。临床常通过无创的超声多普勒来初步评估肾动脉和深静脉的开放性及肾血流,有助于了解肾脏的灌注情况。在急诊 PCI 围术期,血流动力学的改变和已经存在的动脉硬化均可导致肾血流的改变。

　　4. AKI 的分层标准　有多种标准如 2002 年急性透析质量倡议组(Acute Dialysis Quality Initiative group,ADQI)第一次会议首次提出了 AKI/ARF 诊断的 RIFLE 标准,2005 年急性肾损伤网络(Acute Kidney Injury Network,AKIN)和 2012 年国际肾脏病组织肾脏病-改善全球预后 (Kidney Disease:Improving Global Outcomes,KDIGO)分别对 AKI 做了新的诊断分级。RIFLE 标准(表 19-2)涵盖了从 AKI 危险性开始到最严重阶段-ARF 的全过程,首次解决了 ARF 的早期诊断问题,但是其对预后的评估价值,尤其是对 AMI 患者预后的评估价值尚有待进一步评估。AKIN 和 KDIGO 的 AKI 标准(表 19-3),在 RIFLE 标准基础上增加了早期的时间限制,三者在早期诊断敏感性和特异度方面各有差异,有研究认为 KDIGO 对预后的判断价值更大。

表 19-2　急性肾功能损伤的 RIFLE 分层诊断标准

分级	肾小球滤过率标准	尿量标准
AKI 危险(risk)	血清肌酐升高 1.5 倍	<0.5ml/(kg · h)持续 6h
AKI(injury)	血清肌酐升高 2 倍	<0.5ml/(kg · h)持续 12h
急性肾衰竭(failure)	血清肌酐升高 3 倍,或血清肌酐≥354μmol/L 伴急性上升>44.2μmol/L	<0.3ml/(kg · h)持续 24h,或 12h 无尿
肾功能丧失(loss)	肾功能完全丧失超过 4 周	
终末性肾功能丧失(end-stagekidney disease)	肾功能完全丧失超过 3 个月	

表 19-3　急性肾损伤 AKIN、KDIGO 诊断标准

AKIN	定义:肾功能 48h 内突然下降,血肌酐增加≥0.3mg/dl 或增长≥50%(基线 1.5 倍)或尿量减少(排除梗阻或容量不足)	
Stage 1	血肌酐增加≥0.3mg/dl 或血肌酐升高 1.5~2 倍	<0.5ml/(kg·h)>6h
Stage 2	血清肌酐升高 2~3 倍	<0.5ml/(kg·h)>12h
Stage 3	血清肌酐升高>3 倍,或血清肌酐≥354μmol/L 伴急性上升>44μmol/L	<0.3ml/(kg·h)>24h,或无尿>12h
KDIGO	定义:血肌酐 48h 内升高≥0.3mg/dl 或 7d 内肌酐升高≥1.5 倍基线值	
Stage 1	血肌酐 48h 内升高≥0.3mg/dl,或升高 1.5~1.9 倍	<0.5ml/(kg·h)>6h
Stage 2	血清肌酐升高 2~2.9 倍	<0.5ml/(kg·h)>12h
Stage 3	血清肌酐升高>3 倍,或血清肌酐≥353.6μmol/L,或开始替代治疗	<0.3ml/(kg·h)>24h,或无尿>12h

(三)肾功能保护与治疗

1. 肾毒性药物的控制　对比剂肾毒性是诱发急诊 PCI 术后 AKI 的主要因素,目前明确有效的预防措施主要是尽可能减少对比剂的用量及水化,前者与术者的技术水平、病变的复杂程度等有关,水化则是当前唯一明确有效的预防对比剂 AKI 的干预性手段。其主要机制是对对比剂的稀释并促进其从肾排泄。对于 AMI 患者一般常规冠状动脉造影术前静脉滴注生理盐水 500ml (100ml/h),术后静脉滴注生理盐水 1000~2000ml(100ml/h),积极的水化可使对比剂肾损害发生率从 2% 降至 0.7%。但急诊 PCI 由于没有足够的术前准备时间,水化的实际价值并不大。目前正在进行相关的急诊 PCI 术前短时间水化的效果评价性研究,

若能得出肯定性结论可能对临床应用价值更大。碱化尿液可避免酸性环境下对比剂离子化,造成肾小管损伤。可于造影前 1h 静脉输注碳酸氢钠 2ml/kg,之后 6h 给予每小时 1ml/kg。其次,应选择合适的对比剂,合适的浓度,通过更清晰的造影效果提高 PCI 手术成功率,减少由于成像效果不满意而造成的多次反复、大剂量应用对比剂。

2. 术前术后维持理想的血流动力学状态　可通过漂浮导管、PICCO 血流动力学监测指导下维持适当的容量、心肌收缩状态及外周血管阻力,保证稳定的肾脏灌注。

3. 及时进行肾脏替代治疗　目前临床上对肾脏替代开始治疗的时机仍缺乏统一标准,有研究认为,对于需要肾脏替代的 AKI 患者,早期开始肾替代治疗可能可以有效改善患者预后,但是尚缺乏统一的、理想的血清学标准或临床标准,仍需进一步研究探索。根据笔者的经验,对于合并心源性休克等严重血流动力学紊乱的 AMI 患者,在排除血容量不足因素后,若尿量达到少尿诊断标准就应积极开始进行肾脏替代治疗,而不应等到完全无尿阶段再启动替代治疗。在 AKI 的早期积极肾脏替代治疗既有利于肾脏功能的快速恢复,也可以避免因肾衰竭诱发的包括心脏在内的多脏器功能衰竭。早期急诊 PCI 患者常用的肾脏替代有间歇性血液透析、连续性肾脏替代(continuous renal replacement, CRRT)。CRRT 的方式包括连续动静脉血液滤过(continuous arteriovenous hemofiltration,CAVH)、连续动静脉血液滤过透析(continuous arteriovenous hemofiltration dialysis,CAVHD)、连续静脉-静脉血液滤过(continuous intravenous-vein hemofiltration,CVVH)和连续静脉-静脉血液滤过透析(continuous intravenous-vein hemofiltration dialysis,CVVHD)。后两种相对前两种在血管通路的建立上并发症少,目前临床上应用较多。其中,血液滤过是模拟正常肾小球的滤过作用原理,以对流方式来清除水和溶质。与血液透析相比较,血液滤过对于 AMI 患者的血流动力学及心功能影响更小,有利于保证稳定心脏前负荷,在清除代谢产物的同时也为心源性休克患者的治疗提供了一定的液体和营养治疗空间。AMI患者血液滤过的主要适应证包括:①少尿、无尿。②药物治疗无效的高容量性心功能不全、急性肺水肿。③严重酸碱及电解质紊乱,如代谢性酸中毒、代谢性碱中毒、高钠或低钠血症和高钾血症。④对比剂导致的急性AKI。⑤合并严重感染及多脏器功能衰竭等。

对于具备上述适应证的AMI患者,应尽早开始进行肾脏替代治疗,此类患者的肾脏替代治疗至少涉及心血管内科、肾脏病相关专业,应在多学科合作之下做好多系统的管理。肾脏替代治疗期间需要注意以下几个关键问题:①兼顾肾脏和心脏功能的需求,既要满足清除代谢产物和毒素的需要,也要兼顾心脏功能衰竭状态下的血流动力学稳定,不宜大幅度的容量进出,应进行精细调节下的容量控制,防止加重血流动力学紊乱。②严密监控抗凝与出血。因为急诊PCI术后患者均在使用双联抗血小板治疗,肾脏替代治疗期间的抗凝治疗应防止抗凝过度导致出血,通常应降低抗凝强度,最好能在凝血功能监测下进行。除了传统的凝血检测外,目前已有床旁即时全血凝血功能监测仪(包括血栓弹力图和Sonoclot凝血及全血功能分析仪等)可以及时准确地反映类似高危出血及血栓患者的凝血状况,为抗凝及抗血小板治疗提供了重要依据;同时在应急状态下患者往往容易发生消化道的应激性出血,应最好胃黏膜保护,应常规使用质子泵抑制药,必要时使用胃黏膜保护剂。③高度关注药物对肾脏功能的影响及肾脏替代治疗对相关药物代谢动力学的影响。急诊PCI术后的部分心血管药物如抗栓药物、他汀、抗心律失常药物等需要经过肾脏代谢,也有部分药物会产生一定的肾脏毒性,在选择这些药物时应做好充分利弊评估,同时也要重视肾脏替代治疗对药物半衰期的影响,对于经须经肾脏代谢但不能经血液滤过清除的药物,应防止药物蓄积中毒,而能直接被血液滤过清除的药物可能使其血药浓度降低,应做好相应的剂量调整。④对于经过短时间肾脏替代后肾功能恢复、尿量恢复正常的患者,应及时停止替代治疗,而经急性期替代治疗后肾功能仍无法恢复的患者,应在心脏功能稳定后及时转入长期肾脏替代方案进行后续治疗,以降低医疗费用并减少并发症。

三、急诊 PCI 与呼吸功能衰竭

AMI 常合并心源性休克、急性肺水肿或并存肺部感染,导致呼吸衰竭,可进一步加重心肌损害,增加死亡风险。临床医生在对患者实施 PCI 的围术期,准确判断患者的呼吸功能,早期予以呼吸功能管理对预后至关重要。一项回顾性研究显示,18%(293/1610)的 AMI 患者需要呼吸机辅助呼吸支持,其中约半数(54%)的患者可以通过无创机械通气改善预后,而 46%患者需要有创机械通气治疗,其死亡风险为前者的 3 倍。因而,恰当的呼吸功能管理可显著提高 AMI 患者的生存率。

(一)呼吸衰竭的定义及鉴别

1. 呼吸衰竭的定义　由各种原因导致严重呼吸功能障碍,引起动脉血氧分压(PO_2)降低,伴或不伴有动脉血二氧化碳分压(PCO_2)增高而出现的一系列病理生理紊乱的临床综合征。

2. 急性呼吸窘迫综合征定义及其与心源性肺水肿区别　急性呼吸窘迫综合征(acute respiratory distress syndrome,ARDS)是指由心源性以外的各种肺内外致病因素导致的急性、进行性缺氧性呼吸衰竭。其常见原因包括肺炎、脓毒症、误吸胃内容物、需多次输血液制品的严重创伤。AMI 患者亦可伴发肺部感染、晕厥或 SCA 等因素导致误吸,引起 ARDS。ARDS 需与心源性肺水肿相鉴别(表 19-4)。

(二)AMI 患者呼吸功能评估

1. 高危因素评估

(1)高龄:第 1 秒肺活量(FEV1)、氧分压随年龄增长而降低,功能残气量则随着年龄增长而增加。且年龄增长对于低氧和二氧化碳蓄积的反射减弱,对气道分泌物的排除能力减弱是 PCI 患者术后发生呼吸衰竭的主要原因之一。

表 19-4　ARDS 与心源性肺水肿鉴别

	ARDS	心源性肺水肿
病史	无心、肺病史,现有休克、感染等	原有心血管疾病史
呼吸困难	与体位关系不明显	与体位关系明显
低氧血症	氧疗效果不明显	氧疗有效
血性痰	非泡沫样、血水样	泡沫样
心脏扩大	无	有
肺部啰音	呈高调"爆裂音",较广泛	湿性,多在双肺底
PCWP	降低或正常	增高
利尿反应	效果不明显	明显有效

(2)慢性肺疾病:尤其是合并慢性阻塞性肺疾病(chronic obstractive pulmonary disease,COPD),由于气流受限导致 PCI 手术后发生呼吸衰竭的机会高。

(3)阻塞性睡眠呼吸暂停综合征:肥胖及老年患者往往合并该疾病,由于长期慢性缺氧,其交感神经的兴奋性往往慢性增高,可能加重缺血性心脏病的心肌损伤,其在 PCI 围术期出现呼吸道意外事件的概率亦明显增高,且多数合并困难气道,造成插管介入的延迟。

(4)其他:糖尿病、低蛋白血症及营养不良等均被认为是发生呼吸衰竭的高危因素。另外,吸烟患者往往合并肺功能储备差,也是 PCI 术后呼吸衰竭的因素。

2. 基础呼吸功能分级　对于 AMI 患者常常较难进行基础呼吸功能进行评估,因为多数患者,但若能通过对患者及家属的病史询问中追述过去的基本情况也能对基础呼吸功能进行大致的

评估。可以参考以下呼吸困难分级进行病史询问(表 19-5),>2
级的患者在 PCI 围术期出现呼吸衰竭的风险明显增高,术中术后
应严密监测,必要时尽早进行呼吸支持。

表 19-5　呼吸困难分级

分级	评价标准
0 级	对日常生活能力不受影响,即和正常人一样,并不过早出现气短、气促
1 级	一般劳动时出现气短,但正常人尚未出现气短
2 级	平地步行不气短,速度较快或登楼、上坡时,同行的同龄健康人不感到气短而自己有气短
3 级	慢走不及百步出现气短
4 级	讲话或穿衣等轻微动作时有气短
5 级	安静时也有气短,无法平卧

3. 血气分析　血气中动脉血氧分压(PO_2)、二氧化碳分压
(PCO_2)和血氧饱和度可反映气体交换的能力,$PO_2 < 60mmHg$
和(或)$PCO_2 > 45mmHg$,提示呼吸衰竭的发生;pH、碳酸氢根
(HCO_3^-)、碱剩余(BE)和二氧化碳分压反映酸碱平衡。血气分析
衍生的指标包括氧合指数,即 PO_2/FiO_2,氧合指数越小,说明肺
氧合功能越差。氧合指数$< 300mmHg$,提示合并肺损伤。

4. 体格检查　可以闻及湿啰音、哮鸣音、痰鸣音等,结合病情
可初步评估患者的呼吸状况。

5. 影像学检查　胸部 X 线及 CT 可发现或排除引起呼吸功
能障碍的胸廓、气管和肺组织的异常情况,如胸廓畸形、脊柱严重
侧弯、气管或支气管梗阻、膈肌上移或运动障碍、气胸或胸腔积
液、肺间质纤维化、肺大疱、肺气肿、肺毁损等。

(三)AMI 合并呼吸衰竭患者的治疗与管理

1. AMI 患者呼吸支持的意义　纠正低氧血症,纠正急性呼

吸性酸中毒,缓解呼吸窘迫,防止或改善肺不张,减少全身或心肌的氧耗等。

2. 呼吸支持方式的选择

(1)氧疗:包括鼻导管给氧、面罩给氧及气道内给氧,根据吸氧浓度分为低流量给氧、中流量给氧及高流量给氧。适用于血氧饱和度<90%,但无明显呼吸窘迫的患者。其目标是通过吸氧达到动脉 PO_2 60~80mmHg。过高的吸氧浓度可能掩盖呼吸病情的进展,甚至可能导致氧中毒,加重氧自由基释放导致心肌继发性损害。

(2)无创机械通气:当低氧血症不能被吸氧纠正时应考虑及时转为机械通气,其中无创机械通气可作为意识清醒、能够配合患者的首选。无创正压通气(noninvasive positive pressure ventilation,NPPV)是指无需建立人工气道的正压通气,常通过鼻/面罩等方法连接患者。NPPV 可用于意识状态较好的轻、中度的呼吸衰竭、无 NPPV 治疗禁忌证的患者。有研究认为,无创通气与常规氧疗比较,可迅速(2h 内)改善心源性肺水肿患者的血氧饱和度,降低气管内置管的发生率(5% vs 33%,$P=0.037$)。2014 年英国国家优化卫生与保健研究所(NICE)发布的《成人急性心力衰竭诊断和管理指南》推荐意见:对急性心力衰竭和心源性肺水肿患者不要常规使用无创通气(持续气道正压通气或无创正压通气);如果心源性肺水肿患者有严重呼吸困难和酸中毒,考虑立即开始无创通气;如急性期患者对初始治疗没有效果,无创通气可作为药物治疗的辅助治疗。2015 年欧洲心脏病协会(Heart Association in Europe,ESC)心力衰竭委员会、欧洲急诊治疗学会和流行病学急诊治疗学会联合制定的《急性心力衰竭院前和院内管理指南》推荐对急性心力衰竭患者出现呼吸窘迫立即给予无创通气。

(3)有创机械通气:对于 AMI 合并有意识障碍、其他并发症或多器官功能损害的严重呼吸衰竭患者应直接予以有创机械通气。2014 年英国 NICE 指南推荐对于急性心力衰竭患者，虽经治疗仍导致或合并呼吸衰竭，或意识不清或者身体疲劳时，考虑有创通气。

（4）无创通气转化为有创通气的时机：应用 NPPV 1～2h 病情不能改善低氧血症和心功能者应转为有创通气。上述原则的好处是，一方面可以尽可能发挥 NPPV 的优势，使一部分患者避免气管插管，同时也可避免因过分依赖无创通气导致的延迟气管插管及治疗时机延误。对于能够成功应用 NPPV 纠正低氧血症患者的特征可能是：基础病情较轻，应用 NPPV 后血气能快速明显改善，呼吸频率下降。而可能失败的相关因素为：较高的 APA-CHEII 评分，意识障碍或昏迷，对 NPPV 的初始治疗反应不明显，X 线胸片提示肺炎，呼吸道分泌物很多，高龄，满口缺齿，营养不良等。

3. 有创机械通气的管理

（1）呼吸机模式：目前临床上常用的有创通气模式包括同步间歇指令通气（synchronized intermittent mandatory ventilation，SIMV）、双水平正压通气（bi-level positive airway pressure，Bi-PAP）、气道持续正压通气（continue positive airway pressure，CPAP）、压力支持（pressure support，PS）。其中 SIMV 和 BIPAP 在无自主呼吸的情况下，均可作为控制通气的方式选择。无创通气最为常用的两种通气模式是 CPAP 和 BiPAP。

（2）呼吸机参数基本设置：①潮气量，潮气量是患者每次呼吸所吸入的气体量，一般为 6～12ml/kg，潮气量监测可分为吸入潮气量和呼吸潮气量，一般呼吸机可直接监测。②呼吸频率，接近生理呼吸频率，成人 16～20 次/分。③压力，一般指气道峰压（PIP），当肺部顺应性正常时，吸气压力峰值一般为 10～20cmH$_2$O。④流速，至少需每分钟通气量的 2 倍，一般 4～10L/min。⑤吸氧浓度，低浓度氧（24%～28%）不超过 40%；中浓度氧（40%～60%）；高浓度氧（>60%），吸入高浓度氧不应超过 24h。

(3)呼吸机支持过程中的参数调节:应根据血气分析进一步调节,常规应定时检查气道是否通畅、气管导管的位置、两肺进气是否良好、呼吸机是否正常送气有无漏气。常规调节策略:PO_2过低时,提高吸氧浓度;增加 PEEP 值;如通气不足可增加每分钟通气量、延长吸气时间、吸气末停留等。PO_2过高时,降低吸氧浓度,逐渐降低 PEEP 值。PCO_2过高时,可增加呼吸频率和(或)加潮气量,潮气量的调节可根据呼吸机类型而定,定容型可直接调节,定压型加大预调压力,定时型增加流量及提高压力限制。若 PCO_2过低时,可减慢呼吸频率并同时延长呼气和吸气时间,但应以延长呼气时间为主;也可以减小潮气量。

(4)呼气末正压(PEEP)在心源性肺水肿患者呼吸支持中的意义及调节:PEEP 的意义在于提高呼气末气道及肺泡内的压力,一方面使肺泡在呼气末不易陷闭,提高肺泡-动脉血氧分压差,同时促进肺间质及肺泡水肿的消退,从而改善肺的顺应性和肺泡通气,还可避免肺泡反复塌陷产生剪切力,减轻呼吸机相关性肺损伤。一般给 PEEP $2\sim3cmH_2O$ 是符合生理状况的。对于心源性肺水肿患者,需增加 PEEP,一般在 $4\sim10cmH_2O$,病情严重者可上调至 $15\sim20cmH_2O$ 以上。当吸氧浓度超过 60%($FiO_2>0.6$)时,如动脉 PO_2仍低于 $80mmHg$,应以增加 PEEP 为主,直到动脉血氧分压超过 $80mmHg$。但是,过高的 PEEP 增加胸腔内压,影响回心血量及心排血量,可能影响血压及冠状动脉灌注。最佳PEEP 应为氧合改善,氧浓度达到安全范围内,同时对循环影响较少,不至于影响血压,又能避免肺过度膨胀致肺损伤,需要在严密监测下仔细调节。

4. 脱机与拔除气管插管流程 脱机指征包括:①患者血流动力学处于稳定的状态,没有需要血管活性药物维持的低血压。②足够的吸气能力和排痰能力。③导致急性呼吸衰竭的因素基本去除。④足够的氧合:PEEP$<5cmH_2O$,$FiO_2<40\%$,$PO_2>60mmHg$;氧合指数$\geqslant150\sim300mmHg$。

脱呼吸机流程:逐渐减低吸氧浓度,PEEP逐渐降低至3～4cmH$_2$O,FiO$_2$逐渐降低至30%以下,低水平压力支持,一般设为5～7cmH$_2$O,至完全撤离呼吸机,整个过程需严密观察呼吸、血气分析情况。

拔管指征包括:自主呼吸与咳嗽有力,吞咽功能良好,血气分析结果基本正常,无喉梗阻,可考虑拔管。气管插管可一次拔出,气管切开着可经过换细管、半堵管、全堵管顺序,逐渐拔出。

四、急诊PCI患者围术期胃肠道功能评估及处理

(一)应激性溃疡的防治

1. 应激性溃疡的定义及危险因素　又称应激性黏膜病变(stress related mucosal disease,SRMD),指机体在严重应激状态下发生的急性消化道黏膜糜烂、溃疡出血等病变,严重者可导致消化道穿孔使全身病情加重。据统计,约6%的危重患者发生不同程度的SRMD。AMI患者常合并低血压尤其心源性休克,是导致胃黏膜灌注显著降低发生SRMD的主要原因,疼痛刺激、紧张情绪及多种抗栓药物的应用也是应激性溃疡的重要促发因素。此外,多中心的研究结果显示,呼吸衰竭(机械通气至少48h)和血小板减少(<50×10^9/L)及凝血功能障碍是SRMD发生的独立危险因素。而上述危险因素在急诊PCI围术期的患者中十分常见,是影响急诊PCI术后抗栓治疗方案和患者预后的重要危险因素,应引起临床医生足够重视。

2. SRMD的临床特征　①大多数继发于AMI发病后的3～5d以内,少数可延至2周。②通常无明显的前驱症状,临床表现可有上腹痛及反酸。③部分患者表现为上消化道出血、呕血或黑粪,重者可出现失血性休克。④实验室检查:胃液或粪便隐血阳性;如血红蛋白值降低>20g/L或血细胞比容4h内下降10%,提示有较大量的活动性出血。

3. SRMD的防治　①高度重视急诊PCI围术期的综合管

理,尽量去除诱发 SRMD 的危险因素,如 AMI 发病后早期的充分镇痛、镇静以减少紧张情绪,机械通气患者给予镇静处理,减轻应激等;尽快开通梗死相关血管,改善心肌缺血、纠正血流动力学紊乱,避免出现胃肠黏膜缺血或尽可能缩短缺血时间。②早期给予肠内营养可增加胃肠道黏膜血流量,为胃肠道黏膜提供能量和代谢底物,促进黏液和具有细胞保护作用的前列腺素 E 的释放。③对于高危人群,可早期预防性给予静脉质子泵抑制药及口服胃黏膜保护剂,使胃液 pH 迅速≥4。④合并消化道出血患者,应迅速提高胃内 pH(pH≥6),以促进血小板聚集和防止血栓溶解;适当调整抗栓治疗方案;输血、补液,维持患者血流动力学稳定;病情严重可联合应用生长抑素类药物、胃肠道局部止血措施如云南白药、去甲肾上腺素冰盐水灌胃等,除非出现威胁生命的大出血,原则上不主张使用全身性止血药,以防诱发支架内血栓形成;出血无法控制者可行胃镜下止血,动脉性出血亦可选择栓塞治疗,极少数上述措施无法控制的大出血患者可采用外科手术治疗;在出血停止后,建议继续应用抑酸药物和黏膜保护剂。

(二)急诊 PCI 术后的肠内营养支持

肠内营养(enteral nutrition,EN)是经胃肠道提供代谢需要的营养物质及其他各种营养素的营养支持方式,是临床上非常重要的营养治疗技术之一。由于 AMI 患者在急诊 PCI 围术期可能合并心功能不全,甚至持续的心源性休克等循环不稳定状况,导致体循环淤血,胃肠道黏膜缺血缺氧,肠道消化功能低下;且肠内营养支持可能增加心功能不全患者的心脏负荷,往往限制术后早期合适的 EN 的实施。因此,充分评估患者的营养状况及急诊 PCI 术后患者的疾病严重程度及疾病状况,是正确实施 EN 的重要依据。现结合 2016 美国重症医学会(Society of Critical Care Medicine,SCCM)和美国肠外肠内营养支持学会(American Society for Parenteral Enteral Nutrition Support,ASPEN)《成人危重患者营养支持疗法的评估和规定》指南推荐(简称 ASPEN《指南》),对急诊 PCI 术后 EN 支持相关问题予以讨论。

1. EN 的优势 肠内营养在维护肠道黏膜屏障,肠动力及分泌功能方面有特殊作用。重症患者肠内与肠外营养的荟萃研究显示,肠内营养较肠外营养更有助于降低感染性并发症,但尚无研究证实营养方式对病死率的差异。目前指南推荐只要肠道可以利用,均应尽可能利用肠道进行营养支持。

2. EN 支持方式 通常急诊 PCI 术后患者主要营养途径包括口服、鼻肠管或鼻胃管肠内营养支持。一般情况较好的患者可以经口饮食,不能经口饮食者,可选择后两种途径。鼻胃管适用于胃动力排空功能较好的患者,鼻十二指肠或空肠置管是将营养管经鼻腔、食管、胃放入十二指肠或空肠内的方法,其适应证与鼻胃置管相似,但更适合有胃排空障碍或不适合胃内喂养者,且明显减少了误吸等并发症。对于血流动力学不稳定或伴神志障碍的患者,鼻肠管应作为首选肠内营养途径。但因在疾病的急性期,部分患者可能合并腹胀,需要胃肠减压,已经留置了鼻胃管进行减压,类似患者在启动肠内营养时,可以在充分评估胃动力因素的情况下,直接予以鼻胃管营养,否则需要更换鼻肠管进行营养支持。

3. EN 时机和剂量 ASPEN《指南》推荐,在血流动力学稳定情况下,患者入院后 24~48h 应开始肠内营养,在 48~72h 应重新进行营养目标的评估。对于血流动力学不稳定的状态下,患者需要机械性血流动力学支持条件下,应该停止肠内营养支持直至血流动力学稳定。关于 EN 的剂量,目前推荐一般患者按体重 25~30kcal/(kg·d)提供能量支持,肥胖患者(BMI>30)不应超过能量需求的 60%~70%,或按照实际体重 11~14kcal/(kg·d),或理想体重 22~25kcal/(kg·d)提供能量。在初始治疗的 1 周内可从目标热量的 50%~60%开始逐步加量,7d 内达到目标热量。虽然肠内营养是理想的营养支持方式,但部分 PCI 患者可能无法耐受全肠内营养,亦应及时给予一定的肠外营养补充或直接选用肠外营养,避免加重心功能负担。

4. EN 制剂的选择　肠内营养制剂包括粉剂与液体制剂两种,配成液体后热量密度一般为 1.0～1.5kcal/ml。按组成成分分为整蛋白型肠内营养剂、短肽配方营养剂和氨基酸单体配方营养素。临床上使用较多的是短肽配方和整蛋白型配方,可根据 PCI 患者的消化功能进行选择。

5. EN 支持的原则　应坚持速度由慢到快,浓度由低到高,由少到多的原则,温度以 37℃ 为宜。对于胃排空障碍患者,可予以甲氧氯普胺等动力药物促进胃蠕动。对于不能耐受弹丸式注射给予营养的患者可给予持续滴入方式进行营养支持。

五、急诊 PCI 围术期的感染防治

(一)肺部感染的防治

肺部感染是急诊 PCI 尤其是合并血流动力学紊乱或老年 AMI 患者围术期的常见并发症,AMI 患者由于卧床、心功能不全、肺部淤血状态是容易获得肺部感染的基础,在多床位监护室条件下患者之间的交叉感染是重要的环境因素,误吸、机械通气更是导致肺部感染的直接因素。一旦发生肺部感染,往往成为诱发多脏器功能衰竭甚至死亡的重要诱因。因此,积极预防肺部感染是急诊 PCI 围术期管理的重要内容,也是降低 AMI 院内死亡率的重要途径。

1. 肺部感染的预防措施

(1)一般性预防措施:①加强监护室环境的通风和空气消毒是预防肺部感染的重要而且有效的手段。②尽可能避免将感染性疾患者与 AMI 患者同室监护,以减少交叉感染机会。③尽可能减少 AMI 患者的卧床时间,无并发症的急诊 PCI 术后患者,原则上不用严格制动卧床,可以在监护下适时改变体位,减少绝对卧床时间;有并发症者也应在不影响监护、循环和呼吸支持治疗前提下尽可能缩短绝对卧床时间,绝对卧床期间应做好定期翻身拍背等护理工作。④积极预防和治疗心功能不全、减少肺部淤血状态也是预防肺部感染的重要手段。⑤加强急诊PCI患者在监护室期间的深呼吸和咳嗽训练,提高肺部通气功能。

(2)机械通气患者的肺部感染预防措施:详见呼吸机相关肺炎的防治。

(3)误吸的预防措施:误吸既是AMI患者肺部感染的重要危险因素,也是AMI患者院内猝死的重要原因。防止急诊PCI患者围术期误吸应做好以下几个关键性工作:一是服药、饮水前做好意识状态评估,确认患者是否能够配合吞咽动作,对于意识状态不清醒者应及时插入鼻胃管,一方面解决口服药物的给药问题,另一方面可以在必要时进行胃肠减压,减少在胃肠动力不足时的胃内容物反流导致的误吸。二是加强口咽部吸痰、气管内吸痰有利于减少误吸的发生。三是注意采用合适体位:鼻饲时及鼻饲后2～3h取半卧位,抬高床头30°～45°;机械通气患者置于半卧位是可有效减少胃内容物吸入下呼吸道;四是注意监测胃残余量:每次喂食前通过回抽胃内容物来确定胃残余量,若胃内容物潴留量超过100～150ml,应停止或减慢喂食速度,并要酌情使用加强胃肠动力药物;五是行机械通气时,维持气囊压在10～15cmH$_2$O,以防止气管内囊压迫上部食管括约肌群,增加反流。

2. 肺部感染的治疗　一旦明确为肺部感染,应根据病原学依据选择使用抗生素,在未获得病原学检查结果之前,可以根据医院的病原学特点及临床经验选择。同时要加强肺部感染病灶的排痰引流,促进感染的控制。

(二)呼吸机相关性肺炎(VAP)的防治

1. VAP定义　是指患者经气管切开或气管插管使用呼吸机支持或控制呼吸48h后发生的肺炎,包括撤停呼吸机和拔除人工气道导管后48h内发生的肺炎,是医院获得性肺炎的一个类型。

2. VAP的诊断　①胸部X线影像可见新发生的或进展性的浸润阴影。②感染表现如同时满足下列两项可考虑VAP:体温>

38℃或＜36℃；外周血白细胞计数＞10×10^9/L或＜4×10^9/L；气管支气管内出现脓性分泌物；除外肺水肿、ARDS、肺结核、肺栓塞等疾病。③病原学检测：分离细菌菌落计数包括气管导管内吸引分泌物（ETA）≥10^5 CFU/ml，或经气管镜保护性毛刷（PSB）≥10^3 CFU/ml或经气管镜肺泡灌洗（BAL）≥10^4 CFU/ml。④感染标志物：降钙素原（PCT）对细菌感染敏感度高，1,3-β葡聚糖及半乳甘聚糖可协助侵袭性真菌感染的诊断。

3. VAP的防治　①积极治疗AMI导致的心功能不全：改善心肌缺血，维护心功能。②呼吸机管理：包括定期清洗呼吸机、更换呼吸机管路、呼吸机上的湿化器和过滤器定期更换等；回路管道上的冷凝水细菌浓度极高，清理时避免倒流入气道。③抗感染治疗：早期正确的抗生素治疗能够使VAP患者的病死率显著降低，在临床高度怀疑VAP时，应立即开始正确的经验性抗生素治疗。最初经验性治疗的抗生素选择需考虑以下因素：VAP发生的时间、本地区细菌流行病学监测资料、患者是否存在多重耐药菌感染的高危因素（如90d内曾使用抗菌药物，正在接受免疫抑制剂治疗、住院5d以上、居住在耐药菌高发社区或医疗机构）等，治疗疗程一般7～10d，如治疗效果欠佳或免疫功能缺陷可适当延长疗程。④免疫支持治疗：免疫治疗可调节患者的免疫力，避免使用抗生素治疗时产生耐药。

（三）其他感染的防治

除了肺部感染外，合并血流动力学紊乱的急诊PCI术后患者常常因插入导尿管诱发泌尿系感染、使用IABP患者的股动脉及深静脉置管等的穿刺部位感染、长期卧床并发压疮等均是急诊PCI术后可能发生的感染，这些部位的感染重在预防，比如在置管期间的局部消毒、定期管道冲洗、卧床患者的定期翻身和皮肤护理、病情稳定后及时拔出各类管道等均是预防感染的有效方法。一旦明确诊断感染后应尽快根据感染的部位和类型、病原学检查结果等进行相应的治疗。

参 考 文 献

《普通外科应激性黏膜病变的预防与治疗—中国普通外科专家共识》编审委员会.2015.普通外科应激性黏膜病变的预防与治疗—中国普通外科专家共识.中国实用外科杂志,35(07):728-730.

中华医学会重症医学分会.2013.呼吸机相关性肺炎预防、诊断及治疗指南(2013).中华内科杂志,52(06):1-20.

Bardou M,Quenot JP,Barkun A.2015.Stress-related mucosal disease in the critically ill patient.Nat Rev Gastroenterol Hepatol,12(2):98-107.

Chawla LS1,Amdur RL,Shaw AD,et al.2014.Association between AKI and Long-Term Renal and Cardiovascular Outcomes in United States Veterans. Clin J AmSoc Nephrol,9(3):448-456.

Cook DJ,Fuller HD,Guyatt GH,et al.1994.Risk factors for gastroin-testinal bleeding in critically ill patients.Canadian Critical Care Trials Group.N Engl J Med,330(6):377-381.

Davies MJ,Thomas A.1984.Thrombosis and acute coronary-artery lesions in sudden cardiac ischemic death.N Engl J Med,310:1137-1140.

Dworzynski K,Roberts E,Ludman A,et al.2014.Guideline Development Group of the National Institute for Health and Care Excellence.Diagnosing and managing acute heart failure in adults:summary of NICE guidance. BMJ,349:g5695.

Erlinge D,Götberg M,Noc M,et al.2015.Therapeutic hypothermia for the treatment of acute myocardial infarction-combined analysis of the RAPID MI-ICE and the CHILL-MI trials.Ther Hypothermia Temp Manag,5:77-84.

Gupta N,Kontos MC,Gupta A,et al.2014.Characteristics and outcomes in patients undergoing percutaneous coronary intervention following cardiac arrest(from the NCDR).Am J Cardiol,113(7):1087-1092.

Lee SE,Uhm JS,Kim JY,et al.2015.Combined ECG,Echocardiographic,and Biomarker Criteria for Diagnosing Acute Myocardial Infarction in Out-of-

Hospital Cardiac Arrest Patients.Yonsei Med J,56(4):887-894.

Madsen KR,Lorentzen K,Clausen N,et al.2014.Guideline for stress ulcer-prophylaxis in the intensive care unit.Dan Med J,61(3):C4811.

Marenzi G,Assanelli E,Marana I,et al.2006.N-acetylcysteine and contrast-induced nephropathy in primary angioplasty.N Engl J Med,354(26):2773-2782.

Masip J/J,Betbesé A J/AJ,Páez J/J,et al.2000.Non-invasive pressure support ventilation versus conventional oxygen therapy in acute cardiogenic pulmonary oedema:a randomised trial. Lancet,356(9248):2126-2132.

McClave SA,Taylor BE,Martindale RG,et al.2016.Guidelines for the Provision and Assessment ofNutritionSupport Therapy in the Adult Critically Ill Patient:Society of Critical Care Medicine (SCCM) and American Society for Parenteral and Enteral Nutrition(A.S.P.E.N.).JPEN J Parenter Enteral Nutr,40(2):159-211.

Mebazaa A,Yilmaz MB,Levy P,et al.2015.Recommendations on pre-hospital and early hospital management of acute heart failure:a consensus paper from the Heart Failure Association of the European Society of Cardiology, the European Society of Emergency Medicine and the Society of Academic Emergency Medicine--short version.Eur Heart J,36(30): 1958-1966.

Pesaro AE,Katz M,Katz JN,et al.2016.Mechanical Ventilation and Clinical Outcomes in Patients with Acute Myocardial Infarction:A Retrospective Observational Study.PLoS One,11(3):e0151302.

Spaulding CM,Joly LM,Rosenberg A,et al.1997.Immediate coronary angiography in survivors of out-of-hospital cardiac arrest. N Engl J Med,336:1629-1633.

Truhlář A,Deakin CD,Soar J,et al.2015. European Resuscitation Council Guidelines for Resuscitation 2015 Section 4.Cardiac arrest in special circumstances.Resuscitation,95:148-201.

Tsai TT,Patel UD,Chang TI,et al.2014.Contemporary incidence,predictors, and outcomes of acute kidney injury in patients undergoingpercutaneous coronary interventions:insights from the NCDR Cath-PCI registry.JACCCardiovasc Interv,7(1):1-9.

Wagner H, Hardig BM, Rundgren M, et al. 2016. Mechanical chest compressions in the coronary catheterization laboratory tofacilitate coronary intervention and survival in patients requiring prolongedresuscitation efforts. Scand J Trauma ResuscEmerg Med, 24:4.

Waldo SW, Armstrong EJ, Kulkarni A, et al. 2013. Comparison of clinical characteristics and outcomes of cardiac arrest survivors having versus not having coronary angiography. Am J Cardiol, 111:1253-1258.

Zanuttini D, Armellini I, Nucifora G, et al. 2012. Impact of emergency coronary angiography on in-hospital outcome of unconscious survivors after out-of-hospital cardiac arrest. Am J Cardiol, 110:1723-1728.

致　谢

　　本书在编纂和出版过程中得到美敦力(上海)管理有限公司的大力支持,并协助制作了部分插图。

　　本书得到以下科技计划项目的支持:穗科信字[2013]163-15号、粤经信[2014]975号、广州市重大科技计划专项(2014Y2-00068)。

　　一并致谢!

附录 彩色图表汇总

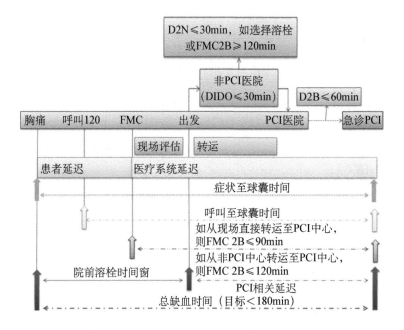

图 2-1 STEMI 救治时间流程

理想的 STEMI 救治总的目标是尽量缩短总缺血时间,力争在 3h 内。尽量缩短患者延迟时间及医疗系统延迟,其中非 PCI 医院的进门-出门时间(DIDO)<30min,进门至溶栓时间(D2N)<30min。PCI 医院的进门至球囊时间(D- to-B)时间控制在 60min 以内。PCI.经皮冠状动脉介入治疗;STEMI. ST 段抬高型急性心肌梗死;FMC2B.首次医疗接触至球囊开通时间

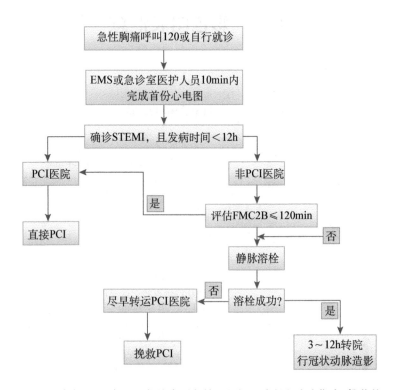

图 2-2 中国 2015 年《ST 段抬高型急性心肌梗死诊断和治疗指南》推荐的再灌注流程

EMS. 院前急救系统；PCI. 经皮冠状动脉介入治疗

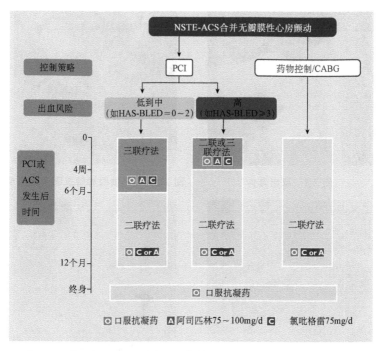

图 4-1 需要长期使用口服抗凝药的 NSTE-ACS 患者抗栓治疗策略

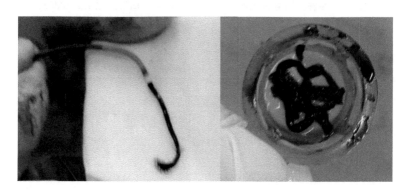

图 6-1 血栓抽吸时脱落并嵌顿于导管内的巨大血栓

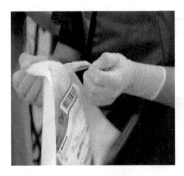

图 7-1 取出套件

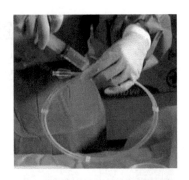

图 7-2 激活抽吸导管表面亲水涂层

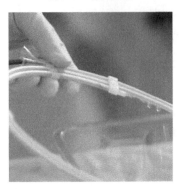

图 7-3 冲洗抽吸导管内腔

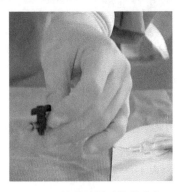

图 7-4 抽吸腔尾端的旋塞阀

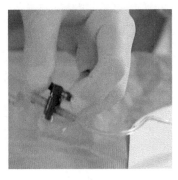

图 7-5 连接注射器后回抽保持
负压状态

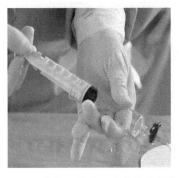

图 7-6 在负压状态下关闭旋塞阀门

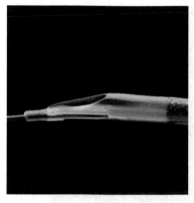

图 7-7　抽吸导管头段的导丝孔　　图 7-8　指引导丝穿过快速交换导丝腔

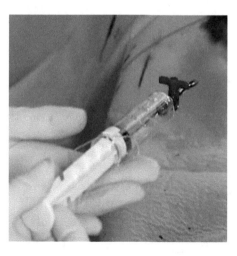

图 7-9　回撤抽吸导管时应保持负压状态下关闭旋塞阀

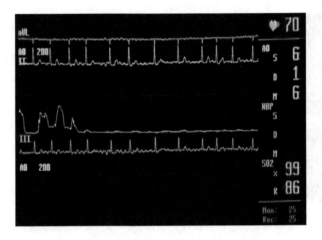

图 7-10　抽吸导管插入后血压监测波形的变化

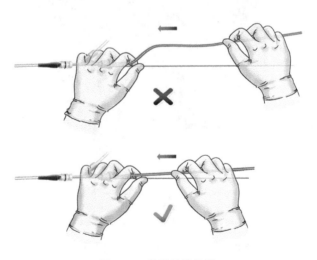

图 7-11　抽吸导管推送

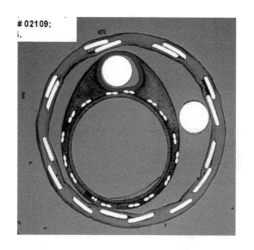

图 7-12　Export Advance 双导丝截面

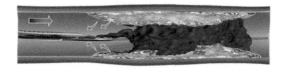

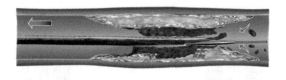

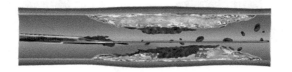

图 7-13　由近及远抽吸

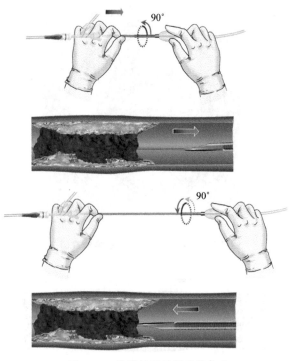

图 7-14　旋转抽吸导管头端方向

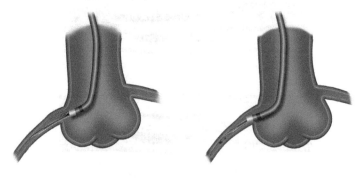

图 7-15　导丝打结　　　　　图 7-16　全程同轴

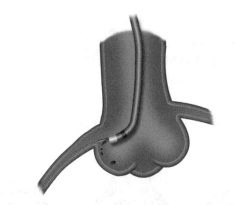

图 7-17　指引导管不同轴

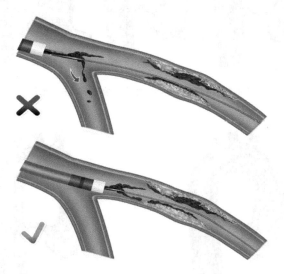

图 7-18　指引导管超选

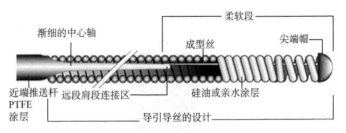

图 8-1 导引导丝的结构

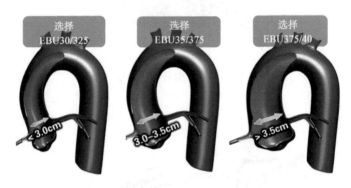

图 8-4 根据亚洲人主动脉宽度选择 EBU 导管

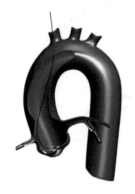

图 8-5 导丝在窦底成型

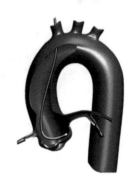

图 8-6 导管在后窦成型回撤导丝至导管第二弯曲

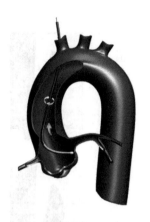
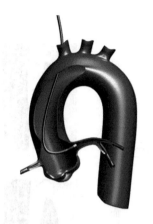

图 8-7　轻柔提拉,配合轻柔
　　　　顺时针旋转

图 8-8　继续提拉 EBU 至 LCA
　　　　水平,辅以顺/逆时针
　　　　旋转到位

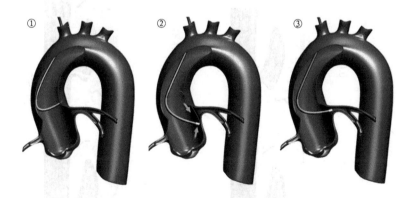

图 8-9　擅用 0.035 英寸 J 形钢丝

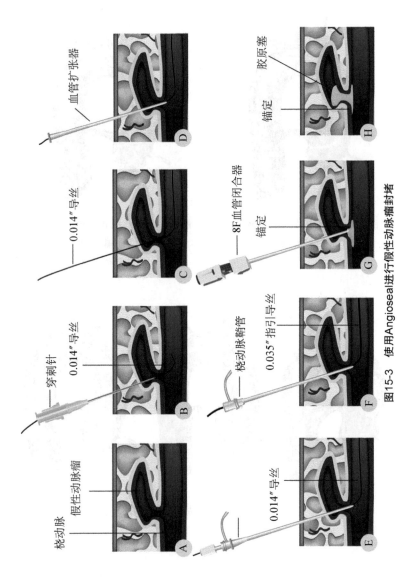

图15-3 使用Angioseal进行假性动脉瘤封堵

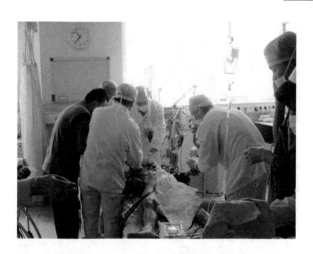

图 16-1 CRP 同时床旁进行 ECMO 置入

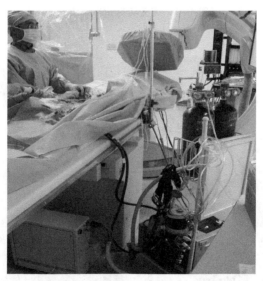

图 16-3 ECMO 支持下进行紧急冠状动脉造影剂直接 PCI 治疗

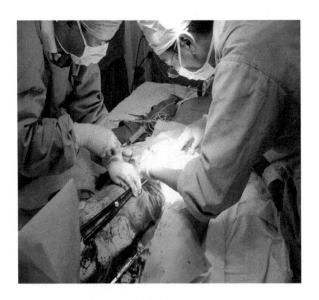

图 16-7　床旁实施 ECMO 置入

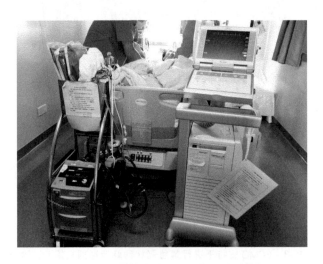

图 16-13　同时予以 ECMO 和 IABP 辅助

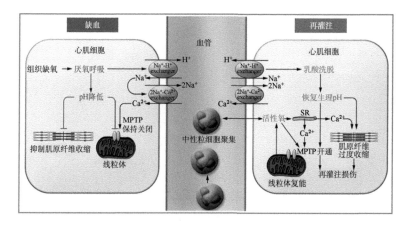

图 17-1　心肌缺血再灌注损伤的发病机制示意图(图片源自 Derek 等)

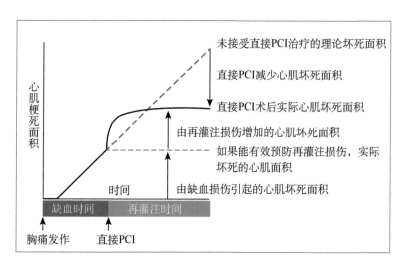

图 17-2　急性心肌缺血损伤和 PPCI 再灌注损伤对 STEMI 发病后 24h 内最终心肌梗死面积的影响(图片参考 Ovize 等)